面向21世纪高等医药院校精品课程

高等院校数字化融媒体特色教材

心电图学教学图谱

（第二版）

主　编　潘大明　潘医歌

ZHEJIANG UNIVERSITY PRESS

浙江大学出版社

·杭州·

图书在版编目（CIP）数据

心电图学教学图谱 / 潘大明，潘医歌主编. -- 2 版.
杭州：浙江大学出版社，2024. 10. -- ISBN 978-7-308
-25310-9

Ⅰ. R540.4-64

中国国家版本馆 CIP 数据核字第 2024RK6974 号

心电图学教学图谱(第二版)

潘大明　　潘医歌　主编

丛书策划	阮海潮
责任编辑	阮海潮
责任校对	王元新
封面设计	刘依群
出版发行	浙江大学出版社
	（杭州市天目山路 148 号　邮政编码 310007）
	（网址：http://www.zjupress.com）
排　　版	杭州青翊图文设计有限公司
印　　刷	杭州宏雅印刷有限公司
开　　本	787mm×1092mm　1/16
印　　张	20.75
字　　数	518 千
版 印 次	2024 年 10 月第 2 版　2024 年 10 月第 1 次印刷
书　　号	ISBN 978-7-308-25310-9
定　　价	56.00 元

《心电图学教学图谱(第二版)》

编委会

主　编　潘大明　潘医歌

编　委　（按姓氏笔画排序）

菅　颖　杭州师范大学临床医学院

潘大明　杭州师范大学临床医学院

潘医歌　浙江中医药大学附属第一医院

第二版前言

　　《心电图学教学图谱》作为《心电图学教程》的配套教材在临床心电学实验教学中应用已有十多年,其间部分同事及学生对教材提出了一些建设性意见,同时为了紧跟时代发展的步伐,故有必要对一些内容进行更新。

　　作为本科教材,本教材内容仍然以基本知识、基本概念为主,兼顾提高。此次再版仍然采用分章模式,每一章系统而又详细地讲解心电学专业知识。编写格式仍然采用心电图特征、诊断及讨论的顺序。对心电图特征的描述是诊断的依据,根据心电图特征进行诊断时,诊断依据越多,诊断的可靠性就越高。通常大部分患者并不具备所有的诊断依据,因此讨论中要进一步阐明患者的诊断依据及需要做出的鉴别点。最后一章是综合读片,在这一章中,把所学的内容横向联系起来,以巩固所学的知识点。本教材的部分章节配有教学视频,以期达到更好的教学效果。多数章后面有若干幅图片让学生独立思考,也是布置给学生的练习,附录五是其参考答案。

　　心电图在临床上应用广、价值高,已经成为一项常规检查项目。但是,心电图属于一维图形,记录的心电图可能出现一些盲点,会导致漏诊或误诊。当遇到一些复杂的心电图时,除了结合临床资料进行分析外,若图中出现一些难以解释或相互矛盾的心电现象时,首先考虑诊断错误,应重新分析诊断。

　　在《心电图学教学图谱》再版之际,感谢为此书提供帮助的同事及学生,也希望使用本教材者对书中存在的错误及不足之处给予批评指正。

潘大明　潘医歌

第一版前言

杭州师范学院于 1994 年在全国率先开设了心电学专业,1995 年开始招收三年制心电学专业大专学生,1998 年全国首批具有大专学历的心电学人才顺利毕业,并走上工作岗位。此后,我校每年都为社会输送一批合格的心电学人才。这些当初的学子,如今已成为各单位心电学岗位的骨干。2003 年,为适应社会需求,我们为临床医学本科学生开设了心电学辅修专业,培养具有本科学历的心电学人才。2008 年,我们又为临床医学本科学生开设了心电学模块课程。2009年,我校开办了五年制本科临床医学专业(心电与超声医学方向),并于当年面向浙江省招生。

我国培养心电学人才的医学院校甚少,也没有合适的统一教材可供选用。为此,我们于 2008 年编写了《心电图学教程》一书。该书作为浙江省教育厅立项的省高等教育重点教材,由浙江大学出版社出版发行,并作为心电学理论课教材率先在我校使用。2003 年,我们编写了讲义《心电图学教学图谱》并一直在教学中使用。在此基础上,我们对讲义内容作了大幅修改,删除了一些不清晰或有争议的图例,并增加了一些有关同步 12 导联的图例及近年来新收集的心电现象图例,以使本书能够紧跟时代的发展步伐,适用于心电学本科教学。本教材与《心电图学教程》配套使用,编写也采用了分章节模式,每一章一般展示图例 10~15份,全书共附图 343 幅。编写格式为一般情况(临床资料)、心电图特征、心电图诊断及讨论。在每一章的图例中,最后都留有思考心电图,该图只给出诊断,让学生在实验课上描述心电图特征并阐述诊断依据。最后一章为综合读片,该章内容多为合并出现的心电现象及近年来新发现的一些心电现象。通过该章的学习,学生对所学内容进行横向联系,进一步巩固理论课所学的内容。按照课程要求,在讲完一章理论课后,学生应对照理论课内容,先看一遍有关章节的图例,实验课时不再留出思考时间,上课即先让学生回答问题,然后教师点评。

在本教材中,因为不同章节介绍的内容侧重点不同,故在其他章节如果出现相同的心电现象,则其分析诊断也有所侧重。例如,大部分室性期前收缩具有完全的代偿间歇,这是由于室性激动与室上性激动在房室交接区发生了绝对干扰而引起的,在"干扰现象"一节中往往给出这种诊断,而在"期前收缩"一章中这种诊断往往不再写出。再如,心房颤动时会在房室交接区发生大量的隐匿性传导而导致 RR 间期绝对不规则,在"隐匿性传导"一章中给出这种诊断,而在"心房颤动"一节中往往不再作出这种诊断。

由于本书作为教材使用,故从基础知识讲起,由浅入深,以基础内容为主兼顾提高。因此,本书既适用于系统的心电教学,也适用于自学。对于自学者,若能按照顺序阅读图谱,则可以在较短的时间内掌握较多的心电学知识,并能够学到一些心电图的分析方法与技巧。

心电图在临床上应用甚广,诊断价值也较高,尤其对心律失常的诊断。但心电图有局限性,当 P 波分辨不清时,往往会给诊断带来困难。一些疾病引起的心电图改变通常无特异性,诊断时应结合临床资料加以综合判断,以免误诊。临床上也常遇到同种疾病可以引起不同的心电现象,而同种心电现象也可以由不同的疾病引起,有些心电现象可以有多种解释。因此,图谱中所给出的心电图诊断不一定是最佳的答案,同学们及使用本书者可以提出自己的见解,对书中错误之处给予批评指正。

在本教材编写过程中,我国心电学前辈、浙江大学医学院附属第二医院心内科教授、我校终身名誉教授赵易老师给予了指导并主审了该书,在此表示感谢。在图谱完成之际,感谢历届心电学专业学生的大力支持,他们提供了不少适用于教学的心电图片。

潘大明

于杭州师范大学

临床医学院心电学教研室

目　　录

第一章 心电图分析方法

对心电图的正确分析基于合格的心电图记录。合格的心电图通常是指无干扰的 12 导联心电图;动态心电图则通常要求至少是三导联同步记录。所记录的心电图导联数越多,就越有利于正确诊断。当常规导联不能解决诊断问题时,往往需要加做非常规导联,以弥补常规导联心电图的不足。

第一节 心电图的测量方法

一、心电图记录纸的组成

心电图记录纸由许多边长为 1mm 的正方形小格组成(图 1-1)。横向代表时间,当走纸速度为标准的 25mm/s 时,1mm 的宽度代表 0.04s,5 个小格(1 个大格)代表 0.2s。根据需要,走纸速度可以减慢或加快,而 1mm 宽度代表的时间数也相应增加或减少。纵向代表电压,当定标电压为标准的 1mV 等于 10mm 时,1mm 的高度代表 0.1mV。如果记录的心电图波幅过高,那么可以调节灵敏度(增益),使定标电压 1mV 等于 5mm,此时 1mm 的高度代表 0.2mV。波幅过低时,使定标电压 1mV 等于 20mm,此时 1mm 的高度等于 0.05mV。如果采用非标准的走纸速度或非标准的定标电压记录心电图,那么必须标明。

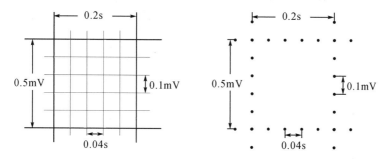

图 1-1 心电图记录纸的组成

二、心率的测量

(一)计算法

1.规则的心率 用 PP 或 RR 间期(s)来计算心率数,可以算出心房率或心室率。计算公式:心率(次/min)=60/PP(RR)间期,也可以查表得出(见附录三)。

2.不规则的心率 以一个 P 波或 R 波为起点,连续计算 3s 或 6s 内所包含的 PP 或 RR 间期数,若最后一个间期是不完整的,则需保留一位小数,乘以 20 或 10,即得出心率数(图 1-2)。

（二）目测法

记住下面8个心率固定数值：当RR或PP间期为1个大格（0.2s）时，心率为300次（60/0.2），依此类推。在150次以下心率时，每一个大格前后所表示的心率差值可平均到5个小格中，例如100～150次之间差值为50，平均到5个小格，每个小格为10次，即每

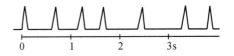

图1-2 心率不规则时的测量。图示在3s内有4.7个RR间期，故平均心室率为4.7×20＝94次/min

少一小格增加10次。在150～300次的心率时，每少一小格，在前一心率的基础上加10次，每少两小格加20次，依此类推（图1-3）。目测的心率与实测心率会有一些误差，心率越快，误差就越大，最大误差为7次。

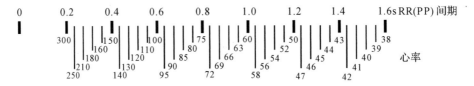

图1-3 心率的目测法。粗线下面为8个心率固定数值

三、各波段时间与电压的测量

测量心电图各波段时首先要选择一平直的基线，即等电位线。等电位线通常是指TP间期或UP段（图1-4）。如果心率过快使TP间期看不清及PR段下斜，那么可采用相邻的两个QRS波群起点的连线作为基线。

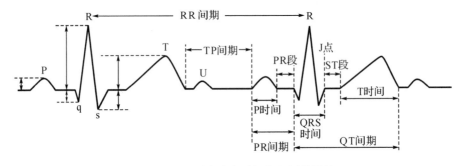

图1-4 心电图各波段时间与电压的测量

（一）时间的测量

1.各波时间的测量　自波形起点的内缘测量至波形终点的内缘。

2.12导联同步心电图仪记录的心电图各波段时间的测量

（1）P波　从最早的P波起点测量至最晚的P波终点；

（2）QRS波群　从最早的QRS波群起点测量至最晚的QRS波群终点；

（3）PR间期　从最早的P波起点测量至最早的QRS波群起点；

（4）QT间期　从最早的QRS波群起点测量至最晚的T波终点。

3.12导联非同步（单导联）心电图仪记录的心电图各波段时间的测量（图1-4）

（1）P波及QRS波群　选择最宽的P波及QRS波群，分别从它们的起点测量至终点；

（2）PR间期　选择P波宽大且有Q波的导联，从P波的起点测量至QRS波群的起点；

(3)QT 间期 选择最长的 QT 间期,从 QRS 波群的起点测量至 T 波的终点。

(二)振幅的测量

正向波波幅应以基线的上缘至波形顶点之间的垂直距离为准,负向波波幅应以基线的下缘至波形底端的垂直距离为准(图 1-4)。

第二节 心律失常的分析方法

一、合格的心电图记录

1. P 波(心房波)清楚,干扰少。

2. 要有常规 12 导联记录,最好是同步记录,以利于心律失常的分析。

3. 选用最合适的导联加长记录 P 波显示最清楚的导联为分析心律失常的合适导联,而 V₁ 导联及 Ⅱ 导联通常是显示 P 波最好的导联,加长记录有利于使心律失常的周期性规律表现出来。如果常规 12 导联 P 波均显示不清,则可以采用如下导联和方法。①S₅ 导联:正极位于胸骨右缘第 5 肋间,负极位于胸骨柄处;②头胸导联:正极在常规胸导联处,负极在右前额;③食管导联;④加大增益 20mm/mV。这些方法有可能使 P 波显示清楚。

4. 记录心电图的注意事项

(1)排除呼吸的影响 当心电图出现心律不齐或周期性形态改变时应做屏气试验,如果屏气后这种现象消失则为呼吸所致,此时加深呼吸可使这种现象更加明显,否则与呼吸无关。

(2)改变心率使某些心电现象显露 当出现等频性房室分离或疑有频率依赖性心律失常等情况时,采用颈动脉窦按压或深吸气后闭气等可使心率减慢;采取下蹲运动可使心率加快,从而使心律失常得到诊断。

二、心律失常分析步骤

1. 找 P 波 测量 PP 是否有规律,P 波形态是否相同。有无异位 P 波(P′波),P′P′之间是否有规律,形态是否相同,如果 P′波形态不同,那么考虑是 2 个起源点或多个起源点;如果 P′波形态相同,则多是同一个部位起源。观察 P 波与 P′波之间有无规律。

2. 找 QRS 波群 QRS 波群之间有无规律,形态是否相同,与 P 波或 P′波有无关系。如果 QRS 波群形态不同,则测量各相同形态的 QRS 波群之间有无关系,不同的 QRS 波群有无关系及相同的与不同的 QRS 波群之间有无关系。

三、心律失常的诊断原则

1. 符合心电生理的基本原理及特性 例如,在心室除极后的有效不应期内,心室将不能再次除极,此期内若有类似于 QRS 波群的图形出现,则往往不是 QRS 波群,应首先考虑为伪差。

2. 能用发生率高的心律失常者解释不用发生率低者解释 例如,体表心电图通常难以鉴别室性期前收缩与房室交接性期前收缩伴心室内差异性传导,但前者的发生率明显高于后者,故在鉴别困难时,诊断室性期前收缩的准确性显著高于房室交接性期前收缩伴心室内差异性传导。

3. 诊断要符合全部心电现象 正确的诊断往往可以解释全部的心电现象,如果有一项不能解释,则说明诊断不正确,需要重新分析诊断。

4.密切结合临床　心电图最终是服务于临床的,只有与临床相结合才能减少误诊。心律失常心电图的分析,通常在具备完整的临床资料的情况下才有可能得到满意的解释,才能够使其符合实际情况。

第三节　梯形图的应用

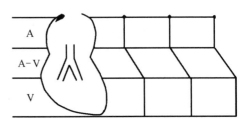

1-1 梯形图的应用

根据心电图波形的特点,用图解的方式来显示心电激动的起源和传导过程,因所绘出的图形似梯形,故称为梯形图(ladder diagrams)。梯形图由 Thomas Lewis 首创,也称为 Lewis 线。梯形图对复杂心律失常的分析及理解均有很好的帮助,其主要组成部分是房室梯形图(图 1-5)。

图 1-5　房室梯形图

一、缩写字母及常用符号

(一)缩写字母

缩写字母及其含义见表 1-1。

表 1-1　缩写字母及其含义

缩写字母	S	P	P′	P⁻	A	SA	AV	BB	R	L	a	p	s	V	E	EV	EA	RP	St
含义	窦房结	窦性P波	异位P波	逆行P波	心房	窦房交接区	房室交接区	束支	右束支	左束支	左前分支	左后分支	左间隔分支	心室	异位兴奋灶	异位兴奋灶与心室交接区	异位兴奋灶与心房交接区	折返径路	起搏刺激信号

(二)符号

常用符号及其含义见表 1-2。

表 1-2　常用符号及其含义

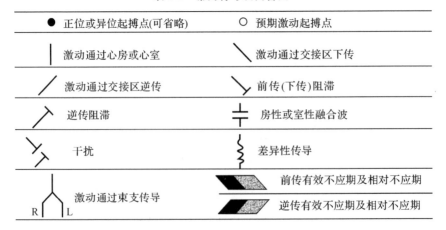

（续表）

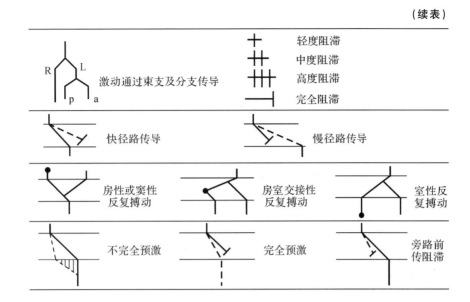

二、绘制方法

1.首先剪贴心电图或其复制品。

2.在心电图的下方绘制梯形图 最常应用的是由4条横线组成的三行图,第一行(A行)代表心房激动,第二行(AV行)代表房室交接区的激动传导,第三行(V行)代表心室激动。

3.画出能见到的图形 A行内垂直线代表心房激动,应对准P波的起始处;V行内垂直线代表心室激动,应对准QRS波群的起始处。

4.连接未能见到的部位 连接心房与心室的线代表房室传导,若为逆行传导则代表室房传导。从左向右代表时间过程,而激动形成后的时间只能从左向右,不能从右向左,即从左上向右下或从左下向右上。按照可见的PP间期的规律,画出应该出现的但被掩盖的P波线条(图1-6、图1-7、图1-8)。

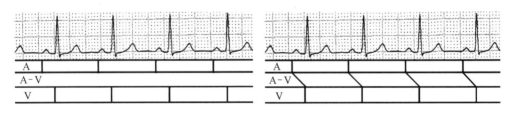

图1-6 房室梯形图的绘制

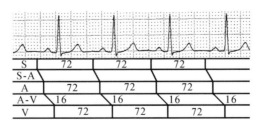

图1-7 窦房及房室梯形图的绘制。窦房结搏动在体表心电图上看不到,推测在P波前面的某处。图中数字单位为厘秒(0.01s)

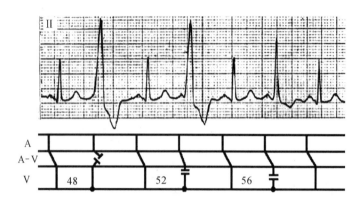

图 1-8　室性期前收缩伴不同程度的室性融合波。第 2 个 P 波被室性 QRS 波群掩盖

三、常见心律失常的梯形图表示方法

不同的心律失常有不同的梯形图表示方法,在能说明问题的前提下,梯形图要尽量简单明了。如遇到窦房阻滞、束支阻滞、室性异位兴奋灶外出阻滞等,则需增加行数来表示(图 1-9、图 1-10、图 1-11、图 1-12)。

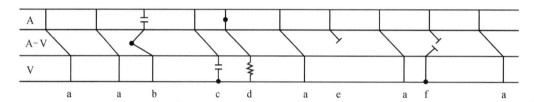

图 1-9　不同心律失常的梯形图表示方法。a. 正常窦性心律下传心室;b. 交接性期前收缩,其逆传激动与窦性心律下传激动形成房性融合波,代偿间歇完全;c. 室性逸搏与窦性心律下传的激动形成室性融合波;d. 房性期前收缩伴心室内差异性传导,代偿间歇不完全;e. 窦性心搏下传受阻(房室阻滞);f. 室性期前收缩,其逆传激动与窦性心律下传激动在房室交接区形成干扰,代偿间歇完全

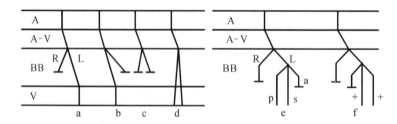

图 1-10　束支阻滞的梯形图。a. 完全性右束支阻滞;b. 完全性左束支阻滞;c. 完全性双束支阻滞;d. 双束支正常传导;e. 完全性右束支及左前分支阻滞;f. 完全性右束支及左后分支阻滞伴左前分支及左间隔分支轻度阻滞(心电图表现为完全性右束支及左后分支阻滞伴 PR 间期延长)

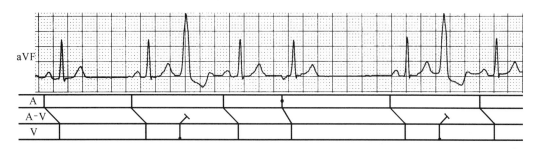

图 1-11　窦性心动过缓伴插入性室性期前收缩(无代偿间歇)及房性期前收缩(代偿间歇不完全)。图中可见室性期前收缩后的窦性 PR 间期(0.21s)较其他窦性 PR 间期(0.18s)延长,为干扰性的 PR 间期延长

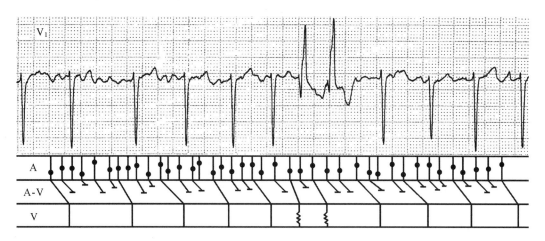

图 1-12　快室率心房颤动伴心室内差异性传导。RR 间期绝对不等,平均心室率 103 次/min

（潘大明）

第二章　正常心电图及心电图伪差

一、心电图正常范围

（一）P 波

1. P 波形态　　正常窦性 P 波呈圆钝形，有时可有轻度切迹而呈双峰样，峰距 $< 0.04s$。P 波额面电轴 $0° \sim +75°$。P 波在 I、II、aVF，$V_4 \sim V_6$ 导联直立，aVR 导联倒置，$V_1 \sim V_2$ 导联常呈正负双向。

2. P 波时间　　小于 0.11s。

3. P 波电压（振幅）　　肢体导联 P 波电压为 $0.05 \sim 0.25mV$；胸导联直立的 P 波电压为 $0.05 \sim 0.15mV$，呈双向时其电压算术和小于 0.2mV。P 波电压小于 0.05mV 时为电压过低。肢体导联 P 波电压大于 0.25mV、胸导联直立的 P 波大于 0.15mV，见于右心房扩大等。

4. $PtfV_1$　　$PtfV_1$ 正常值 $> -0.03mm \cdot s$，若 $PtfV_1 \leqslant -0.04mm \cdot s$（负值增加），见于左心房扩大或左心房负荷增加。

（二）PR 间期

成年人的 PR 间期为 $0.12 \sim 0.20s$。儿童及心动过速者可相应缩短，老年人及心动过缓者可相应延长。

（三）PR 段

P 波时间与 PR 段的比值为 $1.0 \sim 1.6$，大于 1.6 见于左心房扩大等。PR 段压低不超过 0.08mV，抬高不超过 0.05mV，超过者考虑心房心肌梗死。

（四）QRS 波群

1. QRS 波群时间　　正常 QRS 波群时间为 $0.06 \sim 0.10s$，少数正常人可宽至 0.11s。

2. R 峰时间（R peak time）　　R 峰时间又称室壁激动时间（ventricular activation time, VAT），右心室 R 峰时间（V_1 及 V_2 导联）为 $0.01 \sim 0.03s$，左心室 R 峰时间（V_5 及 V_6 导联）为 $0.02 \sim 0.05s$。

3. QRS 波群电压（振幅）　　I、II、aVF、$V_4 \sim V_6$ 导联主波向上，aVR、$V_1 \sim V_2$ 导联主波向下，III 与 aVL 导联波形多变。R 波在各导联的正常值为：$R_I < 1.5mV$，$R_{II} < 2.5mV$，$R_{III} < 1.5mV$，$R_{aVR} < 0.5mV$，$R_{aVL} < 1.2mV$，$R_{aVF} < 2.0mV$，$R_{V_1} < 1.0mV$，$R_{V_5} < 2.5mV$，$R_{V_6} < 2.5mV$，$R_{V_1} + S_{V_5} < 1.2mV$，$R_{V_5} + S_{V_1} < 4.0mV$（男性）或 3.5mV（女性）。$V_1$ 的 R/S < 1，V_5 及 V_6 的 R/S > 1。

4. Q 波　　正常 Q 波的振幅小于同导联 R 波的 1/4，时间小于 0.03s。V_1 与 V_2 导联不应出现 q 波（为无 q 波导联），但可呈 QS 型。

5. 平均心电轴　　QRS 波群额面电轴 $0° \sim +90°$。

（五）J 点

J 点抬高及压低不超过 0.1mV。

（六）ST 段

正常 ST 段时间小于 0.15s。各导联 ST 段压低不超过 0.05mV；ST 段抬高在 $V_1 \sim V_3$

导联不超过 0.3mV,在 $V_4 \sim V_6$ 及肢体导联不超过 0.1mV。

（七）T 波

1.形态 呈升支较缓、降支较陡且两支不对称的特征。

2.方向 与 QRS 波群方向一致,但在 $V_1 \sim V_3$ 导联可以直立、双向及倒置。若 V_1 导联 T 波直立,则 $V_2 \sim V_6$ 导联 T 波不应倒置;若 V_3 导联 T 波倒置,则 $V_1 \sim V_2$ 导联 T 波不应直立。倒置的 T 波两支亦应不对称。

3.振幅 应大于同导联 R 波的 1/10,T 波在胸导联可高达 1.2～1.5mV。V_1 导联的 T 波应小于 $V_5 \sim V_6$ 导联的 T 波。

（八）QT 间期

在正常窦性心律(心率 60～100 次/min)时其正常值为 0.32～0.44s。心率越快,QT 间期就越短,反之则越长。

（九）U 波

U 波的方向与 T 波方向一致,振幅 0.05～0.2mV,不超过同导联 T 波的 1/2。

二、正常小儿心电图

（一）心率

出生至 7 天为 90～170 次/min;7 天至 1 个月为 110～190 次/min;1 个月至 1 岁为 100～180 次/min;1～6 岁为 80～160 次/min;6～16 岁为 60～130 次/min。

（二）窦性 P 波

1.P 波方向 在 Ⅰ、Ⅱ、aVF、V_5 及 V_6 导联直立,在 aVR 导联倒置。

2.P 波电压 直立的 P 波以 Ⅱ 导联最高,振幅小于 0.25mV。

3.P 波电轴 位于 0°～+70°。

4.P 波时间 随年龄增加而延长,其范围为 0.04～0.09s。

（三）PR 间期

PR 间期随年龄增加而延长,范围为 0.08～0.18s。

（四）QRS 波群

1.心电轴 足月产婴儿右心室占优势,出现电轴右偏,可达+190°,1 岁以后则逐渐接近成年人的电轴范围。

2.QRS 波群时间 随年龄增加而逐渐延长,范围为 0.04～0.09s。

3.Q 波 Q 波时间小于 0.02s,振幅常小于 0.4mV,个别小儿可达 0.8mV。

4.R 及 S 波 右胸导联通常以 R 波为主,R 波可高达 2.6mV,以后逐渐降低。出生至 1 周右胸导联 S 波较深,1 周至 1 个月 S 波变浅,以后随年龄增加又逐渐加深。在 3 岁之前 V_1 导联的 R/S>1;3 岁以后则逐渐变为小于 1。出生至 1 个月左胸导联以 S 波为主,使 V_5 导联的 R/S<1;1 个月后 S 波逐渐变小,使 V_5 导联的 R/S>1。

（五）ST 段

ST 段的抬高或压低不超过 0.1mV。

（六）T 波

T 波振幅大于同导联 R 波的 1/10。$V_1 \sim V_3$ 导联的 T 波在出生至 1 周时直立;1 周至 7 岁时倒置;7 岁以后逐渐直立,个别小儿成年后 T 波仍在 2 个或 2 个以上右胸导联倒置,称为持续性幼稚性 T 波。在倒置 T 波的右侧导联不应出现直立 T 波,否则即为异常 T 波。

（七）QT 间期

QT 间期与心率密切相关,心率快时缩短,心率慢时延长。正常值与成年人相近。

三、正常心电图图例

图 2-1、图 2-2、图 2-3 是正常心电图图例,供对照参考。

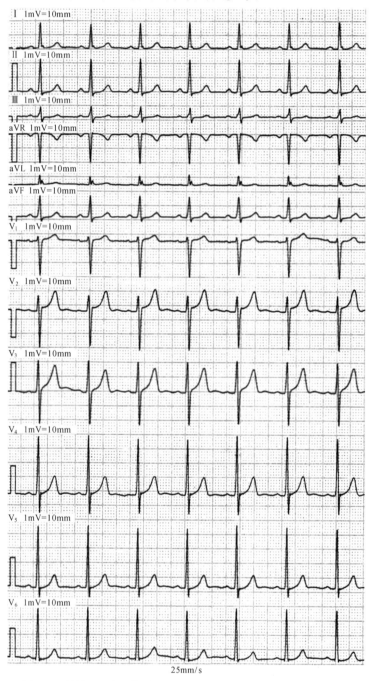

图 2-1　男性,46 岁。体检。本例为 12 导联同步描记的正常心电图。目前在各级医院已经采用这种心电图描记方法

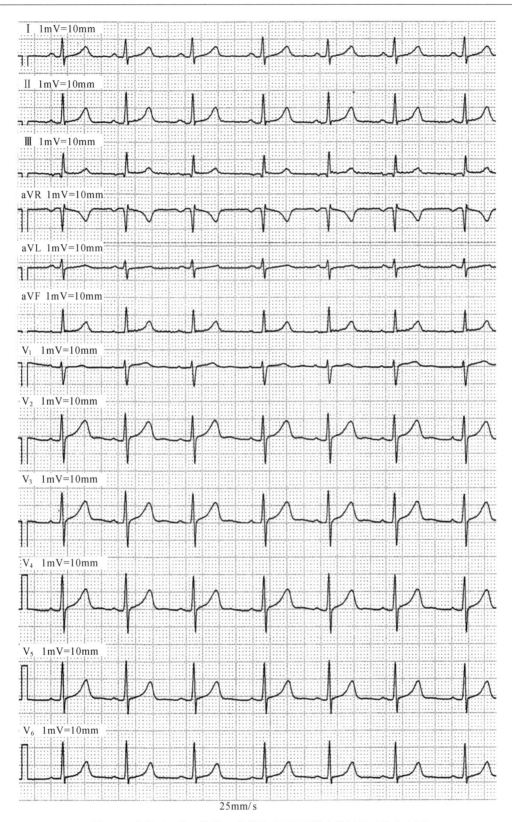

图 2-2 女性,20 岁。体检。本例为 12 导联同步描记的正常心电图

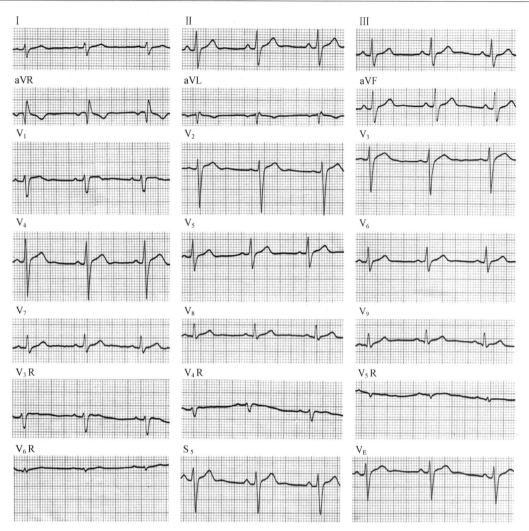

图 2-3　男性,22 岁,学生。本例是单导联心电图机描记的 21 导联正常人心电图,包括常规的 12 导联、背部的 3 个导联、右胸的 4 个导联、S₅ 导联及 Vᴇ 导联(胸导联置于剑突下)心电图。本例除了常规的 12 导联外,其余均是非常规的导联。临床必要时可以加做这些导联,以利于心电图的正确诊断。图示心电轴右偏 124°,aVR 导联 R/Q>1,可见顺钟向转位。无 ST-T 改变。

四、心电图伪差图例

图 2-4～图 2-11 是心电图伪差图例。

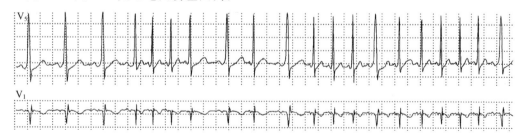

图 2-4　男性,71 岁

图 2-4 为 V_1 及 V_5 导联同步描记的动态心电图,可见 P-QRS-T 波的间期出现了宽窄不一的无规律性变化,最短的 QT 间期只有 0.16s。这种心电图表现是由于动态心电图的磁带式记录仪转速不均而引起的伪差改变。

讨论　本例动态心电图的磁带式记录仪转速突然减慢使心电图波形的各间期变短,貌似室上性心动过速,但是振幅不受其影响。当应用磁带式记录仪记录动态心电图时,应注意这种伪差的发生。

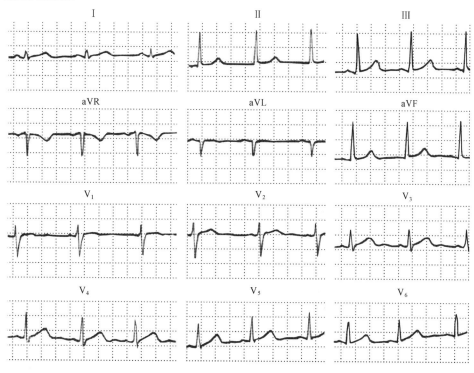

图 2-5　男性,22 岁。体检时描记的心电图

图 2-5 示各波段均为正常。但是心电图波形在 Ⅱ 导联不等于 Ⅰ 导联与 Ⅲ 导联的电压之和,不符合艾氏定律,故属于伪差。本例是在人工粘贴心电图时误将 Ⅱ 导联与 Ⅲ 导联位置贴错所致。

讨论　导联位置贴错在人工粘贴心电图时屡见不鲜,此时心电图的一些规律丧失,据此可以作出初步判断。

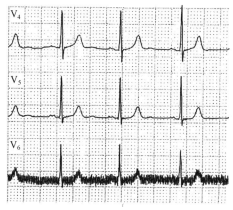

图 2-6　女性,50 岁

　　图 2-6 为 $V_4 \sim V_6$ 导联的同步描记,在 V_6 导联可见 50 次/s 且振幅一致的交流电干扰波使基线变粗,影响了一些小波(P 及 q 波)的辨认。

　　讨论　本例的交流电干扰只发生在 V_6 导联,此时应首先检查 V_6 导联的电极是否接触正常。

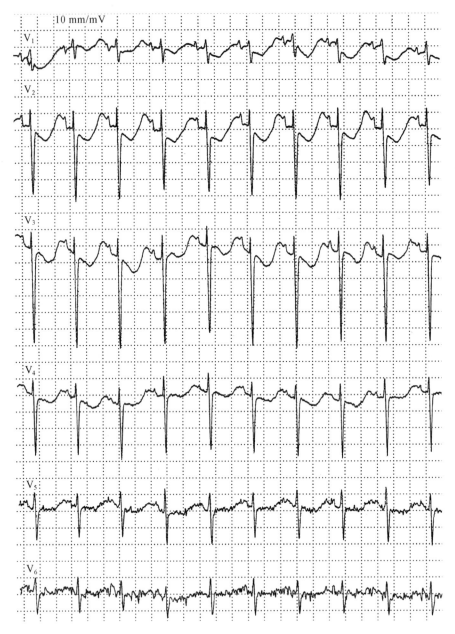

图 2-7　男性,55 岁

　　图 2-7 为 $V_1 \sim V_6$ 导联的同步描记,在 V_5 及 V_6 导联可见频率及振幅均不规则的肌电干扰波,影响了 P 波的辨认。

　　讨论　本例的肌电干扰发生在 V_5 及 V_6 导联,此时首先检查 V_5 及 V_6 导联的电极是否接触正常。

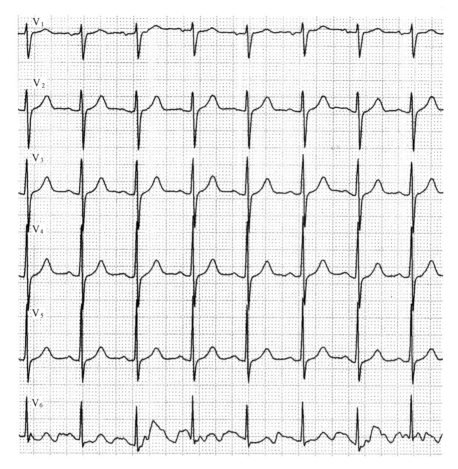

图 2-8　女性,43 岁

　　图 2-8 为 $V_1 \sim V_6$ 导联的同步描记,在 V_6 导联可见电极松动引起的基线振荡,影响了 P 波的辨认。

　　讨论　基线振荡可以类似于心房颤动,尤其是单导联描记心电图时。电极与皮肤的良好接触可以避免基线振荡的发生。

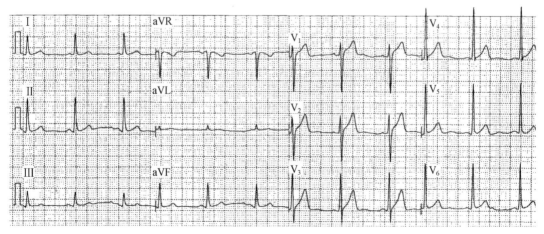

A

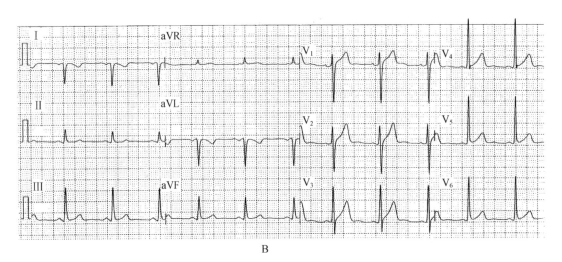

B

图 2-9　男性,30 岁。体检

图 2-9A 与图 2-9B 为同一个患者。图 2-9A 示大致正常心电图。图 2-9B 是左右上肢导联线反接而描记的心电图,与图 2-9A 对比显示 I 导联图形倒置,II 与 III 导联图形互换,aVR 与 aVL 导联图形互换,aVF 导联图形不变,胸导联图形不变。肢体导联心电图的变化与镜像右位心相同,但是胸导联图形不变则与镜像右位心不同。

讨论　导联误接是心电图操作错误,这种错误常见于左右上肢导联线反接,不同的误接会出现不同的心电图表现形式,可以造成心电图的错误诊断。左右上肢导联线反接只影响肢体导联心电图的改变,而胸导联心电图不受影响,这是与镜像右位心的主要鉴别点。

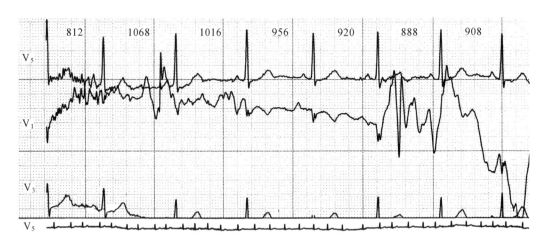

图 2-10　男性,47 岁

图 2-10 为 V_1、V_3 及 V_5 导联同步描记的动态心电图,可见由上肢运动引起的 V_1 及 V_3 导联心电图基线的漂移,导致心电图图形辨认困难。

讨论　描记动态心电图时,由肢体的运动引起的心电图基线的漂移现象较为常见。因此,除了特殊要求以外,不做较剧烈的活动可以减少这种伪差的发生。

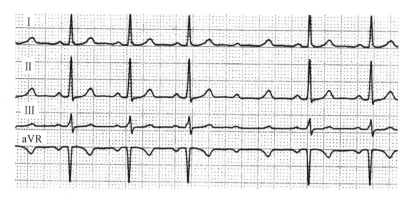

图 2-11 男性,45 岁。健康体检

图 2-11 为 Ⅰ、Ⅱ、Ⅲ 及 aVR 导联同步描记的心电图,可见 P 波规律出现,P_4 后面的 QRS 波群脱落,但是 T 波照常出现。这种现象违背了先除极后复极的电生理原则,因此考虑为机器故障导致的心电图伪差,使本次心室除极产生的 QRS 波群未能描记下来。

讨论 当出现违背电生理原则的心电现象时,应该首先考虑是伪差。

(潘大明)

第三章　心房扩大与心室肥大

　　心腔内血容量增加或射血阻力增加可导致心房扩大（atrial enlargement）与心室肥大（ventricular hypertrophy）。心电图诊断心房扩大与心室肥大是依据其产生的电力大小及时间长短来作出的，故敏感性不高，可出现假阴性或假阳性。不过，心电图诊断心房扩大与心室肥大仍有一定的价值，所具备的诊断标准越多，诊断价值就越大。

一、右心房扩大

　　右心房除极先于左心房，且结束也早。当右心房扩大（right atrial enlargement）时，虽然除极时间较正常延长，但常与较后开始除极的左心房时间重叠而不超过后者，故总的心房除极时间并不延长。由于左、右心房除极时间叠加增多，导致 P 波电压增高。此类 P 波多见于慢性肺源性心脏病、肺动脉高压、肺动脉瓣狭窄等疾病，因此常称为"肺型 P 波"。

　　右心房扩大的心电图表现为：①肢体导联 P 波高尖≥0.25mV（常见于 Ⅱ、Ⅲ、aVF 导联），低电压时同一导联 P 波振幅＞1/2R 波；②胸导联 P 波振幅≥0.15mV，常见于 V_1 或 V_2 导联；③P 波电轴常右偏超过 75°。

二、左心房扩大

　　当左心房扩大（left atrial enlargement）时，房间束牵拉受损，传导功能降低，使除极时间延长，且常出现"M"型双峰 P 波，峰间距增宽；使 V_1、V_2 中 P 波呈正负双向，且负向部分明显增宽、加深，导致 $PtfV_1$ 负值增大。此类 P 波多见于二尖瓣病变，因此常被称为"二尖瓣型 P 波"。

　　左心房扩大的心电图表现为：①P 波时间≥0.12s，P 波出现切迹呈双峰型，峰距≥0.04s，常在 Ⅰ、Ⅱ、aVL 导联最明显；②$PtfV_1$≤−0.04mm·s。

三、双侧心房扩大

　　双侧心房负荷过重可导致双侧心房扩大（biatrial enlargement），使除极向量增大及除极时间延长，故 P 波振幅增高，且时间也延长。

　　双侧心房扩大的心电图表现为：①同时具备左、右心房扩大的特征；②临床上有引起双侧心房扩大的病因或证据。以上两条同时具备方可诊断。

四、左心室肥大

　　临床上多种疾病如高血压、冠心病、部分先天性心脏病、心肌病等都可以引起左心室肥大（left ventricular hypertrophy）。左心室肥大时，除了出现 QRS 波群电压增高外，通常还伴有 ST-T 改变，即复极改变。左心室肥大的心电图表现如下：

1. QRS 波群电压增高

肢体导联：$R_I>1.5mV$，$R_{aVL}>1.2mV$，$R_{aVF}>2.0mV$，$R_I+S_{III}>2.5mV$。

胸导联：R_{V_5} 或 $R_{V_6}>2.5mV$，R_{V_5} 或 $R_{V_6}+S_{V_1}>4.0mV$（男）或 $>3.5mV$（女）。

Cornell 诊断标准：$R_{aVL}+S_{V_3}>2.8mV$（男）或 $R_{aVL}+S_{V_5}>2.0mV$（女）。

2. QRS 波群时间轻度延长 一般不超过 0.11s。

3. ST-T 改变 在 R 波为主的导联上 ST 段压低 0.05mV 或以上，T 波低平、双向或倒置。

若 QRS 波群电压增高同时伴有 ST-T 改变者，称为左心室肥大；若 QRS 波群电压增高仅表现在 V_5 或 V_6 导联，而不伴其他改变者，称为左心室高电压。

五、右心室肥大

临床上，肺源性心脏病、肺动脉高压症、扩张型心肌病以及一些先天性心脏病如法洛四联症、房间隔缺损、室间隔缺损等均可引起右心室肥大（right ventricular hypertrophy）。右心室壁厚度仅有左心室壁的 1/3，除极向量也远小于左心室，只有当右心室肥大非常显著时，才会表现出心电向量和心电图上的特征性改变，故心电图诊断右心室肥大的敏感性较左心室肥大低，但特异性较后者高。

此外，右心室肥大亦可导致 ST-T 的继发性和原发性改变，通常表现为 R 波高大的导联 ST 段压低，T 波倒置或双向。右心室肥大的心电图表现如下：

1. QRS 波形改变

肢体导联：aVR 呈 qR 或 Rs 型，R/q 或 R/s>1，$R_{aVR}>0.5mV$。

胸导联：V_1 呈 R 型或 Rs 型，R/S>1，重度右心室肥大可呈 qR 型；V_5、V_6 呈 rS 型，R/S<1；V_5、V_6 的 S 波>0.7mV；$R_{V_1}\geqslant1.0mV$ 或 $R_{V_1}+S_{V_5}$ 或 $S_{V_6}>1.05mV$（重症>1.2mV）。

2. QRS 电轴右偏$\geqslant90°$（重症>110°）。

3. 右心室 R 峰时间延长 主要表现为 V_1 的 R 峰时间>0.03s。

4. ST-T 改变 主要表现为 V_1、V_2 的 ST 段压低，T 波倒置或双向。过去曾将 QRS 波群符合右心室肥大表现，且同时伴有右心导联 ST-T 改变者称为右心室肥大伴劳损（right ventricular hypertrophy and strain）。

右心导联 QRS 波群电压增高伴电轴右偏为单纯右心室肥大的必备条件。

六、双侧心室肥大

左、右心室同时肥大时称为双侧心室肥大（biventricular hypertrophy）。由于左、右心室同时除极的向量可以部分抵消而产生正常的心电图图形，故心电图诊断双侧心室肥大的敏感性较低。双侧心室肥大心电图表现如下：

1. 只表现出一侧心室肥大图形，另一侧心室肥大的图形被掩盖 由于左心室壁比右心室壁厚，故表现为左心室肥大图形的较多见。

2. 呈现出正常或大致正常的心电图 这是由于双侧心室肥大的除极向量相互抵消，使 QRS 电轴、电压、波形正常化。有时可仅有 QRS 波群时间轻度增宽及 ST-T 轻度改变。

3. 同时出现双侧心室肥大的典型图形 只有出现这种表现形式才有助于诊断，其表现如下：

（1）表现出右心室肥大典型图形特征时，同时伴有下列一项或几项者：①QRS 电轴左偏;②R_{V_5}或R_{V_6}电压异常增高;③R_{V_5}或$R_{V_6}+S_{V_1}>4.0mV$。

(2)表现出左心室肥大典型图形特征时,同时伴有下列一项或几项者:①QRS电轴右偏;②显著顺钟向转位;③V_1的$R/S>1$;④$R_{aVR}>0.5mV$,且R/q或$R/s>1$,并除外左前分支阻滞;⑤V_1的R峰时间$>0.03s$;⑥V_5或V_6的S波$>0.7mV$。

七、图例(图 3-1～图 3-12)

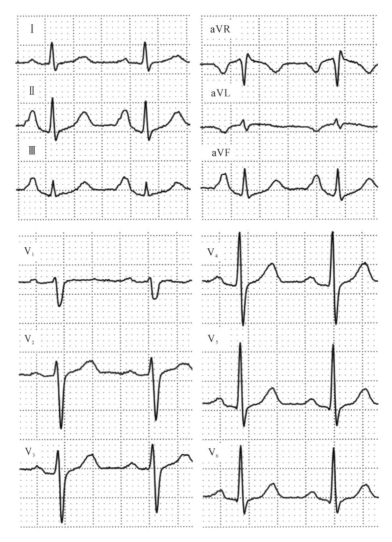

图 3-1　男性,32 岁。临床诊断:慢性支气管炎,肺气肿

心电图特征　P波在 I、II、aVF、V_4～V_6导联直立,在 aVR 导联倒置,为窦性 P 波,心率 91 次/min。在 II 及 aVF 导联 P 波高尖,其振幅在 II、aVF 导联为 0.37mV,在 III 导联为 0.30mV。P 波电轴 75°,P 波时间 0.10s。PR 间期 0.18s,QRS 波群形态及时间正常,心电轴正常,QT 间期 0.32s,ST 段及 T 波正常。

心电图诊断　①窦性搏动;②右心房扩大。

讨论　患者P波高尖,其振幅在 II、III、aVF 导联$>0.25mV$,伴有慢性肺部疾病,符合右心房扩大。右心房扩大的心电图表现可以类似于右心房内阻滞,也可以表现为 P 波振幅增高,P 波时间正常,若出现间歇性,则有助于右心房内阻滞的诊断。

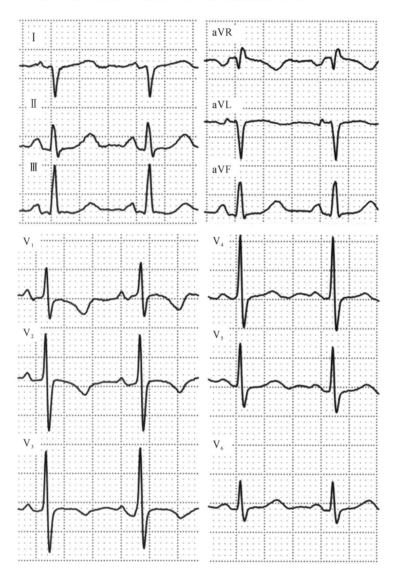

图 3-2 女性,52 岁。临床诊断:慢性肺源性心脏病

心电图特征 窦性 P 波,心率 91 次/min。PR 间期 0.14s,心电轴 129°。V_1 呈 Rs 型,R/S>1。$V_1 \sim V_3$ 导联 T 波倒置。

心电图诊断 ①窦性搏动; ②右心室肥大。

讨论 该患者出现明显的心电轴右偏,说明右心室激动占据了主导地位。V_1 呈 Rs 型,R/S>1,也反映出右心室激动处于优势。本例 $V_1 \sim V_3$ 导联 T 波倒置,且以右心导联($V_1 \sim V_2$)的 T 波倒置明显,提示为右心室病变导致了复极异常。这些心电图表现符合右心室肥大的诊断。

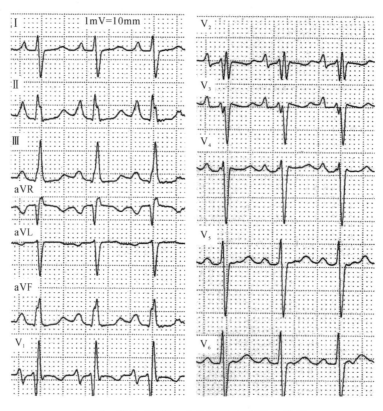

图 3-3　男性,58 岁。临床诊断:风湿性心脏病

心电图特征　窦性心动过速,心率 118 次/min。P 波在 Ⅱ 导联高尖,其振幅为 0.4mV,在 V_2 及 V_3 导联 P 波振幅为 0.20mV。P 波时间 0.10s,$PtfV_1=-0.08$ mm·s。PR 间期 0.16s,QRS 波群时间 0.11s,QRS 波群形态在 Ⅰ、$V_3 \sim V_5$ 导联呈 rS 型,R/S<1;V_6 导联呈 RS 型,R/S<1;V_5 的 S 波 1.1mV,V_6 的 S 波 0.9mV。$R_{V_1}+S_{V_5}$ 为 1.9mV,$R_{V_1}+S_{V_6}$ 为 1.7mV。$V_1 \sim V_3$ 导联出现窄型碎裂 QRS 波群,V_1 导联呈 rSR′s′型,V_2 导联呈 rSr′S′型,V_3 导联呈 rS 型,S 波起始出现切迹,V_1 导联 R/S>1。心电轴 112°。$V_1 \sim V_3$ 导联 T 波倒置。

心电图诊断　①窦性心动过速;②双心房扩大;③右心室肥大;④窄型碎裂 QRS 波群。

讨论　患者 P 波高尖,其振幅在 Ⅱ 导联>0.25mV,V_2 及 V_3 导联 P 波振幅>0.15mV,符合右心房扩大;$PtfV_1<-0.04$mm·s,符合左心房扩大,因此考虑双心房扩大。心电轴右偏。V_1 导联的 R/S>1;V_5 导联呈 rS 型,V_6 导联 呈 RS 型,R/S<1;V_5、V_6 的 S 波>0.7mV;$R_{V_1}+S_{V_5}>1.05$mV,$V_1 \sim V_3$ 导联 T 波倒置,符合右心室肥大。碎裂 QRS 波群的产生常见于缺血性心肌病变(如心肌梗死、心肌缺血等)及非缺血性心肌病变(如心肌纤维化、心肌瘢痕、心室负荷过重、心肌细胞离子通道功能异常等),提示该患者已经出现心肌病变。窄型碎裂 QRS 波群是指 QRS 波群时间<0.12s。

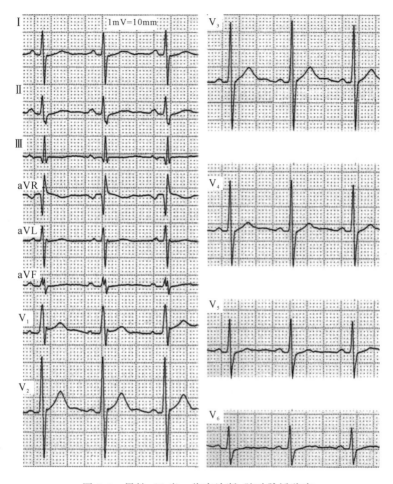

图 3-4 男性,25 岁。临床诊断:肺动脉瓣狭窄

心电图特征 窦性 P 波,心率 83 次/min。PR 间期 0.14s。QRS 波群时间 0.10s,QRS 波群形态在 I 导联呈 RS 型,R/S<1;在 aVR 导联呈 QR 型,R/Q=1,R 波振幅 0.6mV;在 V_1 导联呈 Rs 型,R/S>1;V_5 导联的 S 波 0.8mV;$R_{V_1}+S_{V_5}$ 为 1.6mV,$R_{V_1}+S_{V_6}$ 为 1.3mV;aVL 及 V_1 导联可见 J 波。心电轴 150°。$T_{V_1}>T_{V_5}$ 及 T_{V_6}。

心电图诊断 ①窦性搏动;②右心室肥大;③J 波。

讨论 患者心电轴右偏。在 I 导联呈 RS 型,R/S<1;在 aVR 导联呈 QR 型,R 波振幅>0.5mV;在 V_1 导联呈 Rs 型,R/S>1;V_5 导联的 S 波>0.7mV;$R_{V_1}+S_{V_5}$ 或 S_{V_6}>1.05mV,$T_{V_1}>T_{V_5}$ 及 T_{V_6},符合右心室肥大。该患者临床诊断为肺动脉瓣狭窄,也是右心负荷增加而引起右心室肥厚的原因。J 波是位于 QRS 波群之后与 ST 段开始之前的一个缓慢的波,也称 Osborn 波。J 波的出现可能与室颤的发生有关。

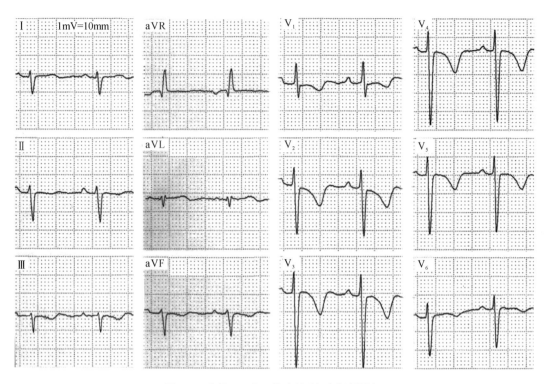

图 3-5　女性,31 岁。临床诊断:室间隔缺损

心电图特征　窦性 P 波,心率 82 次/min。PR 间期 0.16s。QRS 波群时间 0.08s,QRS 波群形态在 Ⅰ、Ⅱ、Ⅲ、aVF、$V_2\sim V_6$ 导联呈 rS 型,R/S<1;在 aVR 导联呈 qR 型,R/Q>1, R 波振幅 0.55mV;在 V_1 导联呈 Rs 型,R/S>1;V_5 导联的 S 波 1.6mV;V_6 导联的 S 波 1.0mV;$R_{V_1}+S_{V_5}$ 为 2.2mV,$R_{V_1}+S_{V_6}$ 为 1.6mV。心电轴 −116°。ST 段在 V_2 导联压低 0.05 mV;T 波在 $V_1\sim V_6$ 导联倒置。

心电图诊断　①窦性搏动;②右心室肥大。

讨论　患者心电轴极右偏。QRS 波群在 Ⅰ、Ⅱ、Ⅲ 导联呈 rS 型,出现深 S 波,R/S<1, Ⅱ 导联比 Ⅲ 导联的 S 波更深,因此在三个标准肢体导联呈现 $S_Ⅰ S_Ⅱ S_Ⅲ$ 图形,这种图形见于心电轴极右偏、右心室肥大等情况;在 aVR 导联呈 qR 型,R 波振幅>0.5mV;在 V_1 导联呈 Rs 型,R/S>1;V_5 及 V_6 导联的 S 波>0.7mV;$R_{V_1}+S_{V_5}$ 或 S_{V_6}>1.05mV。ST 段在 V_2 导联压低 0.05mV;T 波在 $V_1\sim V_6$ 导联倒置,符合右心室肥大。

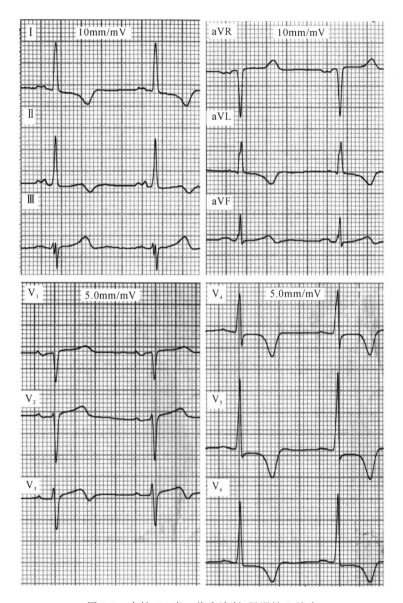

图 3-6 女性,50 岁。临床诊断:风湿性心脏病

心电图特征 窦性 P 波,心率 61 次/min。P 波时间 0.12s,P 波在Ⅰ、Ⅱ、aVR 导联出现切迹,在Ⅰ、Ⅱ导联呈双峰型,峰距 0.07s,PtfV$_1$=-0.06mm·s。PR 间期 0.16s。QRS 波群时间 0.08s,V$_5$ 导联的 R 波 3.6mV,V$_6$ 导联的 R 波 3.2mV,R$_{V_5}$ + S$_{V_1}$=5.0mV,R$_{V_6}$ + S$_{V_1}$=4.6mV,R$_{aVL}$ + S$_{V_3}$=2.1mV。ST 段时间 0.20s,ST 段在Ⅰ、Ⅱ、V$_4$~ V$_6$ 导联压低 0.05~0.2 mV,T 波在Ⅰ、Ⅱ、aVL、V$_4$~ V$_6$ 导联倒置,aVR 导联直立。

心电图诊断 ①窦性搏动;②左心房扩大;③左心室肥大;④ST 段延长。

讨论 患者 P 波时间 0.12s,P 波出现切迹,呈双峰型,峰距>0.04s,PtfV$_1$<-0.04mm·s,符合左心房扩大。V$_5$、V$_6$ 导联的 R 波>2.5mV,R$_{V_5}$ 或 R$_{V_6}$ + S$_{V_1}$>3.5mV,R$_{aVL}$ + S$_{V_3}$> 2.0mV;ST 段压低及 T 波倒置,符合左心室肥大。QRS 波群电压增高及伴有 ST-T(复极)

改变,有助于左心室肥大的诊断。ST 段时间>0.15s 为时间延长。

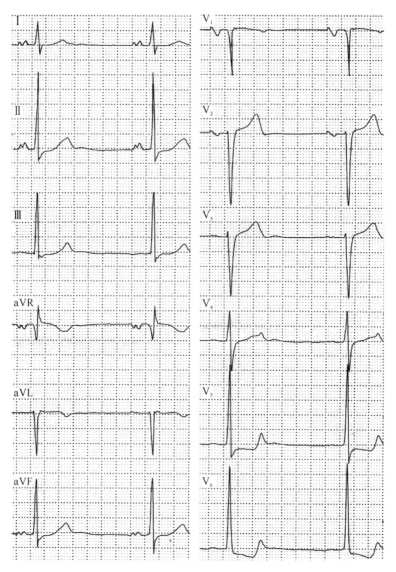

图 3-7　男性,25 岁。临床诊断:先天性心脏病

心电图特征　窦性 P 波,PP(RR)间期 1.6s,心率 38 次/min。P 波时间 0.14s,P 波在 Ⅰ、Ⅱ、aVR、aVF 导联出现切迹,在 Ⅰ、Ⅱ、aVF 导联呈双峰型,峰距 0.06s,$PtfV_1 = -0.2mm \cdot s$。PR 间期 0.24s。QRS 波群时间 0.11s,QRS 波群形态在 aVR 导联呈 QR 型,R/Q>1,R 波振幅 0.7mV,V_5 导联的 R 波 2.7mV,V_6 导联的 R 波 2.8mV,$R_{V_5} + S_{V_1} = 4.2mV$,$R_{V_6} + S_{V_1} = 4.3mV$,ST 段在 Ⅱ、$V_5$、$V_6$ 导联压低 0.05~0.2 mV,T 波直立。V_4 导联出现圆顶尖角型 T 波。QT 间期 0.54s,QTc 间期 0.43s。

心电图诊断　①窦性心动过缓;②左心房扩大;③左心室肥大;④提示双侧心室肥大;⑤一度房室阻滞。

讨论 患者P波时间延长,P波出现切迹,呈双峰型,峰距$>0.04s$,PtfV$_1<-0.04mm \cdot s$,符合左心房扩大。V$_5$、V$_6$导联的R波$>2.5mV$,R$_{V_5}$或R$_{V_6}+S_{V_1}>4.0mV$;ST段压低等,符合左心室肥大。该患者具有左心室肥大指标又伴有aVR导联呈QR型,R/Q>1,R波振幅$>0.5mV$,提示右心室肥大,即存在双侧心室肥大。PR间期$0.24s$为一度房室阻滞。QT间期$0.54s$,RR间期$1.6s$,心率38次/min,经查表,男性RR间期$1.6s$时,正常最高QT间期为$0.55s$,故本例QT间期正常;QTc间期$0.43s$也为正常。当T波的前半部分呈圆顶(左心室复极)、后半部分呈尖角型(右心室复极)时,称为圆顶尖角型T波。房间隔或室间隔缺损时可以见到。

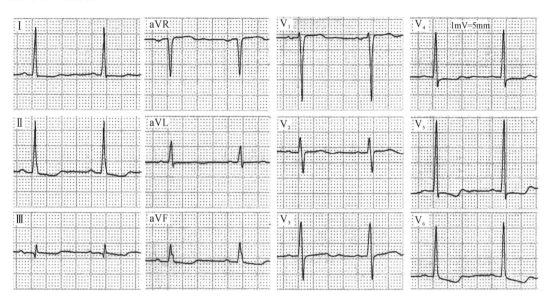

图3-8 女性,65岁。临床诊断:高血压

心电图特征 窦性P波,心率65次/min。P波时间$0.08s$,PR间期$0.16s$。QRS波群时间$0.08s$,Ⅰ导联R波振幅$1.7mV$,R$_{V_5}+S_{V_1}=4.4mV$,R$_{V_6}+S_{V_1}=3.7mV$,ST段在V$_4$~V$_6$导联压低$0.1\sim0.2mV$,T波在Ⅰ、aVL、V$_4$导联低平;在Ⅱ、Ⅲ、aVF、V$_5$、V$_6$导联倒置。

心电图诊断 ①窦性搏动;②左心室肥大。

讨论 患者心电图出现Ⅰ导联R波振幅$>1.5mV$,R$_{V_5}$或R$_{V_6}+S_{V_1}>3.5mV$伴有ST段压低及T波低平或倒置,符合左心室肥大的诊断。患者有高血压,心脏长期压力负荷增高,导致肢体导联及胸导联QRS波群电压增高,伴随的ST段及T波的改变为心肌受损,两者合并存在,说明左心室肥大。高血压伴有左心室肥大,说明已经形成高血压性心脏病。

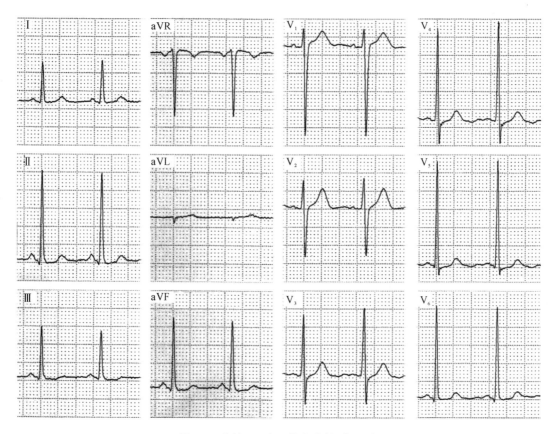

图 3-9　女性,70 岁。临床诊断:高血压

心电图特征　窦性 P 波,心率 88 次/min。P 波时间 0.09s,PR 间期 0.12s。QRS 波群时间 0.09s,R_{V_5} 2.8mV,R_{V_6} 2.6mV,$R_{V_5}+S_{V_1}=5.2mV$,$R_{V_6}+S_{V_1}=5.0mV$。ST 段在 V_5 导联压低 0.07mV;T 波在 Ⅱ、Ⅲ、aVF、V_5、V_6 导联低平,$T_{V_1}>T_{V_5、V_6}$;U 波在 V_4、V_5 导联倒置。

心电图诊断　①窦性搏动;②左心室肥大。

讨论　患者心电图出现 R_{V_5} 或 $R_{V_6}>2.5mV$,R_{V_5} 或 $R_{V_6}+S_{V_1}>3.5mV$ 且伴有 ST 段压低、T 波低平及 U 波倒置,符合左心室肥大的诊断。本例胸导联 QRS 波群电压增高,伴随 ST 段、T 波的改变并出现 U 波倒置为心肌受损及缺血,这些表现合并存在,说明左心室肥大。该患者高血压伴有左心室肥大,应考虑已经形成高血压性心脏病。

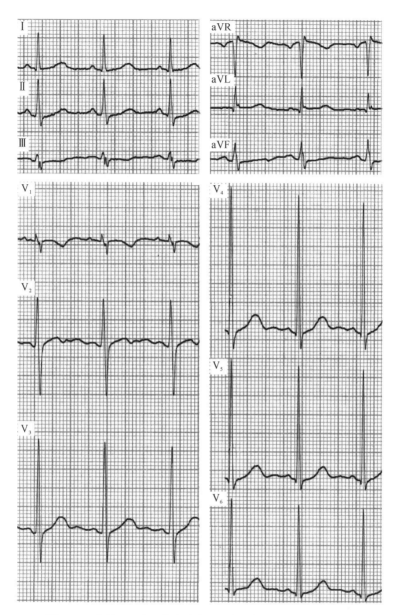

图 3-10　女性,59 岁。临床诊断:左乳腺癌行左乳房切除术后

心电图特征　窦性心律,心率 83 次/min。P 波时间 0.10s,PR 间期 0.16s。QRS 波群时间 0.08s,R_{V_5} 3.0mV。ST 段及 T 波正常。

心电图诊断　①窦性心律;②左心室高电压。

讨论　患者心电图出现 R_{V_5}>2.5mV,ST 段及 T 波正常,符合左心室高电压。本例因左乳腺癌行左乳房切除术后导致左前胸壁变薄,左心室到左前胸壁的距离缩短,使得 R_{V_5} 振幅增加。由于心室肌的复极仍然正常,故心电图的 ST 段及 T 波正常,形成了左心室高电压。

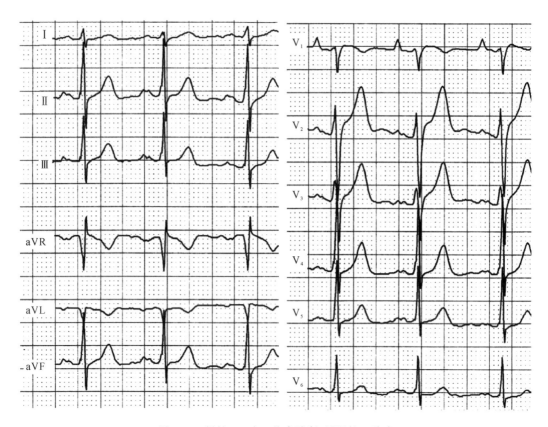

图 3-11　男性,90 岁。临床诊断:风湿性心脏病

心电图特征　窦性心律,心率 83 次/min。P 波时间 0.12s,P 波在Ⅱ、Ⅲ、aVF、$V_2 \sim V_6$ 导联出现切迹呈双峰型,峰距 0.06s;在 V_1 导联 P 波振幅为 0.25mV。PR 间期 0.16s,QRS 波群时间 0.09s,QRS 波群形态及振幅正常。ST 段大致正常,T 波正常。

心电图诊断　①窦性心律;②双心房扩大。

讨论　患者 P 波时间增宽,出现切迹呈双峰型,峰距>0.04s,符合左心房扩大;在 V_1 导联 P 波振幅>0.15mV,符合右心房扩大,因此考虑双心房扩大。由于左、右心房的解剖位置不同,窦房结位于右心房上部,导致右心房除极在前、左心房除极在后。P 波前半部分主要为右心房除极,P 波后半部分主要为左心房除极,因此两者的除极异常可以分别表现出来。

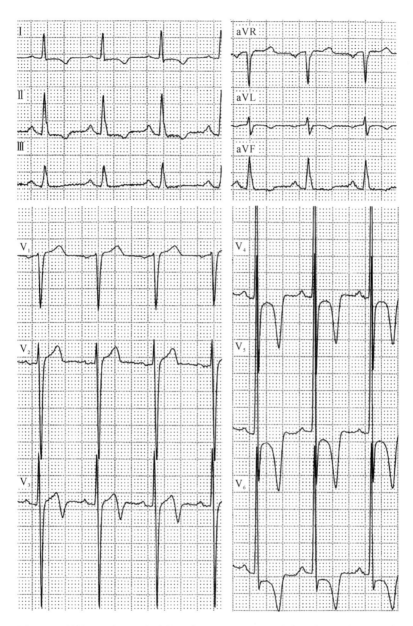

图 3-12 男性,71 岁。反复胸闷 3 年,再发 3 个月。临床诊断:肥厚型心肌病

心电图特征 窦性心律,心率 83 次/min。P 波时间 0.08s,PR 间期 0.18s。QRS 波群时间 0.09s,$R_{aVL} + S_{V_3} = 3.2mV$,$R_{V_5}$ 5.3mV,R_{V_6} 3.7mV,$R_{V_5} + S_{V_1} = 6.9mV$,$R_{V_6} + S_{V_1} = 5.3mV$。ST 段在 I、$V_4 \sim V_6$ 导联压低 $0.05 \sim 0.25mV$,其中在 $V_4 \sim V_6$ 导联呈弓背型压低。T 波在 I、II、aVL、aVF、$V_4 \sim V_6$ 导联倒置,在 aVR 导联直立,在 V_3 导联正负双向,其中 T 波在 $V_3 \sim V_6$ 导联呈尖而深的倒置,倒置的 T 波幅度为 T_{V_4} 1.5mV、T_{V_5} 1.7mV、T_{V_6} 1.1mV,均为巨大倒置的 T 波。

心电图诊断 ①窦性心律;②左心室肥大;③符合心尖肥厚型心肌病心电图表现。

讨论 患者心电图出现 $R_{aVL} + S_{V_3} > 2.8mV$,$R_{V_5}$ 或 $R_{V_6} > 2.5mV$,R_{V_5} 或 $R_{V_6} + S_{V_1} >$

4.0mV 且伴有 ST 段压低、T 波倒置,符合左心室肥大的诊断。本例具有:①左心室电压增高伴左心导联(V₄~V₆)ST 段压低即有左心室肥大;②左心导联(V₄~V₆)出现尖而深的巨大倒置 T 波(>1.0mV),符合心尖肥厚型心肌病心电图表现。由于心尖肥厚型心肌病其病变部位在左心室靠近心尖的部位,故靠近心尖部的左心导联(V₄~V₆)出现 QRS 波群电压增高、ST 段压低及尖而深的巨大倒置 T 波,这些表现通常以靠近心尖部的 V₄ 导联最明显,也可以波及 V₃ 导联。

八、思考(图 3-13~图 3-15)

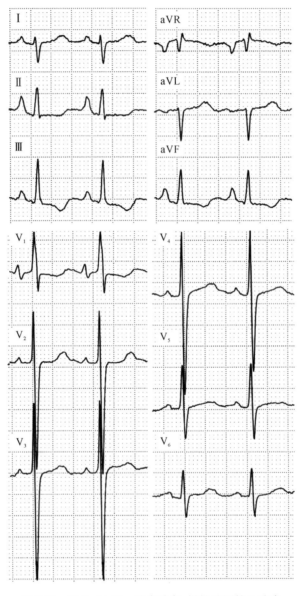

图 3-13　男性,54 岁。临床诊断:慢性肺源性心脏病

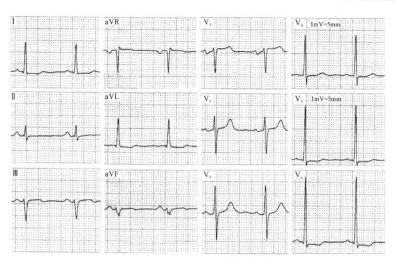

图 3-14 女性,73 岁。临床诊断:高血压

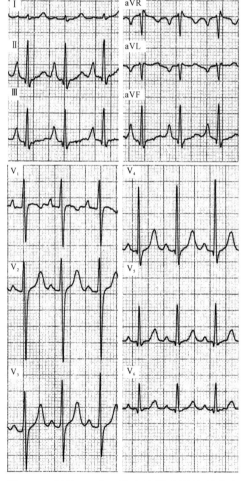

图 3-15 男性,26 岁。临床诊断:风湿性关节炎

（潘大明）

第四章　急性心肌梗死

心电图诊断急性心肌梗死(acute myocardia infarction，AMI)的特异性较高，其特征是具有动态改变，再结合临床资料，往往能够作出正确诊断。急性心肌梗死通常指左心室梗死；如发生在右心室，则注明右心室梗死。

4-1 急性心肌梗死

一、急性心肌梗死的心电图表现

急性心肌梗死可引起 QRS 波群、ST 段及 T 波的改变，因此，诊断心肌梗死应从这三方面判断。

1. QRS 波群改变——坏死型心电图改变：具有特征性的改变是出现病理性 Q 波及 QS 波。也可表现为：①Q 波的对应性改变，即后壁心肌梗死时，在 V_7、V_8、V_9 导联出现 Q 波(特征性改变)，而在 V_1、V_2、V_3 导联出现 R 波的增高；②正常 q 波的消失，说明可能存在室间隔的梗死；③QRS 波幅的正常顺序改变，正常时 $V_1 \sim V_5$ 导联的 QRS 波群由 r 波逐渐增高为 R 波，如果 R_{V_4} 小于 R_{V_3} 或 Q_{V_5} 小于 Q_{V_4}，那么可能为前壁心肌梗死。

2. ST 段的改变——损伤型心电图改变：ST 段的斜形及弓背型抬高是急性心肌梗死的特征性表现。

3. T 波的改变——缺血型心电图改变：该 T 波表现为降支与升支对称的深而尖的倒置 T 波，即冠状 T 波。

二、急性心肌梗死的演变和分期

对于 ST 段抬高的急性心肌梗死有以下演变和分期：

1. 超急性期(早期)　梗死后数分钟至数小时。主要是心肌缺血及损伤的图形，故表现为 ST 段及 T 波的演变。特点：①急性损伤性阻滞：R 峰时间≥0.045s，R 波升支可有切迹；②斜升 ST 段；③T 波高耸；④无病理性 Q 波。

2. 急性期(充分发展期)　梗死后数小时至数周(常为 4 周)。主要是坏死、损伤及缺血的图形，表现为病理性 Q 波或 QS 波、ST 段及 T 波的演变，以病理性 Q 波或 QS 波的出现为进入急性期的特征。特点：①病理性 Q 波或 QS 波；②ST 段弓背型抬高；③T 波由直立逐渐演变为对称性倒置。

3. 亚急性期(近期)　梗死后数周至数月。主要是坏死及缺血的图形，表现为 T 波的演变及恒定的 Q 波或 QS 波，以 ST 段恢复至基线为进入亚急性期的特征。特点：①ST 段恢复至基线；②T 波逐渐恢复正常或逐渐恢复至恒定的 T 波倒置；③病理性 Q 波持续存在。

4. 陈旧期(慢性愈合期)　梗死后数月至数年。主要是坏死的图形，表现为恒定的 Q 波或 QS 波，ST 段及 T 波恢复正常或 T 波倒置(或低平)持续不变，以异常的图形稳定不变为进入陈旧期的特征。

三、心肌梗死的定位诊断

根据坏死图形(病理性 Q 波或 QS 波)出现的导联,可以作出梗死部位的定位诊断。通常作出以下部位的定位诊断:①前间壁:V_1、V_2、V_3 导联出现坏死图形;②前壁:V_3、V_4 导联出现坏死图形;③前侧壁:V_5、V_6、Ⅰ、aVL 导联出现坏死图形;④高侧壁:Ⅰ、aVL 导联出现坏死图形;⑤下壁:Ⅱ、Ⅲ、aVF 导联出现坏死图形;⑥正后壁:V_7、V_8、V_9 导联出现坏死图形,在 V_1 及 V_2 导联出现 R 波增高、ST 段压低及 T 波增高的对应性改变;⑦广泛前壁:$V_1 \sim V_6$ 及 Ⅰ、aVL 导联出现坏死图形;⑧前间壁前壁:在 $V_1 \sim V_4$ 导联出现坏死图形;⑨下壁后壁:在 $V_7 \sim V_9$ 及 Ⅱ、Ⅲ、aVF 导联出现坏死图形。

四、不典型心肌梗死

1.右心室心肌梗死　在 $V_3R \sim V_6R$ 导联出现 ST 段抬高$\geqslant 0.1mV$,尤以 V_4R 为重要。

2.非 ST 段抬高的心肌梗死(心内膜下心肌梗死)　通常是 ST 段普遍性压低$\geqslant 0.1mV$,也可无 ST 段压低;T 波倒置或呈冠状 T 波并出现典型的 T 波演变(动态变化)。

3.心肌梗死后室壁瘤　心肌梗死后的 ST 段抬高在一个月后仍不恢复者即可诊断。

4.陈旧性心肌梗死　此时只根据病理性 Q 波诊断,而无 ST 段及 T 波的动态改变,因此特异性不高,易发生诊断错误。诊断时需结合临床资料,并除外以下情况:电极放置不准、心脏转位、左心室肥大、左束支阻滞、右心室肥大、心肌病及心室预激等。

五、图例(图 4-1～图 4-11)

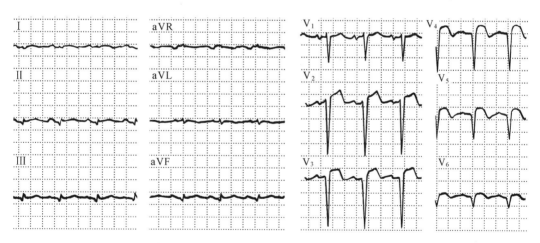

图 4-1　男性,50 岁。胸痛胸闷 6 天。临床诊断:急性心肌梗死

心电图特征　窦性心律。QRS 波群在肢体导联电压绝对值均不足 0.5mV,在 Ⅱ、Ⅲ、aVF 导联呈 qr 型;在 $V_1 \sim V_2$ 导联呈 rS 型且 r 波递增不良,在 $V_3 \sim V_6$ 导联呈 QS 型。ST 段在 $V_2 \sim V_6$ 导联抬高,抬高幅度在 0.2～0.3mV,其中 ST 段在 $V_4 \sim V_6$ 导联呈弓背型抬高,T 波在 $V_4 \sim V_6$ 导联倒置。

心电图诊断　①窦性心律;②肢体导联 QRS 波群低电压;③符合急性前壁及侧壁心肌梗死的心电图表现。

讨论　结合临床,该患者符合急性前壁及侧壁心肌梗死。由于 V_6 导联呈 QS 型,应该加做 $V_{7\sim9}$ 导联,了解梗死是否波及后壁。心肌梗死导致心肌细胞数量减少及心肌本身损伤引起电动力降低而产生 QRS 波群低电压。

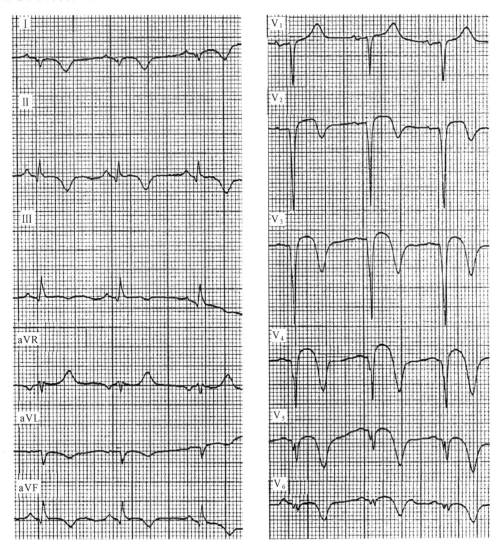

图 4-2　女性,56 岁。胸痛 2 天入院。临床诊断:急性心肌梗死

心电图特征　窦性心律。QRS 波群在 I、aVL、$V_2\sim V_6$ 导联呈 QS 型、V_1 导联呈 rS 型。R_{V_5} 出现胚胎型 r 波。ST 段在 $V_2\sim V_6$ 导联呈弓背型抬高,抬高幅度在 0.10~0.35mV。T 波在 I、II、III、aVL、aVF、$V_2\sim V_6$ 导联倒置,其中在 I、II、aVF、$V_2\sim V_6$ 导联呈冠状 T 波。

心电图诊断　①窦性心律;②符合急性广泛前壁心肌梗死的心电图表现。

讨论　当 I、aVL、$V_1\sim V_6$ 导联出现 Q 或 QS 波时,可以结合临床诊断为广泛前壁心肌梗死。通常认为病理性 Q 波或 QS 波出现的导联越多,其梗死范围越大。该患者符合广泛前壁心肌梗死的诊断,说明心肌梗死的范围大。利用体表心电图判断心肌梗死范围虽然有一定价值,但是与实际情况不符合也可见到。

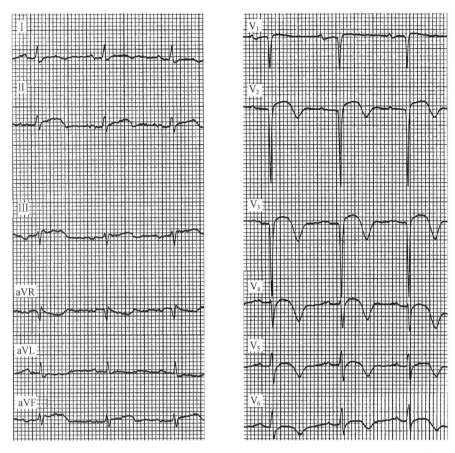

图 4-3 女性,56 岁。胸痛胸闷 2 天。临床诊断:急性心肌梗死

心电图特征 窦性心律。QRS 波群电压绝对值在肢体导联均小于 0.5mV,在 $V_1 \sim V_3$ 导联呈 QS 型、V_4 导联呈 rS 型、V_5 及 V_6 导联呈 rs 型。ST 段在 Ⅱ、Ⅲ、aVF 导联抬高 0.1mV,$V_2 \sim V_5$ 导联呈弓背型抬高,抬高幅度在 V_2 及 V_3 导联为 0.2mV、V_4 导联为 0.1mV、V_5 导联为 0.05mV。T 波在 $V_2 \sim V_6$ 导联倒置并呈冠状 T 波。

心电图诊断 ①窦性心律;②符合急性前间壁心肌梗死的心电图表现;③肢体导联 QRS 波群低电压。

讨论 该患者的 QRS 波群在 $V_1 \sim V_3$ 导联呈 QS 型伴有 ST 段抬高及 T 波倒置,构成了急性前间壁心肌梗死的心电图特征。T 波在 $V_2 \sim V_6$ 导联倒置并呈冠状 T 波,提示这些导联面对的心肌存在较明显的缺血。ST 段在 Ⅱ、Ⅲ、aVF 导联抬高,提示这些导联面对的心肌存在心肌损伤。因 V_6 导联 T 波仍然倒置,故应该加做 V_7 导联。

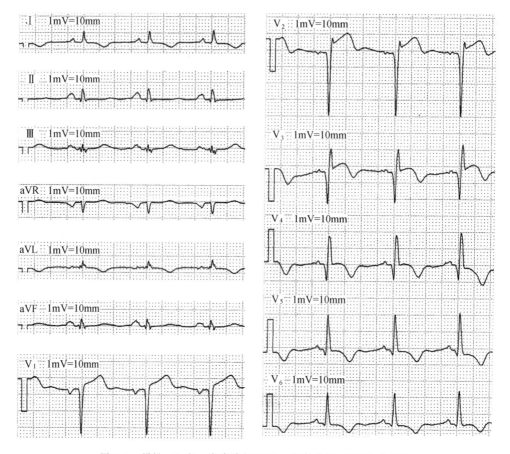

图 4-4　男性,76 岁。胸痛胸闷 1 天。临床诊断:急性心肌梗死

心电图特征　窦性心律。$PtfV_1$ 为 $-0.09mm \cdot s$,PR 间期 0.16s。QRS 波群电压绝对值之和在肢体导联均小于 0.5mV,在 V_1 导联呈 QS 型,在 $V_2 \sim V_3$ 导联呈 Qr 型,在 V_4 导联呈 QR 型,在 V_5 及 V_6 导联呈 qR 型。ST 段在 $V_1 \sim V_3$ 导联呈斜型抬高 0.2~0.3mV。T波在 I、aVL、$V_2 \sim V_6$ 导联倒置,并在 $V_3 \sim V_6$ 导联呈冠状 T 波。

心电图诊断　①窦性心律;②符合急性前间壁及前壁心肌梗死的心电图表现;③提示左心房负荷增加或左心房扩大;④肢体导联 QRS 波群低电压。

讨论　该患者的异常 Q 波或 QS 波出现在 $V_1 \sim V_4$ 导联并伴有 ST 段抬高及 T 波倒置,构成了急性前间壁及前壁心肌梗死的心电图特征。ST 段呈斜型抬高说明心肌梗死处于比较早的时期。$PtfV_1$ 负值增大提示存在左心房负荷增加或左心房扩大。急性心肌梗死伴有 $PtfV_1$ 负值增大应该首先考虑左心房负荷增加。

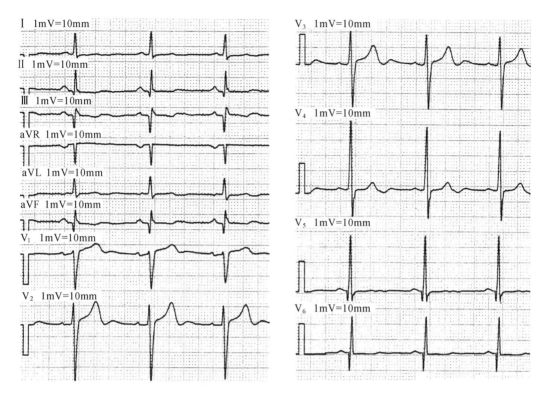

图 4-5　男性,57 岁。临床资料不详

心电图特征　窦性 P 波规律出现,频率 60 次/min。QRS 波群时间正常,在 Ⅱ 导联呈 qR 型、Ⅲ 导联呈 Qr 型、aVF 导联呈 QR 型、V_5 导联呈 qRs 型、V_6 导联呈 QR 型。ST 段无偏移。T 波在 Ⅰ、Ⅱ、V_5、V_6 导联低平,在 Ⅲ、aVF 导联呈负正双向,$T_{V_1} > T_{V_5,V_6}$。

心电图诊断　①窦性心律;②前侧壁及下壁异常 Q 波及 T 波低平或负正双向;③$T_{V_1} > T_{V_5,V_6}$。

讨论　本例心电图缺乏临床资料,也无前后心电图作对比,因此诊断不能确定。异常 Q 波以深为主,提示有存在心肌病的可能性,但是陈旧性前侧壁及下壁心肌梗死也应进一步排除。

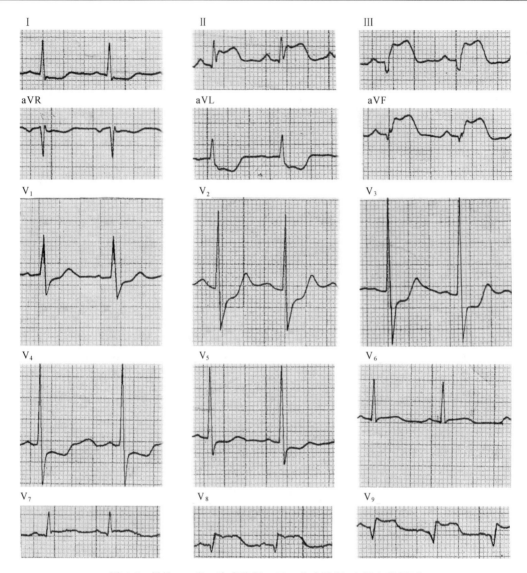

图 4-6　男性,43 岁。胸痛胸闷 1 天。临床诊断:急性心肌梗死

心电图特征　窦性 P 波规律出现,频率 91 次/min。QRS 波群在Ⅲ、aVF、$V_8 \sim V_9$ 导联出现病理性 Q 波或 QS 波,$V_1 \sim V_3$ 导联呈 Rs 或 RS 型,R/S>1。ST 段在Ⅱ、Ⅲ、aVF 导联抬高 0.3～0.4mV,且抬高程度Ⅲ导联>Ⅱ导联提示急性右心室心肌梗死,在 $V_7 \sim V_9$ 导联抬高 0.05～0.20mV,在Ⅰ、aVL、$V_1 \sim V_5$ 导联呈斜型或水平型压低 0.1～0.3mV。T 波在Ⅱ、Ⅲ、aVF、$V_8 \sim V_9$ 导联直立。

心电图诊断　①窦性心律;②符合急性下壁及后壁心肌梗死的心电图表现。

讨论　该患者的 QRS 波群在Ⅲ、aVF、$V_8 \sim V_9$ 导联出现病理性 Q 波,ST 段在Ⅱ、Ⅲ、aVF、$V_7 \sim V_9$ 导联抬高及 T 波直立,在 $V_1 \sim V_3$ 导联以 R 波为主,T 波直立,为急性下壁及后壁心肌梗死的表现。此时,ST 段抬高及 T 波直立说明急性心肌梗死尚在较早的时期。因为常规 12 导联心电图不包括 $V_7 \sim V_9$ 导联,故当 $V_1 \sim V_3$ 导联以 R 波为主及 T 波直立时,应考虑存在后壁心肌梗死,及时加做 $V_7 \sim V_9$ 导联有助于后壁心肌梗死的诊断。

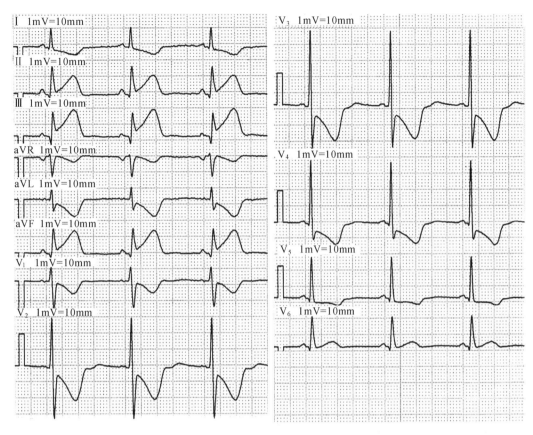

图 4-7　男性,74 岁。胸痛 1h。有心绞痛发作史

心电图特征　窦性心律。QRS 波群正常。ST 段在 Ⅱ、Ⅲ、aVF 导联呈斜型抬高 0.1～0.2mV,并且与直立的 T 波融合;ST 段在 Ⅰ、aVL、V₁～V₅ 导联呈斜型压低 0.05～0.30mV,并且与倒置的 T 波融合。

心电图诊断　①窦性心律;②提示超急性期下壁心肌梗死或冠状动脉痉挛的心电图改变。

讨论　该患者胸痛发作 1 小时 QRS 波群未出现病理性 Q 波,在 Ⅱ、Ⅲ、aVF 导联可见 ST 段呈斜型抬高并且与直立的 T 波融合,对应的导联 ST 段呈斜型压低并且与倒置的 T 波融合。此种心电图改变可以是超急性期下壁心肌梗死,也可以是冠状动脉痉挛。若数小时后恢复正常则为冠状动脉痉挛;若为超急性期心肌梗死,则可以出现心肌生化标志物升高,随着时间的延长可以发展为急性期心肌梗死。在心肌梗死的早期,两者心电图不易鉴别。

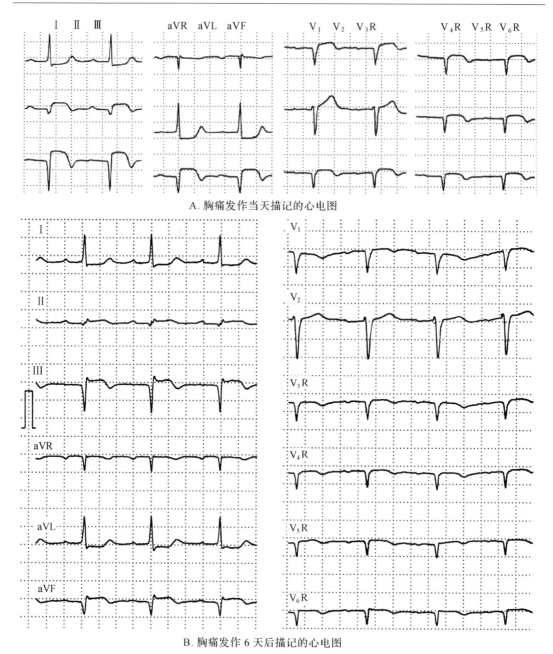

A. 胸痛发作当天描记的心电图

B. 胸痛发作6天后描记的心电图

图 4-8　男性,60岁。临床诊断:急性心肌梗死

心电图特征　图 A 为胸痛发作当天描记的心电图。图示窦性 P 波规律出现,PR 间期 0.26s。Ⅱ、Ⅲ、aVF 导联出现 QS 波,ST 段抬高在Ⅲ导联为 0.3mV、aVF 导联为 0.25mV、Ⅱ导联为 0.2mV 及 T 波倒置,这些特征可以诊断为急性下壁心肌梗死。ST 段压低在Ⅰ导联为 0.1mV、aVL 导联为 0.2mV(ST 段抬高的对应性表现)。胸导联 V₁、V₃R~V₆R 的 ST 段抬高,其中 V₁、V₃R 及 V₄R 的 ST 段抬高为 0.15mV,V₅R 及 V₆R 的 ST 段抬高为 0.1mV。ST 段抬高在Ⅲ导联大于Ⅱ导联;V₁ 导联 ST 段抬高,而 V₂ 导联的 ST 段不抬高。图 B 为胸痛发作6天后描记的心电图。图示 ST 段的抬高、压低以及 T 波倒置程度均在减

轻,右胸导联的 ST 段已无抬高。

心电图诊断　①窦性心律;②一度房室阻滞;③符合急性下壁及右心室心肌梗死的心电图表现。

讨论　心脏的下壁、后壁及右心室同属于右冠状动脉供血,因此,下壁心肌梗死时通常可以合并右心室心肌梗死。右胸导联的 ST 段抬高为心电图诊断急性右心室心肌梗死的依据,但是这种 ST 段的抬高往往只持续数小时或十多小时,故发现下壁心肌梗死后及时加做右胸导联可以提高急性右心室心肌梗死的诊断率。

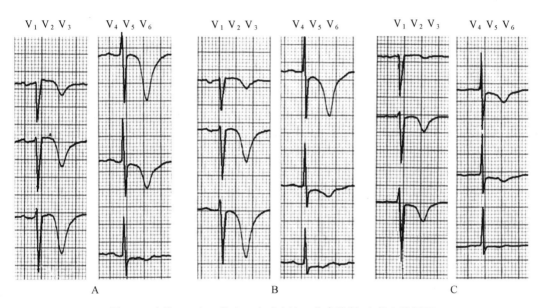

图 4-9　女性,55 岁。胸痛 6 小时来诊。临床诊断:急性心肌梗死

心电图特征　图 A 为发病当日、图 B 为发病次日、图 C 为发病第 5 日所描记的三次心电图。三次心电图示窦性 PR 间期正常,QRS 波群时间及形态正常,V_4～V_6 导联的 ST 段压低,T 波在 V_1～V_6 导联倒置,大部分倒置的 T 波呈冠状 T 波,倒置程度逐渐减轻。

心电图诊断　①窦性搏动;②符合非 ST 段抬高型心肌梗死心电图表现。

讨论　该患者 5 日内的三次心电图的 ST 段无抬高而出现压低,T 波明显倒置并逐渐减轻,说明 T 波有动态改变,因此结合临床诊断为非 ST 段抬高型心肌梗死。

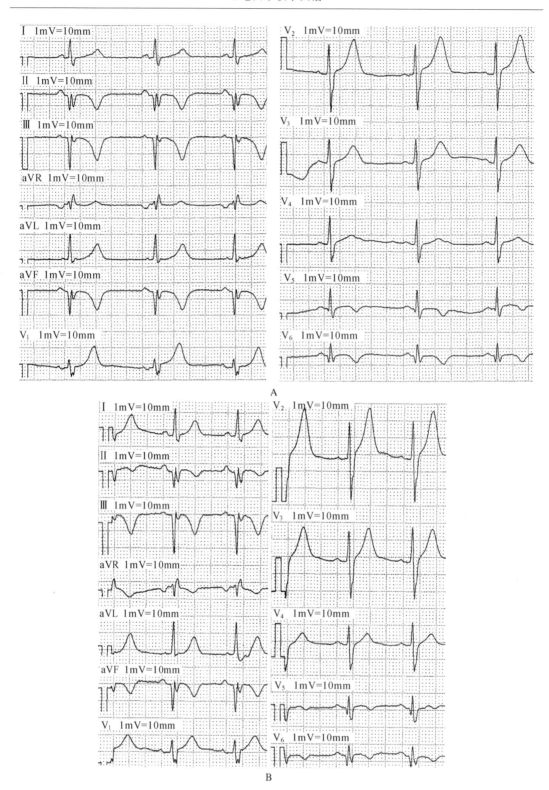

图 4-10　男性,42 岁。12 周前患急性心肌梗死

心电图特征 图 A 为胸闷胸痛发作 6 周后描记的心电图,图示窦性心律,QRS 波群在 Ⅱ、Ⅲ、aVF 导联呈 Qrs 型,可见胚胎型 r 波、V₆ 导联出现病理性 Q 波,ST 段无抬高,T 波在 Ⅱ、Ⅲ、aVF、V₅ 及 V₆ 导联倒置并呈冠状 T 波。图 B 为胸闷胸痛发作 12 周后描记的心电图,心电图示与图 A 相似,不同之处是倒置的 T 波较前变浅、胚胎型 r 波较前增高。

心电图诊断 ①窦性心律;②符合亚急性下壁及侧壁心肌梗死的心电图表现。

讨论 对比该患者两次心电图显示,在 ST 段不变化的情况下 T 波仍在变化,结合临床诊断为亚急性心肌梗死。V₅ 及 V₆ 导联出现了病理性 Q 波的逐渐加深,因此应加做 V₇～V₉ 导联,以了解梗死是否波及后壁心肌。

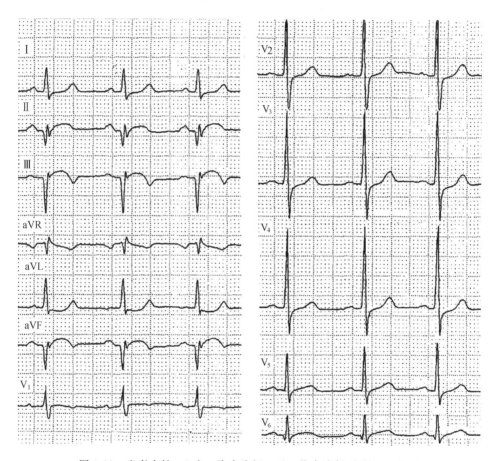

图 4-11 患者女性,48 岁。胸痛胸闷 3 天。临床诊断:急性心肌梗死

心电图特征 窦性心律。QRS 波群在 Ⅱ、Ⅲ、aVF 导联呈 Qrs 型、V₁～V₃ 导联呈 Rs 型、V₆ 导联出现病理性 Q 波。ST 段在 Ⅱ、Ⅲ、aVF 导联呈弓背型抬高为 0.2mV,在 Ⅰ 及 aVL 导联呈水平型压低 0.1 mV。T 波在 Ⅲ 及 aVF 导联倒置并呈冠状 T 波。

心电图诊断 ①窦性心律;②符合急性下壁心肌梗死的心电图表现,提示正后壁心肌梗死。

讨论 该患者出现了急性下壁心肌梗死,同时在 V₁～V₃ 导联 QRS 波群以 R 波为主,V₆ 导联出现病理性 Q 波。因此,应及时加做 V₇～V₉ 导联,以了解正后壁是否存在心肌梗死。

六、思考(图 4-12、图 4-13)

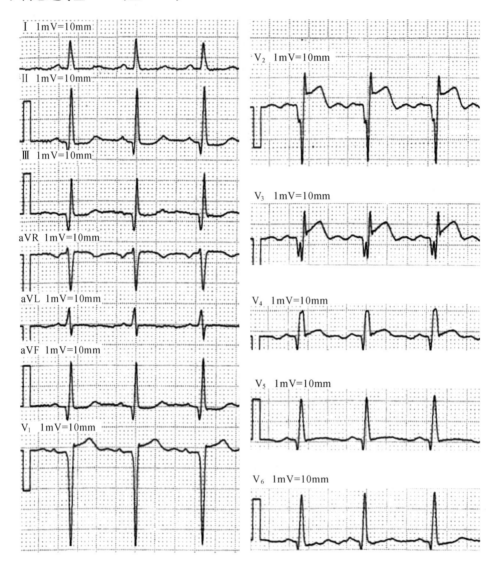

图 4-12　女性,66 岁。胸痛 12h

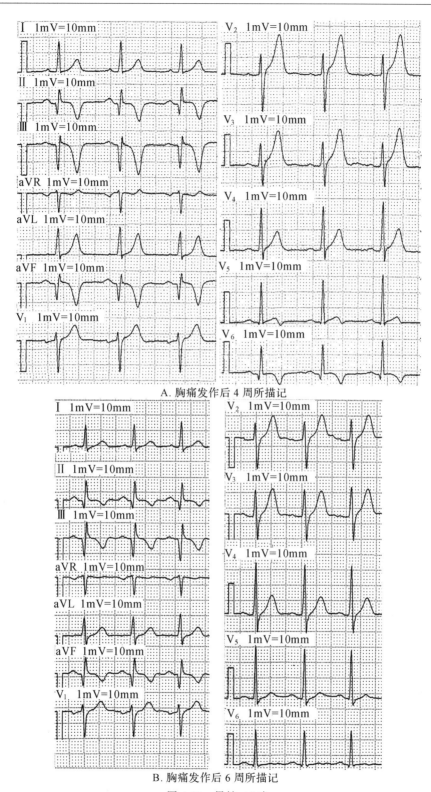

A. 胸痛发作后 4 周所描记

B. 胸痛发作后 6 周所描记

图 4-13 男性，48 岁

（潘医歌 潘大明）

第五章　心肌缺血

心肌供氧减少或需氧增多导致氧的供需失衡即可引起心肌缺血(myocardial ischemia)。心肌缺血最常见的原因是冠状动脉供血不足(coronary insufficiency),主要引起复极改变而通常不引起除极改变,心电图以 ST 段及 T 波改变为主。临床上许多原因可以引起 ST 段及 T 波的改变,故在排除其他原因之后,才能诊断为冠状动脉供血不足。

一、心肌缺血的心电图表现

1.ST 段压低　主要表现为缺血型 ST 段压低,包括水平型及斜型 ST 段压低＞0.05mV,具有诊断意义。

2.ST 段水平型延长　大于 0.15s。应排除低血钙。

3.T 波异常　①T 波低平:以 R 波为主的导联 T 波振幅小于同导联 R 波的 1/10 为 T 波低平;②T 波双向:T 波先倒置后直立为负正双向,先直立后倒置为正负双向;③T 波倒置:分为不对称性 T 波倒置及对称性 T 波倒置(冠状 T 波),后者通常是缺血性的表现;④$T_{V_1}＞T_{V_5}$ 或 T_{V_6}。

4.U 波倒置　在运动或冠状动脉痉挛时引起心肌急性缺血可以出现 U 波倒置。

二、心绞痛发作时的心电图改变

1.典型心绞痛　发作时或发作后不久心电图可以表现为水平型或斜型 ST 段压低,T 波低平、双向或对称性倒置及 U 波倒置。随着心绞痛的缓解,心电图可以完全恢复正常。如原来已有 ST-T 改变,心绞痛发作时可使这些改变更加显著。

2.冠状动脉痉挛　发作时心电图可以出现以下表现:①ST 段抬高,可呈单向曲线,对应导联 ST 段压低;②T 波增高变尖;③U 波倒置;④QRS 波群改变(除极过程受影响):R 波增高,变宽,S 波减小或消失;⑤心律失常:室性期前收缩、室性心动过速、房室传导阻滞等;⑥假性改善:原有 ST 段压低及 T 波倒置,发作时 ST 段可回至基线,T 波直立。

三、心电图负荷试验

一部分冠心病患者虽然有冠状动脉狭窄,但在休息时无心肌缺血的心电图改变。若采用增加心脏负荷的办法使心脏耗氧量增加,则可导致心肌缺血的临床症状及心电图改变。目前常用的是平板运动试验。

平板运动试验结果符合下述条件之一判断为阳性:①运动中出现典型心绞痛;②运动中或运动后出现 ST 段呈缺血型压低≥0.1mV,持续时间大于 1min。

四、普萘洛尔(心得安)试验

1.机理　普萘洛尔是 β 受体阻滞剂,对一些不明原因的 ST-T 改变,疑与 β 受体兴奋性增高有关时做此试验,用于鉴别器质性与功能性 ST-T 异常。

2.方法　服药前描记 12 导联心电图,随后口服普萘洛尔(心得安)20mg,服药后 1h 及 2h 各记录 12 导联心电图 1 次。

3.结果判断　①ST-T 恢复正常为阳性,是功能性的,提示为自主神经功能紊乱所致。②ST-T 异常持续存在,未完全恢复或无改变为阴性,通常是器质性的,提示为心肌缺血或心肌损害。

五、图例(图 5-1～图 5-10)

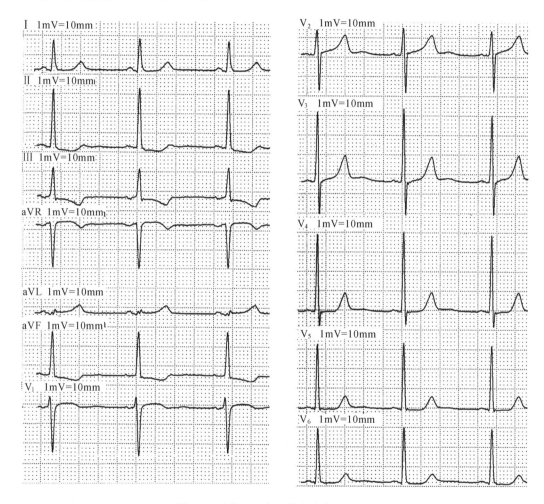

图 5-1　女性,53 岁。临床诊断:心绞痛

心电图特征　窦性 P 波规律出现。PR 间期 0.13s。心电轴正常。QRS 波群时间及形态正常。ST 段水平型延长为 0.16s,在 V_4～V_6 导联延长的 ST 段与直立的 T 波交界处形成急转角。在 Ⅱ、Ⅲ、aVF 导联 ST 段呈斜型压低 0.05～0.10mV。T 波在 Ⅱ 导联低平,Ⅲ 及 aVF 导联倒置。

心电图诊断　①窦性心律;②ST 段及 T 波改变,符合心绞痛心电图改变。

讨论　本例在心绞痛发作时出现了 ST 段水平型延长、ST 段呈斜型压低、T 波低平或倒置,故符合因急性心肌缺血而引起心绞痛发作的心电图改变。

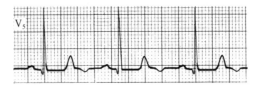

图 5-2 男性,57 岁

心电图特征 窦性 P 波规律出现,频率 67 次/min。PR 间期 0.16s。QRS 波群时间及形态正常。ST 段水平型延长为 0.20s,延长的 ST 段与直立的 T 波交界处形成急转角。U 波倒置。

心电图诊断 ①窦性心律;②ST 段延长;③U 波倒置。

讨论 此图展示了 ST 段水平型延长、延长的 ST 段与直立的 T 波交界处形成急转角及 U 波倒置,这些属于心肌缺血时的几种表现形式,应结合临床综合判断有无心肌缺血。本例缺乏临床资料,导致诊断不能确定。ST 段延长还应该排除低血钙。

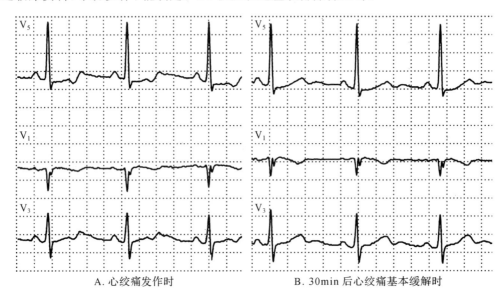

A.心绞痛发作时   B.30min 后心绞痛基本缓解时

图 5-3 女性,60 岁

心电图特征 图 A 示窦性 P 波规律出现。PR 间期 0.15s。QRS 波群时间正常。ST 段在 V₅ 导联呈水平型压低 0.1mV,伴有 V₃ 及 V₅ 导联 T 波负正双向。图 B 示 ST 段在 V₅ 导联呈水平型压低 0.05mV,V₃ 及 V₅ 导联 T 波已恢复正常。

心电图诊断 ①窦性心律;②ST 段压低及 T 波负正双向,符合典型心绞痛心电图改变。

讨论 典型心绞痛发作时心电图改变主要表现在 ST 段压低,T 波可以低平、双向及倒置。随着心绞痛的缓解,这些改变减轻或恢复正常,本例符合这种表现形式。

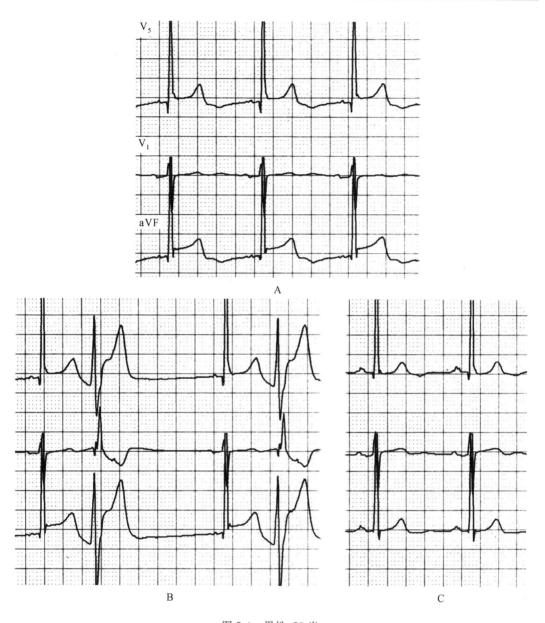

图 5-4　男性,53 岁

心电图特征　图 A 为心绞痛发作时,可见窦性 P 波规律出现,PR 间期 0.16s,aVF 及 V_5 导联 ST 段抬高 0.15~0.20mV,U 波倒置。图 B 为心绞痛持续发作时出现了室性期前收缩呈二联律,室性期前收缩之后见未下传的窦性 P 波。图 C 为心绞痛缓解后可见 ST 段恢复正常,V_5 导联仍有 U 波倒置。

心电图诊断　①窦性心律;②ST 段抬高及 U 波倒置;③室性期前收缩;④符合冠状动脉痉挛心电图改变。

讨论　心绞痛发作时出现 ST 抬高,心绞痛缓解时 ST 段抬高消失,符合冠状动脉痉挛的心电图表现。U 波倒置及室性期前收缩的出现也是冠状动脉痉挛的表现,这些均说明心肌出现了急性缺血。

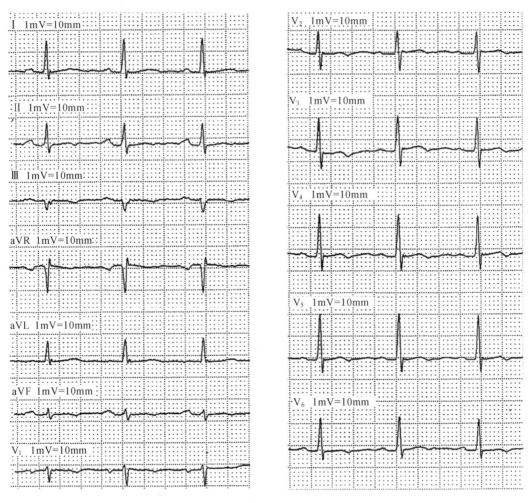

图 5-5　女性,60 岁。发作性心前区痛 1 年。临床诊断:心绞痛。本次为疼痛发作时的心电图记录

心电图特征　窦性 P 波规律出现,频率 81 次/min。PR 间期 0.20s。QRS 波群时间及形态正常。ST 段无偏移。T 波在Ⅱ、Ⅲ、aVF 及 $V_1 \sim V_6$ 导联倒置或正负双向。

心电图诊断　①窦性心律;②T 波倒置或双向;③符合心绞痛心电图改变。

讨论　该患者心绞痛发作时心电图出现了 T 波的倒置,这种 T 波倒置虽然较浅,但也提示与心肌缺血有关。根据 T 波倒置出现的导联判断,心肌缺血的部位应该在下壁及广泛前壁。

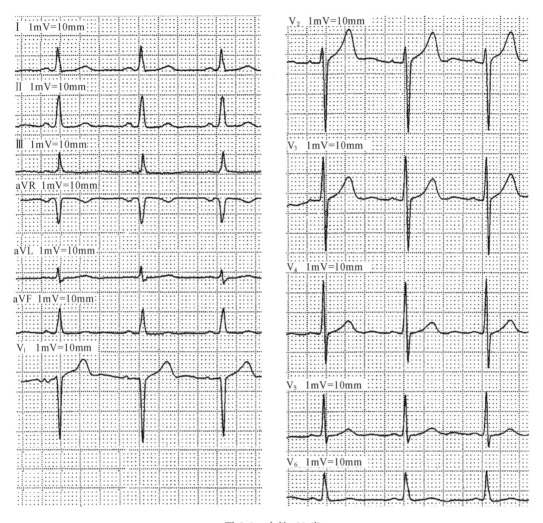

图 5-6 女性,63 岁

心电图特征 窦性 P 波规律出现,频率 71 次/min。PR 间期 0.16s。QRS 波群时间及形态正常。ST 段无偏移。$T_{V_1} > T_{V_5, V_6}$。

心电图诊断 ①窦性心律;②$T_{V_1} > T_{V_5, V_6}$。

讨论 心电图出现 $T_{V_1} > T_{V_5, V_6}$ 是心肌缺血的一种表现形式,出现这种情况时应结合临床并进一步做有关的辅助检查以了解有无心肌缺血。

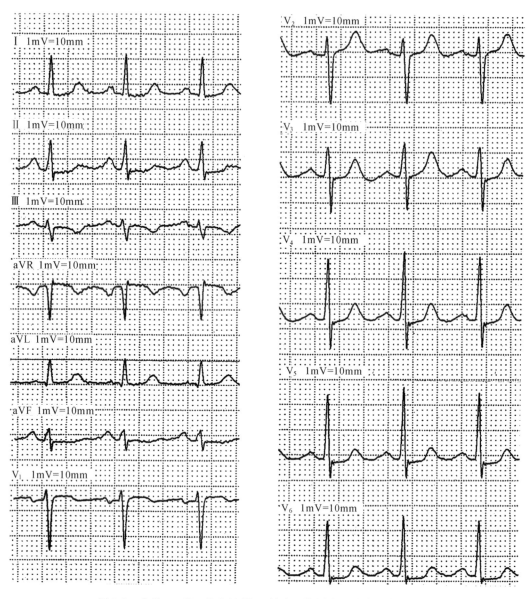

图 5-7　女性,51 岁。临床诊断:心绞痛。该图为心绞痛发作时描记

心电图特征　窦性 P 波规律出现,频率 97 次/min。PR 间期 0.14s。QRS 波群时间及形态正常。ST 段在 Ⅱ、V_5 及 V_6 导联呈水平型压低 0.05～0.075mV。T 波正常。

心电图诊断　①窦性心律;②ST 段压低,符合心绞痛心电图改变。

讨论　ST 段呈水平型压低>0.05mV 是心肌缺血的一种表现形式,尤其是在心绞痛发作时出现,而在心绞痛缓解后恢复正常。若临床上无心肌缺血证据,而且长期存在 ST 段压低>0.05mV,往往不是心肌缺血。

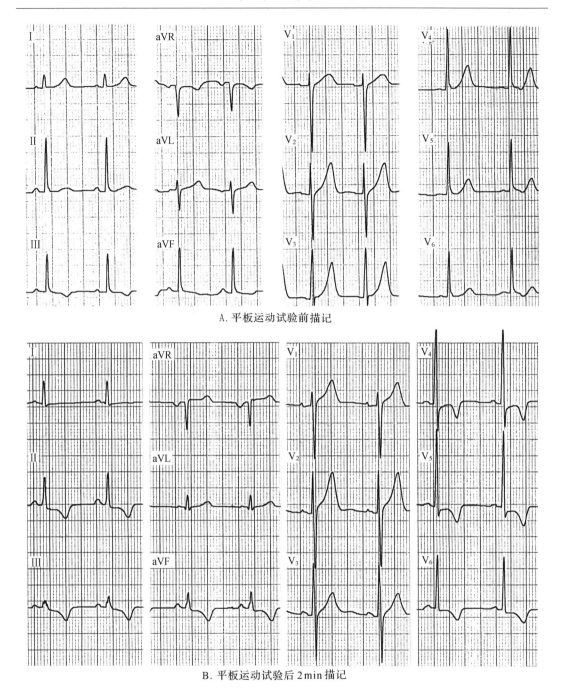

A. 平板运动试验前描记

B. 平板运动试验后 2min 描记

图 5-8　女性,53 岁。间断性心前区痛 3 个月

心电图特征　图 A 示窦性 P 波规则,PR 间期 0.14s,QRS 波群时间及形态正常,T 波在 Ⅱ 及 aVF 导联低平、Ⅲ 导联倒置。图 B 示 Ⅱ、Ⅲ、aVF、V$_4$～V$_6$ 导联 ST 段呈水平型压低 0.1～0.2mV,T 波倒置呈冠状 T 波,Ⅰ 导联 T 波低平,aVR 导联 T 波直立。

心电图诊断　①窦性搏动;②平板运动试验阳性。

讨论　该患者心电图在运动试验后出现了 ST 段呈水平型压低达到阳性标准,同时伴有冠状 T 波出现,说明存在心肌缺血。根据 ST 段及 T 波改变出现的导联判断为下壁及前侧壁出现了急性心肌缺血。

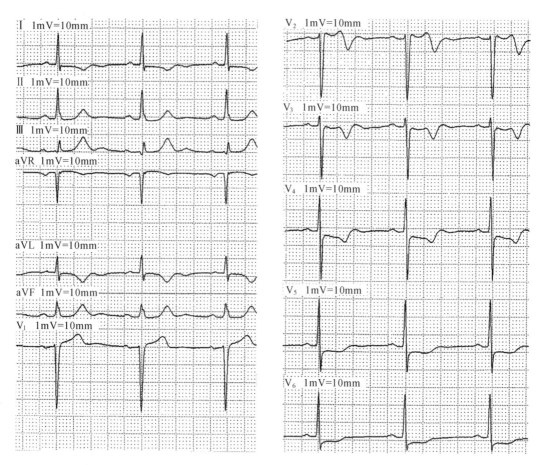

图 5-9　女性,59 岁。病史不详

心电图特征　窦性 P 波规律出现,频率 60 次/min。PR 间期 0.18s。QRS 波群时间及形态正常。在 Ⅰ、Ⅱ、aVL、$V_3 \sim V_6$ 导联 ST 段压低 $0.05 \sim 0.15$mV,且在 V_4 导联呈斜型压低,V_5 及 V_6 导联呈水平型压低。T 波在 V_5 及 V_6 导联低平,Ⅰ、aVL、$V_2 \sim V_4$ 导联倒置,其中 aVL、$V_2 \sim V_3$ 导联呈冠状 T 波。

心电图诊断　①窦性心律;②ST 段压低;③T 波倒置(冠状 T 波)。

讨论　ST 段呈斜型及水平型压低大于 0.05mV,并出现冠状 T 波是心肌缺血较为特征性的心电图表现。但是,若无临床资料也给诊断造成困难。

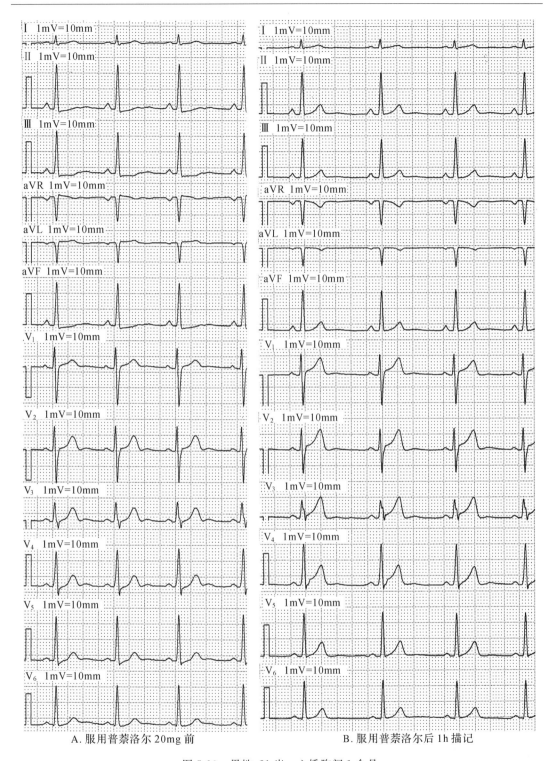

A. 服用普萘洛尔 20mg 前　　　　　　　　　B. 服用普萘洛尔后 1h 描记

图 5-10　男性,21 岁。心悸胸闷 1 个月

心电图特征　图 A 示窦性 P 波规律出现,频率 75 次/min。PR 间期 0.14s。QRS 波群时间及形态正常。ST 段在 Ⅱ 及 aVF 导联呈斜型压低 0.1mV,在 Ⅲ 导联呈水平型压低

0.075mV。T 波在Ⅱ、Ⅲ、aVF 导联低平。图 B 示窦性 P 波规律出现,频率 60 次/min。ST
段及 T 波均恢复正常。

心电图诊断　①窦性心律;②普萘洛尔试验阳性。

讨论　该患者服用普萘洛尔前 ST 段压低及 T 波低平似心肌缺血改变,服用普萘洛尔
后 1h ST-T 恢复正常,故普萘洛尔试验为阳性,说明 ST-T 改变是功能性的,提示为自主神
经功能紊乱所致。

六、思考(图 5-11、图 5-12)

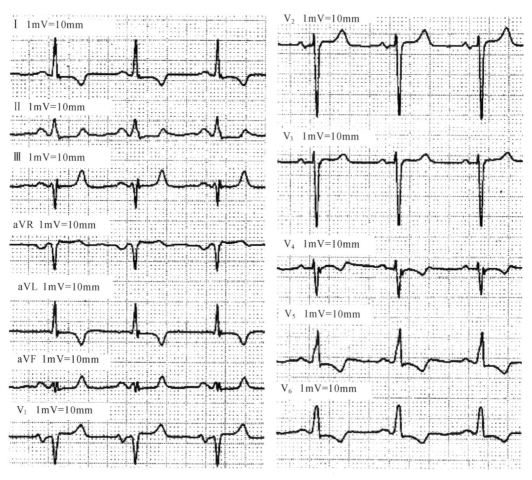

图 5-11　女性,53 岁。胸痛 30min 时描记的心电图

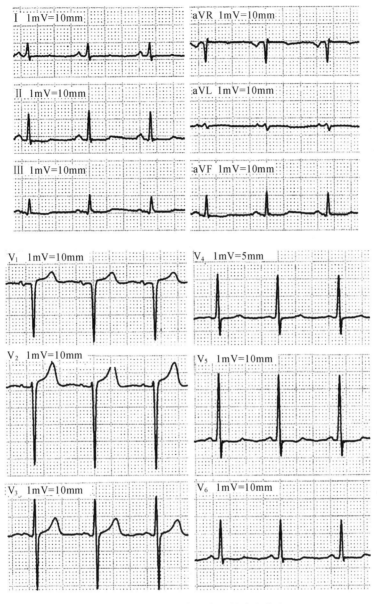

图 5-12 女性,70 岁。有心绞痛发作史

（潘医歌 潘大明）

第六章　其他心肺疾病心电图

心肺疾病往往会引起一些心电图的改变,这种改变虽然多不具有特异性,但是能够给临床诊断提供一些有用的线索,可用于病情演变的观察及治疗效果的判断等。以下是一些较为常见疾病的心电图表现,这些表现可能只出现一种,也可能几种联合出现。

6-1 其他心肺
疾病心电图

一、心肌炎

1. 传导阻滞　通常以一度房室阻滞多见,也可以出现二度及三度房室阻滞,少数出现左或右束支阻滞。

2. ST-T 改变　表现为 ST 段压低,T 波低平、双向或倒置。

3. 其他心律失常　以室性期前收缩多见,也可以出现窦性心动过速、阵发性室上性心动过速、室性心动过速等。

4. QT 间期延长。

5. 重症者可以出现 ST 段抬高及异常 Q 波。

二、心肌病

(一)扩张型心肌病

1. 心律失常　可以出现多种心律失常,以室性期前收缩及心房颤动最多见,也常出现房室阻滞及束支或分支阻滞。

2. ST-T 改变　表现为 ST 段压低,T 波低平、双向或倒置。

3. QRS 波群异常　左心室肥大多见,也可以表现为双侧心室肥大,可以出现异常 Q 波或 QS 波。

(二)肥厚型心肌病

1. QRS 波群异常　以左心室肥大多见,也可以表现为右心室肥大及双侧心室肥大。常出现深而窄(<0.03s)的异常 Q 波,且常伴有同导联 T 波直立。

2. ST-T 改变　表现为 ST 段压低,T 波低平、双向或倒置。

3. 心律失常　可以出现多种心律失常,以室性期前收缩最多见,还可以出现房室阻滞及束支阻滞等。

三、急性心包炎

1. ST 段抬高及 PR 段压低　多数导联出现 ST 段呈斜形或凹面型的抬高,合并 PR 段压低。

2. T 波低平或浅倒置。

3. QRS 波群低电压。

4.窦性心动过速。

5.电交替　为大量心包积液的表现。P 波、QRS 波群及 T 波均可以出现电交替。

四、急性肺栓塞

1.$S_I Q_{III} T_{III}$ 图形　这种心电图图形是重要的心电图改变,提示急性右心室扩张。在 Ⅰ 导联出现深 S 波,Ⅲ 导联出现 Q 波及 T 波倒置。呈动态改变,多在两周内消失。

2.右束支阻滞　表现为完全性或不完全性右束支阻滞。

3.心电轴右偏及肺型 P 波。

4.ST-T 改变　ST 段可以轻度压低或轻度抬高。T 波倒置较常见,多出现在 $V_1 \sim V_3$ 导联。

5.心律失常　窦性心动过速、房性心动过速、心房扑动及心房颤动等。

6.少数患者心电图可能正常。

五、慢性肺源性心脏病

1.右心房扩大及右心室肥大。

2.心电轴右偏及显著顺钟向转位,可以表现为 Ⅰ、Ⅱ、Ⅲ 导联以 S 波为主,呈 $S_I S_{II} S_{III}$ 图形。

3.肢体导联低电压。

六、右位心

(一)镜像右位心

心脏大部分或全部位于右侧,呈现正常心脏位置的镜中像,伴有内脏转位。

1.Ⅰ 及 aVL 导联 P 波、QRS 波群主波及 T 波均倒置;$V_1 \sim V_6$ 导联 R 波振幅逐渐降低。

2.将左右手电极反接并按顺序加做 V_2、V_1、$V_3 R \sim V_6 R$ 导联进行心电图矫正,可以得到正常的心电图图形。矫正后的心电图 V_1 对应 V_2,V_2 对应 V_1,$V_3 R \sim V_6 R$ 对应 $V_3 \sim V_6$。

3.与矫正后的心电图相比可见:Ⅰ 导联图形呈镜像改变,Ⅱ 与 Ⅲ 导联图形互换,aVR 与 aVL 导联图形互换,aVF 导联图形不变。

(二)右旋心

右旋心与镜像右位心表现基本相同,但是不伴有内脏转位,又称为孤立型右位心。心电图表现除 Ⅰ 导联 P 波直立外,其他与镜像右位心相似。

七、图例(图 6-1～图 6-8)

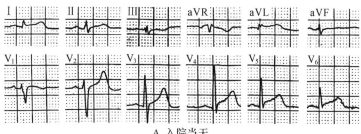

A.入院当天

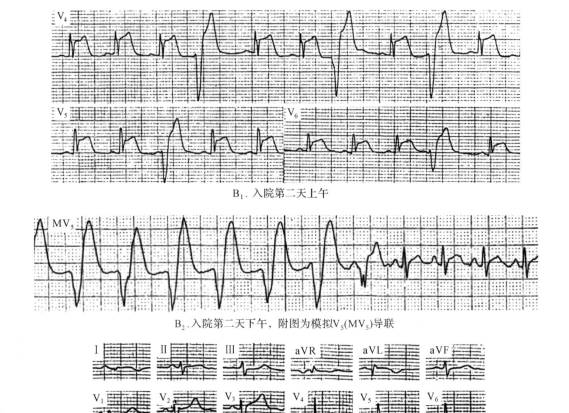

B₁. 入院第二天上午

B₂. 入院第二天下午,附图为模拟V₅(MV₅)导联

C. 入院第三天

图 6-1　男性,24 岁。临床诊断:重症心肌炎

心电图特征　图 A 示窦性 P 波的 PR 间期 0.14s,QRS 波群时间正常,QRS 波群在肢体导联振幅绝对值均小于 0.5mV。ST 段在 V₄～V₆ 导联呈斜型抬高 0.1～0.2mV,T 波无异常。图 B₁ 示窦性 P 波规律出现,频率 107 次/min,可见室性期前收缩,ST 段在 V₄～V₆ 导联呈斜型抬高 0.3～0.5mV。图 B₂ 示窦性 P 波规律出现,频率 120 次/min,PR 间期 0.14s。前段示宽大畸形的 QRS 波群,时间 0.14s,其主波与 T 波方向相反,R′R′间期规则,频率 107 次/min,为室性心动过速;后段 QRS 波群时间及形态正常,可见 ST 段抬高;R₇ 的形态介于两种 QRS 波群之间,其前有 1 个 P 波,PR 间期 0.12s,为室性融合波。R₆ 的起始部有一个未下传的 P 波。图 C 示 ST 段在 V₄～V₆ 导联抬高 0.05～0.2mV,T 波在 I、aVL、V₄～V₆ 导联倒置。

心电图诊断　①窦性心动过速;②室性期前收缩;③室性心动过速;④室性融合波;⑤ST段抬高及 T 波倒置;⑥肢体导联 QRS 波群低电压。

讨论　本例临床诊断为重症心肌炎,心电图出现了窦性心动过速、室性期前收缩、室性心动过速、ST 段抬高及 T 波倒置,这些改变符合重症心肌炎的心电图改变。ST 段的明显抬高说明心肌损伤较重。心肌炎可以引起多种心电图异常,但是往往不具有特异性,应结合临床综合判断。

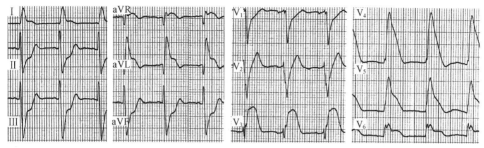

图 6-2 男性,15 岁。临床诊断:重症心肌炎。入院 2 天后死亡

心电图特征 窦性 P 波规律出现,频率 91 次/min,PR 间期 0.13s。QRS 波群时间 0.12s,左心导联 QRS 波群主波正向,V₆ 导联 QRS 波群出现切迹。ST 段在下壁导联压低,在 I、aVR、aVL、V₃～V₆ 导联抬高,其中 V₃ 导联抬高 0.8mV,ST 段与 R 波及 T 波融合分界不清,形似墓碑,即墓碑型 ST 段抬高。V₄ 及 V₅ 导联抬高的 ST 段与 R 波及 T 波融合分界不清,导致 QRS 波群、ST 段及 T 波融合形成尖峰、底宽的三角形,形似巨 R 波,即"巨 R 波"型 ST 段抬高。

心电图诊断 ①窦性心律;②"巨 R 波"型 ST 段抬高;③墓碑型 ST 段抬高;④完全性左束支阻滞。

讨论 "巨 R 波"(giant R waves)型 ST 段抬高的心电图特征是 QRS 波群与 ST 段及 T 波融合在一起,ST 段呈尖峰状,R 波降支与 ST 段及 T 波融合成一斜线,致使 QRS 波群、ST 段及 T 波形成单个三角形的宽波,各波段的交界处难以辨认,酷似"巨 R 波"。本例墓碑型 ST 段抬高与"巨 R 波"型 ST 段抬高在同一份心电图中出现,而且相距很近,分别出现在 V₃ 及 V₄～V₅ 导联,说明这两种形式的 ST 段抬高有一定的共性。这两种形式的 ST 段抬高常见于心肌梗死超急性期,在急性心肌缺血损伤时也可以出现。本例为重症心肌炎患者出现了"巨 R 波"型及墓碑型 ST 段抬高,并且患者很快死亡,说明该患者具有较重的心肌损伤,心电图符合心肌炎的心电图改变,同时也说明这两种 ST 段抬高的患者预后差。该患者 QRS 波群时间增宽,左心导联 QRS 波群主波正向,V₆ 导联 QRS 波群出现切迹,符合完全性左束支阻滞。

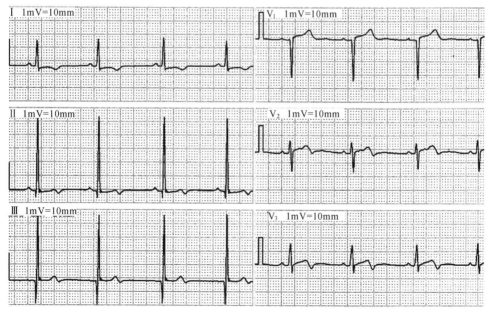

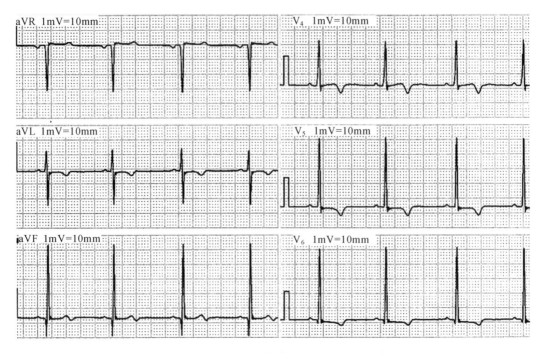

图 6-3　女性,21 岁。临床诊断:肥厚型心肌病

心电图特征　窦性 P 波规律出现,频率 63 次/min,PR 间期 0.14s。QRS 波群时间正常,其形态在 Ⅱ、Ⅲ、aVF 导联呈 qR 型,q 波以深为主,在 Ⅲ 导联达 0.9mV。R_{aVF} 为 2.5mV,R_{V_6} 为 2.5mV,$R_{V_6} > R_{V_5}$,$R_{V_5} + S_{V_1}$ 为 3.8mV;ST 段在 Ⅰ、aVL 导联压低 0.05mV。T 波在 Ⅱ、Ⅲ、aVF、V_2 及 V_3 导联呈正负双向,在 Ⅰ、aVL、$V_4 \sim V_6$ 导联倒置。

心电图诊断　①窦性心律;②下壁异常 Q 波;③T 波正负双向或倒置;④左心室肥大。

讨论　本例临床诊断为肥厚型心肌病,心电图在下壁导联出现深而不宽的 q 波,伴有 T 波正负双向或倒置,因此符合肥厚型心肌病的心电图改变。由于 $R_{aVF} > 2.0mV$,R_{V_6} 为 2.5mV,$R_{V_6} > R_{V_5}$,$R_{V_5} + S_{V_1} > 3.5mV$,伴有 T 波倒置,故提示存在左心室肥大。

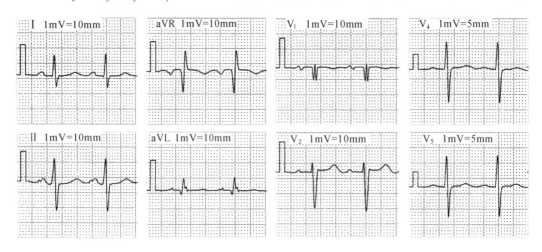

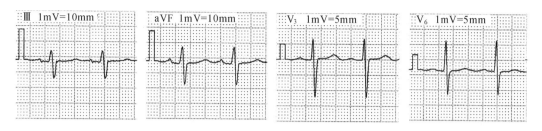

图 6-4 女性,28 岁。心脏超声示全心扩大。临床诊断:扩张型心肌病

心电图特征 窦性 P 波规律出现,频率 88 次/min,Ⅱ 导联 P 波增宽为 0.13s,呈双峰型,峰距 0.06s,PR 间期 0.20s。心电轴 $-10°$。QRS 波群时间正常,其形态在 V_1 导联呈 QrS 型。QRS 波群振幅在 R_{aVR} 为 0.6mV,S_{V_5} 为 1.8mV,S_{V_6} 为 1.4mV;$R_{aVL} + S_{V_3}$ 为 2.8mV。ST 段及 T 波未见异常。

心电图诊断 ①窦性搏动;②异常 Q 波;③左心房扩大;④双侧心室肥大。

讨论 本例临床诊断为扩张型心肌病,心电图在 V_1 导联出现异常 Q 波,同时具有左及右心室肥大的指标,故为双侧心室肥大,因此符合扩张型心肌病的心电图改变。

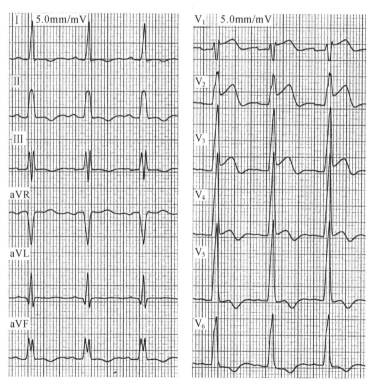

图 6-5 女性,20 岁。临床诊断:肥厚梗阻型心肌病

心电图特征 窦性 P 波规律出现,PR 间期 0.18s。QRS 波群时间 0.11s,V_5 导联的 R 峰时间为 0.07s,QRS 波群在 Ⅱ、aVF、V_2、V_3 及 V_6 导联出现切迹,R 波振幅在 Ⅰ 导联为 2.2mV、aVL 导联为 1.4mV、V_5 导联为 5.0mV、V_6 导联为 3.0mV。ST 段在 $V_1 \sim V_4$ 导联呈斜型抬高,最高达 0.6mV;在 V_5 及 V_6 导联压低 0.1mV。T 波在 Ⅰ、Ⅱ、Ⅲ、aVF、$V_2 \sim V_6$

导联倒置。

心电图诊断　①窦性心律;②左心室肥大;③ST 段抬高及 T 波倒置。

讨论　本例经临床诊断为肥厚梗阻型心肌病,心电图表现为左心室肥大伴 ST 段抬高及 T 波倒置,符合肥厚梗阻型心肌病的心电图表现。心肌病的心电图改变特异性不高,诊断时需要结合临床资料。

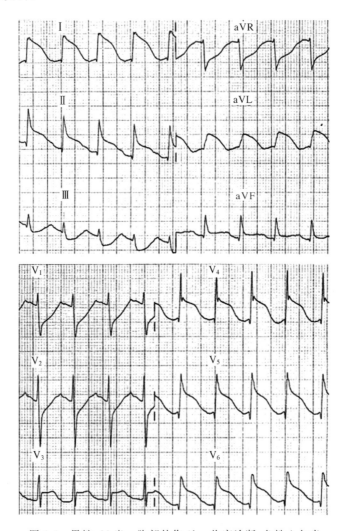

图 6-6　男性,22 岁。胸部外伤 1h。临床诊断:急性心包炎

心电图特征　窦性 P 波规律出现,频率 120 次/min,PR 间期 0.20s。QRS 波群时间 0.09s。ST 段在 Ⅰ、Ⅱ、aVL、V_4~V_6 导联呈斜型明显抬高,部分导联的 ST 段与 QRS 波群融合,导致两者不易分辨;在 aVF、V_3 导联呈凹面型的抬高;在 Ⅲ、aVR、V_1 及 V_2 导联呈斜型压低。T 波分辨不清。

心电图诊断　①窦性心动过速;②ST 段抬高。

讨论　本例胸部外伤后导致急性心包炎,考虑是由于外伤引起心包积血造成的。心包积血导致心肌急性损伤而使 ST 段明显抬高,心电图符合急性心包炎的改变。

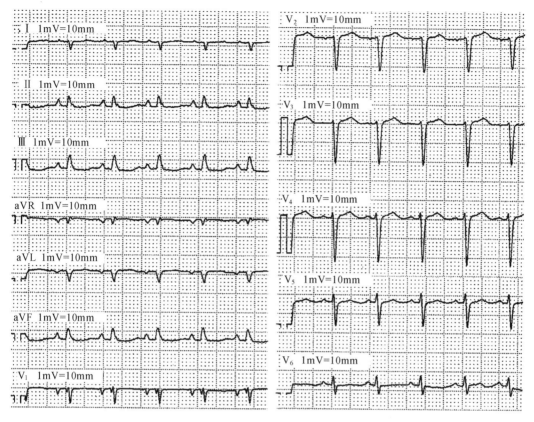

图 6-7　女性,80 岁。临床诊断:慢性肺源性心脏病

心电图特征　窦性 P 波规律出现,频率 130 次/min。P 波高尖,大于同导联 R 波的1/2。PtfV$_1$ 为－0.06mm・s。PR 间期 0.14s。心电轴＋132°。显著顺钟向转位。QRS 波群时间 0.08s。QRS 波群形态在 Ⅰ、V$_2$～V$_5$ 导联呈 rS 型,V$_5$ 导联 R/S＜1;在 V$_1$ 导联呈 qrS 型,V$_1$ 导联的 R 峰时间为 0.04s。在肢体导联 QRS 波群振幅均小于 0.5mV。多数导联 T 波不能明视。

心电图诊断　①窦性心动过速;②肢体导联 QRS 波群低电压;③右心房扩大及右心室肥大;④PtfV$_1$ 负值增大。

讨论　慢性肺源性心脏病往往是从慢性支气管炎及肺气肿发展而来的。肺气肿影响心肌电的传导,可以导致低电压。本例具备了右心房扩大及右心室肥大的指标,伴有窦性心动过速,符合慢性肺源性心脏病的心电图改变。PtfV$_1$ 负值增大提示左心房扩大或左心负荷增加。

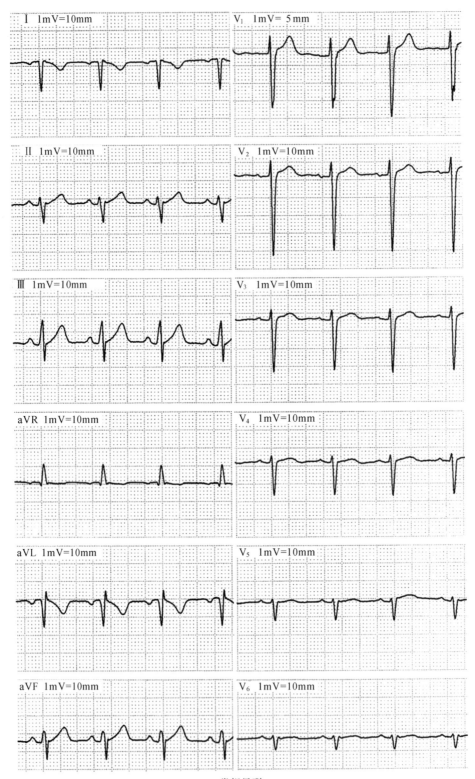

A.常规导联

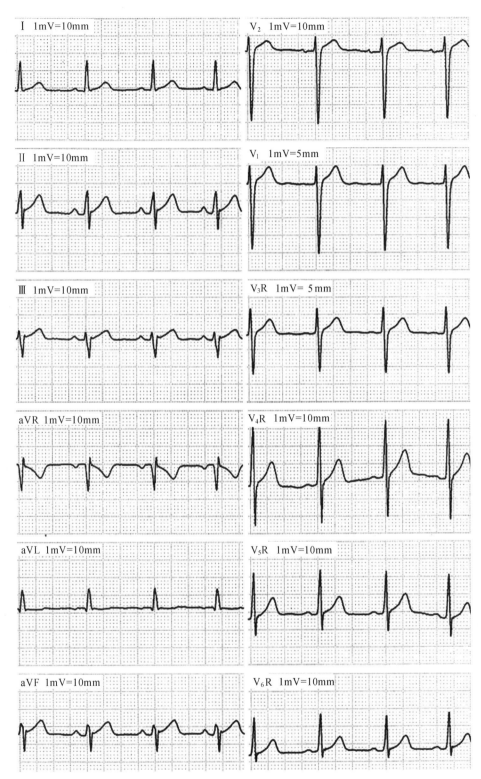

B.左右手反接及V₂、V₁、V₃R～V₆R导联

图 6-8 男性,17 岁。体检

　　心电图特征　图 A 示 PP 间期规则,频率 86 次/min。PR 间期 0.16s。Ⅰ 及 aVL 导联 P 波、QRS 波群主波及 T 波均倒置。V₁~V₆ 导联 R 波振幅逐渐降低。图 B 示左右手反接及 V₂、V₁、V₃R~V₆R 导联的心电图,可见正常的心电图图形。图 A 与图 B 相比,发现Ⅰ导联图形呈镜像改变,Ⅱ与Ⅲ导联图形互换,aVR 与 aVL 导联图形互换,aVF 导联图形不变。

　　心电图诊断　①窦性心律;②镜像右位心。

　　讨论　镜像右位心的心脏大部分或全部位于右侧,呈现正常心脏位置的镜中像,故心电图可以出现较为特征性的改变。根据这些改变及时实施左右手反接及加做 V₂、V₁、V₃R~V₆R 导联进行心电图矫正,可以得到一份正常的心电图图形,使诊断得以确定。

八、思考(图 6-9~图 6-11)

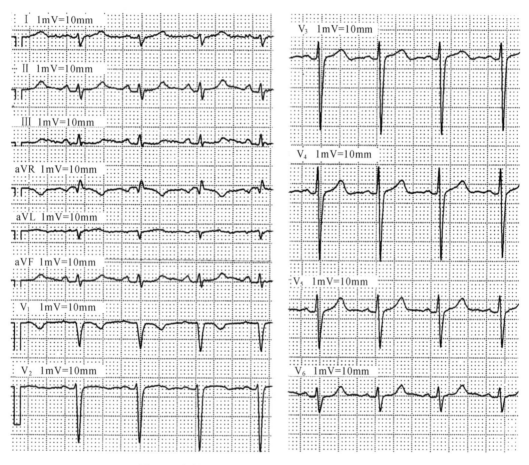

图 6-9　女性,49 岁。临床诊断:慢性肺源性心脏病

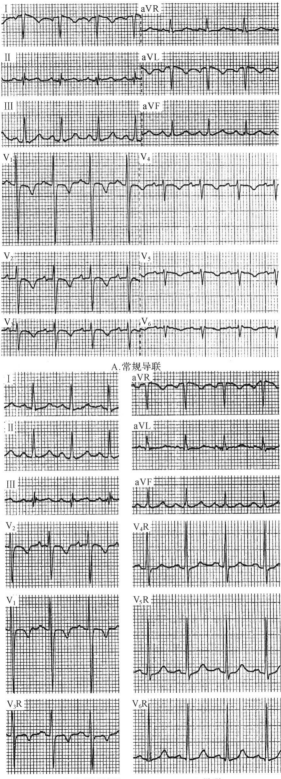

A. 常规导联

B. 左右手反接及 V_2、V_1、$V_3R \sim V_6R$ 导联

图 6-10　女性,12 岁。发热 2 天

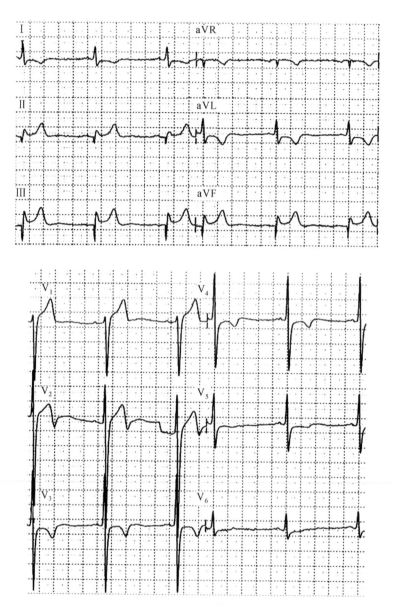

图 6-11　男性，39 岁。临床诊断：肥厚型心肌病

（潘医歌　潘大明）

第七章　药物及电解质紊乱对心电图的影响

许多药物可以直接或间接地影响心电图,电解质紊乱也可以引起心电图某些特征性的改变。根据一些较为特征性的心电图改变并结合临床,可使一些药物的毒性反应及电解质紊乱得以早期诊断。

一、洋地黄类药物对心电图的影响

1. 洋地黄效应(digitalis effect)　为治疗剂量时出现的心电图改变:①以 R 波为主的导联 ST 段呈斜型或凹面型压低、T 波负正双向或倒置,ST-T 呈鱼钩形改变;②QT 间期缩短。

2. 洋地黄中毒(digitalis toxicity)　除上述表现外,还出现多种类型的心律失常:①频发的、多源性的、多形性的期前收缩,以室性期前收缩二、三联律多见;②出现加速性异位心律;③出现双向性、多源性、多形性室性心动过速;④窦房传导阻滞、窦性心律伴有二度以上的房室阻滞等。

二、抗心律失常药物对心电图的影响

(一)奎尼丁

1. 治疗剂量对心电图的影响　　①ST 段延长或轻度压低;②T 波低平或倒置;③QT 间期延长;④U 波增高。

2. 中毒剂量对心电图的影响　　①QRS 波群增宽(超过用药前的 50% 应停药);②明显的窦性心动过缓、窦房传导阻滞、窦性停搏;③房室传导阻滞;④多形性或尖端扭转型室性心动过速;⑤QTc 间期明显延长(大于 0.50s 时应立即停药)。

(二)胺碘酮

1. 治疗剂量对心电图的影响　　①T 波低平、U 波增高;②QT 间期轻度延长。

2. 中毒剂量对心电图的影响　　①明显的窦性心动过缓、窦房阻滞、窦性停搏;②房室阻滞;③QT(U)间期延长达到或超过用药前的 25%;④严重时出现室性心动过速或心室颤动。

三、电解质紊乱对心电图的影响

(一)低血钾

低血钾(hypokalemia)的心电图表现有:①ST 段压低,T 波低平,U 波增高,T 波和 U 波融合成双峰状或形成一宽大的假性 T 波;②QT(U)间期延长;③P 波电压可以增高;④严重低血钾可以出现各种类型的心律失常,常见的有窦性心动过速、室性期前收缩、室性心动过速及心室颤动。

(二)高血钾

高血钾(hyperkalemia)的心电图表现有:①T 波高尖及基底变窄,呈"帐篷状"T 波;②PR间期延长,QRS 波群增宽,R 波降低,S 波加深,ST 段压低;③严重高血钾时 P 波消失,QRS 波群进一步增宽,可以出现窦室传导、室性心动过速及心室颤动。

（三）低血钙

低血钙(hypocalcemia)的心电图表现有：①ST 段水平型延长造成 QT 间期延长；②T 波通常正常。

（四）高血钙

高血钙(hypercalcemia)的心电图表现有：①ST 段缩短或消失造成 QT 间期缩短；②T 波可以正常、低平、倒置；③可以出现 U 波增高。

四、图例(图 7-1～图 7-8)

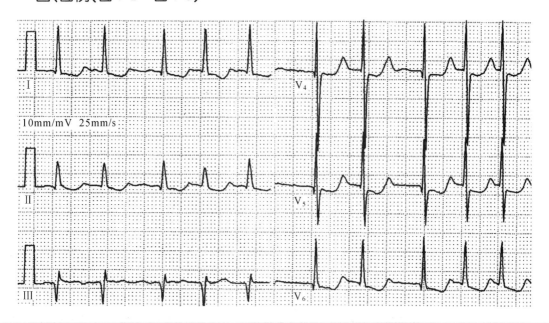

图 7-1　女性，60 岁。心房颤动患者，正在施行地高辛治疗

心电图特征　P 波消失，出现大小、形态及间期不同的 f 波，f 波最高振幅不足 0.1mV。QRS 波群时间及形态正常，RR 间期不规则，平均心室率 110 次/min。ST 段在 Ⅰ、Ⅱ、V₄～V₆ 导联呈斜型或凹面型压低与直立的 T 波构成鱼钩形改变。

心电图诊断　①快室率心房颤动；②符合洋地黄效应的心电图改变。

讨论　本例房颤时 f 波振幅不足 0.1mV，为细波型房颤。在进行地高辛治疗时出现鱼钩形的 ST-T 改变为洋地黄效应，并未出现洋地黄中毒，可以继续进行地高辛治疗。ST 段呈凹面型压低，通常是洋地黄效应的特征性表现（Ⅱ导联）。

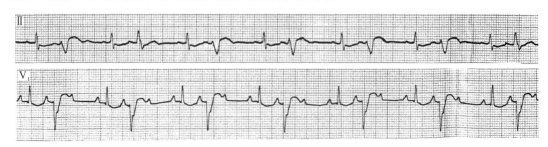

图 7-2　女性，56 岁。临床诊断：慢性支气管炎，肺气肿，肺源性心脏病，心力衰竭。正在施行地高辛治疗

　　心电图特征　　P 波规律出现,频率 136 次/min,V_1 导联 P 波高尖为 0.25mV,可见每 3 次 P 波只有一次下传,下传的 PR 间期为 0.16s。在 Ⅱ 导联 QRS 波群有三种形态,一种呈 Rs 型,时间正常,为窦性激动下传心室的 QRS 波群;另一种提前出现呈 Rs 型,时间增宽(R_4、R_{14}),其前无相关 P 波;第三种提前出现呈 rS 型,时间增宽,其前无相关 P 波;后两种宽大畸形的 QRS 波群偶联间期相等,为多形性室性期前收缩呈二联律。在 V_1 导联 QRS 波群有两种形态,一种呈 qR 型,时间正常,为窦性激动下传心室的 QRS 波群;另一种提前出现呈 rS 型,QRS 波群宽大畸形,其前无相关 P 波,偶联间期相等,为室性期前收缩呈二联律。Ⅱ 及 V_1 导联出现凹面型 ST 段压低 0.10~0.15mV,QT 间期 0.29s。

　　心电图诊断　　①窦性心动过速;②二度房室阻滞;③肺型 P 波;④右心室肥大;⑤室性期前收缩(部分呈多形性)呈二联律(符合洋地黄中毒的心电图特征)。

　　讨论　　本例在施行地高辛治疗时出现了二度房室阻滞及室性期前收缩二联律,并出现凹面型 ST 段压低伴有 QT 间期缩短,为洋地黄中毒的心电图表现,不应继续进行地高辛治疗。在 V_1 导联窦性激动下传心室的 QRS 波群呈 qR 型,并出现肺型 P 波且伴有慢性肺部疾病,故考虑为右心室肥大的表现。

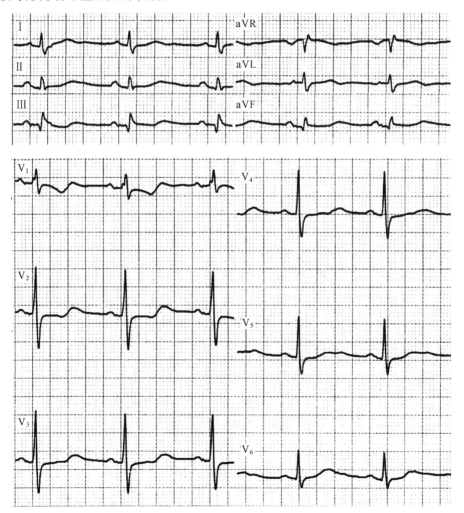

图 7-3　女性,70 岁。呕吐 3 天,血钾 2.8mmol/L

　　心电图特征　窦性 P 波规律出现,频率 60 次/min。QRS 波群时间及形态正常。ST 段无明显偏移。T 波在 I、II、III、aVL、aVF、V_2～V_6 导联直立,在 aVR 导联倒置,在 V_1 导联负正双向。U 波增高,在 V_5 导联 T 波与 U 波融合,U 波振幅与 T 波相等。QT(U)间期 0.60s。

　　心电图诊断　①窦性心律;②TU 波融合、U 波增高(符合低血钾心电图改变)。

　　讨论　该患者有呕吐史,血钾浓度明显降低,故为低血钾。心电图出现 TU 波融合、U 波增高,QT(U)间期延长符合低血钾的心电图改变。在 V_2～V_4 导联出现了 T 波低平与 U 波的明显增高,这种增高的 U 波易误认为 T 波。

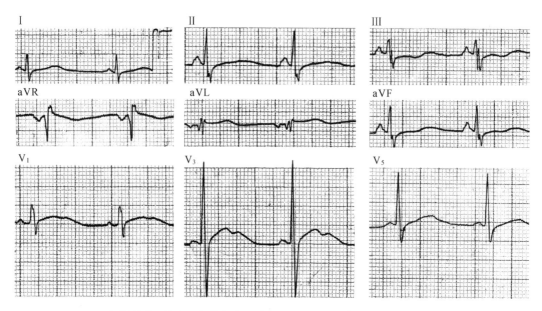

A.因纳差、呕吐 1 个月入院,血钾 2.5mmol/L。附图为入院时描记

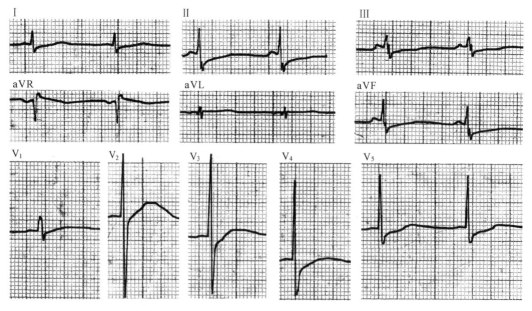

B.补钾治疗第 2 天,血钾 3.0mmol/L

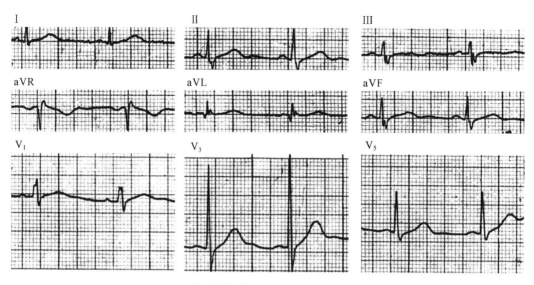

C.补钾治疗第 7 天,血钾 4.1mmol/L

图 7-4　男性,38 岁

心电图特征　图 A:窦性 P 波规律出现,频率 63 次/min。Ⅱ、Ⅲ、aVF 导联 P 波电压最高达 0.2mV,时间 0.10s。PR 间期 0.12s。QRS 波群时间 0.08s。Ⅱ、Ⅲ、aVF 及 V_1、V_3、V_5 导联 U 波增高,QT(U)间期 0.60s。图 B:窦性 P 波规律出现,频率 68 次/min。Ⅱ 导联 P 波电压 0.1mV。PR 间期 0.10s。Ⅱ、Ⅲ、aVF 及 V_4、V_5 导联 ST 段压低 0.1～0.15mV,T 波低平,TU 融合,QT(U)间期 0.60s。图 C:窦性 P 波规律出现,频率 63 次/min。Ⅱ 导联 P 波电压 0.1mV。PR 间期 0.16s,ST 段、T 波及 U 波恢复正常,QT 间期 0.44s。

心电图诊断

图 A:①窦性搏动;②PR 间期缩短;③U 波增高(符合低血钾的心电图改变)。

图 B:①窦性搏动;②PR 间期缩短;③ST 段压低、T 波降低及 U 波增高(符合低血钾的心电图改变)。

图 C:①窦性搏动;②心电图正常。

讨论　该患者的血钾浓度明显降低,故为低血钾。心电图出现 T 波低平、U 波增高及 TU 融合、QT(U)间期延长及 ST 段压低,符合低血钾的心电图改变。经过补钾治疗使血钾浓度恢复正常后上述心电图图形恢复正常,说明上述心电图改变与低血钾有关。该患者血钾浓度降低时出现了 P 波电压增高、PR 间期缩短,当血钾浓度恢复正常后 P 波电压、PR 间期恢复正常,说明这种改变也与低血钾有关。此改变与低血钾时引起心房肌及传导系统的兴奋性增高有关。

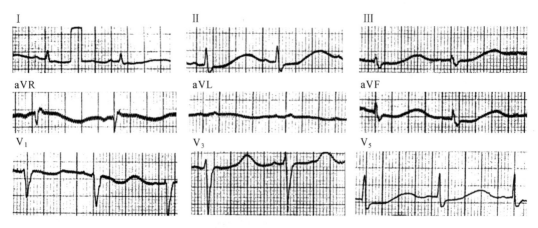

A.纳差1个月,呕吐3天入院。入院时血钾1.3mmol/L

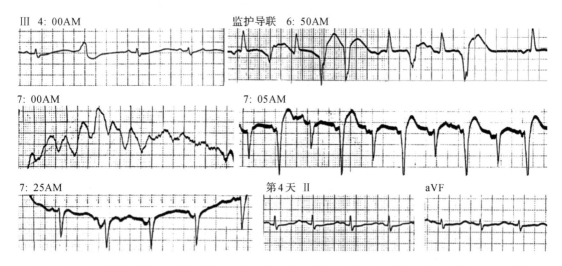

B.入院次日Ⅲ导联、监护导联及入院第4天的Ⅱ、aVF导联心电图。入院第4天的血钾2.4mmol/L

图7-5 女性,57岁

心电图特征 图A示窦性P波规律出现,频率67次/min。Ⅱ、Ⅲ、aVF及V₅导联ST段压低0.05~0.10mV,T波宽大,QT(U)间期0.70s。图B示次日上午4:00 Ⅲ导联可见一个提前出现的发生在P波之上的宽大畸形的QRS波群,代偿间歇完全,为R on P型室性期前收缩。上午6:50监护导联见多个提前出现的宽大畸形QRS波群,形态不同,频率约140次/min,构成了多源性室性心动过速。上午7:00 P-QRS-T波消失,出现波形、振幅、间期不等的室颤波。上午7:05出现窦性心律,频率107次/min,出现室性期前收缩呈二联律。上午7:25恢复窦性心律,频率为71次/min。入院第4天,Ⅱ、aVF导联为窦性心律,频率83次/min,ST段压低0.05mV,T波低平,U波增高,U波>T波,QT(U)间期0.56s。

心电图诊断

图A:①窦性心律;②ST段压低、T波低平、U波增高、TU融合(符合低血钾心电图改变)。

图B:①窦性心律;②R on P型室性期前收缩;③短阵多源性室性心动过速;④心室颤

动;⑤舒张晚期室性期前收缩呈二联律;⑥T波低平、U波增高、TU融合(符合低血钾心电图改变)。

讨论 低血钾可以出现多种心律失常,有时发生严重的室性快速性心律失常而导致猝死。本例出现了R on P型室性期前收缩及短阵多源性室性心动过速,随后诱发心室颤动,经抢救而逐步恢复正常窦性心律。严重的低血钾可以使心肌应激性增高,从而导致各种快速室性心律失常的发生。R on P型室性期前收缩与R on T型室性期前收缩一样,也容易诱发心室扑动及心室颤动。因此,对严重的低血钾患者,除了积极补钾治疗外,同时还应密切进行心电监护,以便能够及时发现心律失常并及时处理。

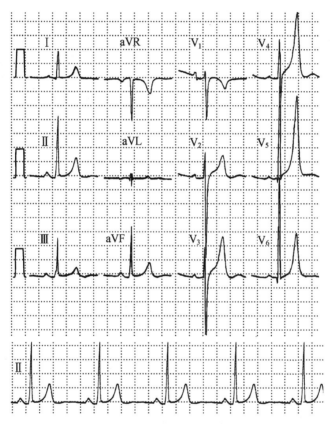

图 7-6 男性,50岁。肾移植术后。血钾 6.5mmol/L

心电图特征 窦性P波规律出现,频率 60 次/min。PR 间期 0.16s。QRS 波群时间正常,R_{V_6} 3.5mV。ST 段无偏移。QT 间期 0.40s。心电轴正常。T 波直立高尖,两支对称呈帐篷样改变。

心电图诊断 ①窦性心律;②左心室高电压;③T波直立高尖(符合高血钾的心电图改变)。

讨论 本例心电图表现为T波直立高尖,两支对称呈帐篷样改变,结合临床符合高血钾的心电图改变。若血钾进一步增高,则可以引起 QRS 波群及 P 波改变。

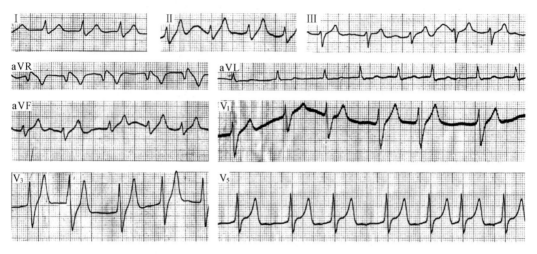

图 7-7　男性,37 岁。无尿 2 天。血钾 8.5mmol/L。临床诊断:肝硬化、腹水、高血钾

心电图特征　P 波消失。QRS 波群时间增宽,为 0.16s。QRS 波群形态在 Ⅰ 及 V₅ 导联呈 Rs 型,Ⅱ 及 aVF 导联呈 rs 型,Ⅲ 及 V₁ 导联呈 rS 型,aVR 导联呈 qr 型,aVL 导联呈 R 型,V₃ 导联呈 RS 型。RR 间期不规则,平均心率 86 次/min。ST 段无偏移。T 波在 Ⅱ、V₁、V₃、V₅ 导联高尖直立似帐篷样。

心电图诊断　①不定型室内阻滞;②提示窦室传导;③符合高血钾的心电图改变。

讨论　当血钾明显增高时心房肌首先受抑制,窦性激动不能引起心房除极而使 P 波消失。此时的窦性激动可以直接经结间束通过房室交接区下传心室,即形成窦室传导。本例具有高血钾的病史,就 QRS 波群在不同导联的形态而言类似于窦性的 QRS 波群,加之 QRS 波群宽大畸形,因此考虑高血钾引起的窦室传导及不定型室内阻滞。RR 间期不规则考虑为窦性心律不齐所致。

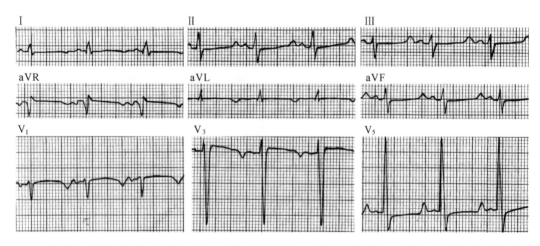

图 7-8　男性,23 岁。血钙 0.91mmol/L,血钾 6.8mmol/L,血钠 128mmol/L。临床诊断:慢性肾功能不全、低血钙及高血钾

心电图特征　窦性 P 波规律出现,频率 82 次/min。PR 间期 0.16s。QRS 波群时间

0.09s,心电轴−15°。ST 段水平延长达 0.36s,QT 间期 0.60s。在Ⅱ、Ⅲ、aVF 及 V₅ 导联 T 波直立稍变尖,Ⅰ、aVL、V₁ 及 V₃ 导联 T 波倒置。

心电图诊断　①窦性心律;②ST 段延长、QT 间期延长(符合低血钙及高血钾的心电图改变)。

讨论　本例为慢性肾功能不全患者,生化检查证实存在低血钙及高血钾,心电图符合两者的表现。ST 段明显延长说明心脏的复极时间明显延缓。ST 段的明显延长也导致 QT 间期的延长。

五、思考(图 7-9、图 7-10)

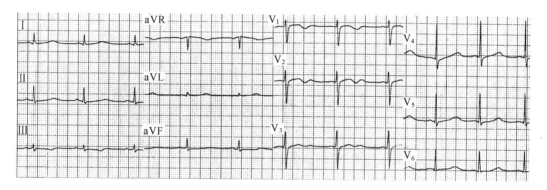

图 7-9　女性,38 岁。临床诊断:急性白血病

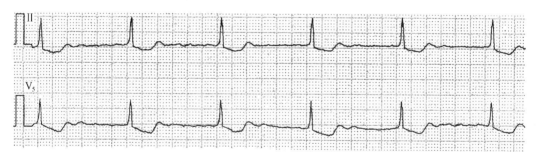

图 7-10　女性,69 岁。因快室率心房颤动而实施地高辛治疗

(潘医歌　潘大明)

第八章　窦性心律失常

　　窦性心律失常(sinus arrhythmia)包括:①窦性心动过缓(sinus bradycardia);②窦性心动过速(sinus tachycardia);③窦性心律不齐(sinus arrhythmia);④窦房结内游走性节律点(sinus wandering pacemaker);⑤窦性停搏(sinus arrest);⑥窦房阻滞(sinoatrial block,SAB);⑦病态窦房结综合征(sick sinus syndrome,SSS)。前4种可见于正常人,后3种常在病理情况下出现。

一、窦性心律

　　正常成年人窦性心律(sinus rhythm)的频率为60～100次/min,其频率与年龄成反比。心电图表现:①频率60～100次/min,平均75次/min;②P波规律发生,PP间期互差<0.12s;③$P_{I、II、aVF、V_{4-6}}$直立,P_{aVR}倒置(窦性P波)。

二、窦性心动过缓

　　心电图表现:①窦性P波;②P波频率<60次/min;③可伴有窦性心律不齐。

三、窦性心动过速

　　心电图表现:①窦性P波;②P波频率>100次/min;③可伴有ST-T改变。窦性P波频率在成人通常不超过160次/min,在儿童通常不超过180次/min。

四、窦性心律不齐

　　窦房结发出的激动不规则使窦性PP间期差别>0.12s,称为窦性心律不齐。
　　(一)呼吸性窦性心律不齐
　　随着呼吸运动变化发生的窦性心律不齐称为呼吸性窦性心律不齐。心电图表现:①窦性P波;②窦性心率在吸气时加快,呼气时减慢,PP间期互差>0.12s,屏气时心律不齐消失。呼吸性窦性心律不齐是常见的电生理现象,是健康的重要标志之一。
　　(二)非呼吸性窦性心律不齐
　　心律不齐与呼吸运动无关,属于窦房结的自律性强度在不断发生变化,临床少见,多发生在器质性心脏病病人。心电图表现:①窦性P波;②PP间期互差>0.12s;③屏气后窦性心律不齐仍存在。
　　(三)心室相性窦性心律不齐
　　心室相性窦性心律不齐(ventriculophasic sinus arrhythmia)指QRS波群的出现引起PP间期改变,这是特殊类型的窦性心律不齐,也称钩拢现象,通常见于二度及三度房室阻滞时。心电图表现:无QRS波群的PP间期比夹有QRS波群的PP间期长0.02s以上。

五、窦房结内游走性节律点

起搏点自窦房结头部逐渐游走至体部及尾部,又从尾部逐渐转移至头部称为窦房结内游走性节律点。激动发自窦房结头部时自律性高、频率快、振幅高。多见于健康人。

心电图表现:①窦性 P 波;②同导联 P 波形态及 PP 间期有轻度变化;③PR 间期略有不同,但应≥0.12s。

六、窦性停搏

窦房结在一定时间内不能产生激动称为窦性停搏,又称为窦性静止(sinus standstill)。窦性停搏分为:①短暂性窦性停搏:在窦性心律基础上突然出现一较长的 PP 间期,且长 PP 间期与基本的窦性 PP 间期无倍数关系,长时间的停搏常伴有逸搏及逸搏心律;②永久性窦性停搏:心电图上无窦性 P 波,窦房结电图记录不到电活动,心律为逸搏心律。

七、窦房阻滞

窦性激动在窦房交接区发生传导延缓或中断的现象称为窦房阻滞。阻滞程度分为三度。

1.一度窦房阻滞　表现为窦房传导时间延长,普通心电图上无法诊断。

2.二度窦房阻滞

(1)二度Ⅰ型(文氏型)窦房阻滞　典型表现为:①窦房传导时间逐渐延长,但每次延长的增量在逐搏缩短,使 PP 间期逐渐缩短,最后发生一次心房漏搏,出现一个长的窦性 PP 间期;②长 PP 间期＜最短窦性 PP 间期的两倍;③在文氏周期的短 PP 间期中,第一个 PP 间期最长,末一个 PP 间期最短;④上述现象重复出现。

窦性周期长度(ms)＝1 个文氏周期长度÷(文氏周期内窦性周期数＋N)

式中:N 为 1 个文氏周期内脱落的窦性 P 波数。

(2)二度Ⅱ型窦房阻滞　表现为:①在规则的窦性 PP 间期中突然出现长的 PP 间期,长 PP 间期是短 PP 间期的数倍,常见的是 2 倍或 3 倍;②常出现逸搏。

3.三度窦房阻滞　即完全性窦房阻滞。每次窦性激动均不能传出,普通心电图上无法与窦性停搏相鉴别。

八、病态窦房结综合征

窦房结本身和周围组织的病变造成其起搏功能和(或)传导功能障碍而引起的心律失常并伴有临床症状者称为病态窦房结综合征(简称病窦综合征)。

1.心电图表现

(1)窦性心动过缓　持续而显著的过缓＜50 次/min,并非由药物引起,常伴有窦性心律不齐。

(2)窦房阻滞　表现为二度Ⅱ型及三度。

(3)窦性停搏　PP 间期＞2s。

(4)逸搏心律　在心动过缓的基础上常出现逸搏和逸搏心律。

(5)心动过缓-心动过速综合征(bradycardia-tachycardia syndrome,慢-快综合征)　指窦

性心动过缓与室上性快速性心律失常的交替出现,后者常为心房扑动、心房颤动、房性心动过速;快速性心律失常停止后常出现长时间(>2s)的窦性停搏。

(6)双结病变:窦房结与房室交接区同时病变;由于交接区病变使交接性逸搏发出较迟,通常>2s,也可以出现房室传导阻滞。

2.窦房结功能激发试验

(1)运动试验:可选用活动平板试验或床边运动试验。运动中或运动后监护心率,若窦性心率>90 次/min,则可认为窦房结功能尚好;如窦性心率<90 次/min,则可认为窦房结功能不良。

(2)阿托品试验:先作一常规心电图,然后静注 1~2mg 阿托品,同时监护心率,在 20min 内窦性心率达不到 90 次/min 者为阳性,提示病窦综合征;可有假阳性。窦性心率大于 90 次/min 者为阴性,常为迷走神经张力增高而引起的心动过缓。

(3)临床电生理检查:常用经食管心房调搏法测定。阳性标准:①窦房结恢复时间(sinus node recovery time,SNRT)>2000ms;②校正窦房结恢复时间(corrected sinus node recovery time,CSNRT)>550ms;③窦房传导时间(sinoatrial conduction time,SACT)>150ms。

九、图例(图 8-1～图 8-9)

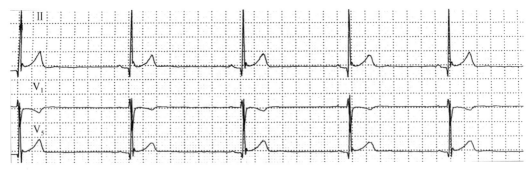

图 8-1　男性,43 岁。睡眠时的动态心电图

心电图特征　窦性 PP 间期不规则,1.40~1.60s,互差 0.2s,平均频率 40 次/min。PR 间期 0.16s。QRS 波群时间正常,在 Ⅱ、V₅ 导联 QRS 波群终末部出现 J 波伴 ST 段凹面抬高 0.05mV 及 T 波直立。

心电图诊断　①窦性心动过缓伴窦性心律不齐;②提示早期复极。

讨论　窦性心动过缓的诊断要求窦性 P 波频率小于 60 次/min,无论窦性 P 波是否下传心室以及 QRS 波群、ST 段及 T 波是否正常均不影响诊断。本例出现了 J 波及 ST 段凹面抬高,提示早期复极。

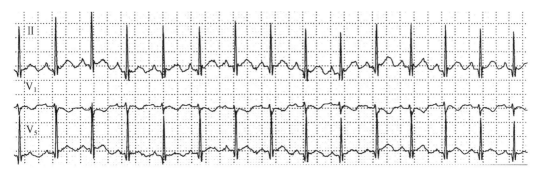

图 8-2　男性,43 岁。活动时的动态心电图。与图 8-1 为同一患者

心电图特征　窦性 PP 间期规则,为 0.52s,频率 115 次/min,PR 间期 0.16s。QRS 波群时间正常,在 Ⅱ、V₅ 导联 QRS 波群终末部的 J 波明显减小,T 波较前降低。

心电图诊断　①窦性心动过速;②符合早期复极。

讨论　窦性心动过速的诊断要求窦性 P 波频率大于 100 次/min,无论窦性 P 波是否下传心室以及 QRS 波群、ST 段及 T 波是否正常均不影响诊断。心室率增快后 J 波减小或消失及 T 波振幅降低等,支持早期复极的诊断。早期复极通常见于健康的年轻人,但也偶尔有猝死病例发生。

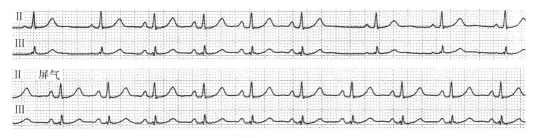

图 8-3　男性,15 岁。体检

心电图特征　上图示窦性 P 波形态不同,均为直立,PP 间期 0.66～1.04s,互差 0.38s。PP 间期越长,P 波振幅越低。PR 间期、QRS 波群、ST 段及 T 波正常。下图为屏气后描记,图示窦性 PP 间期规则,P 波形态固定。

心电图诊断　①呼吸性窦性心律不齐;②窦房结内游走性节律点。

讨论　本例在正常呼吸情况下出现了 PP 间期不规则及 P 波形态的改变,屏气后 PP 间期及 P 波形态固定,故上述心电图改变与呼吸有关。呼吸性窦性心律不齐及与呼吸有关的窦房结内游走性节律点常见于儿童及青少年,属于生理现象。

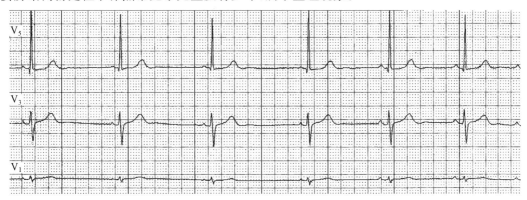

图 8-4　男性,21 岁。体检

心电图特征　窦性 P 波形态不同,均为直立,振幅不同,PP 间期为 1.16～1.44s,互差 0.28s,平均心率 46 次/min。PR 间期、QRS 波群形态、ST 段及 T 波正常。

心电图诊断　①窦性心动过缓伴窦性心律不齐;②窦房结内游走性节律点。

讨论　本例未作屏气试验,上述心电图改变是否与呼吸有关不能确定。

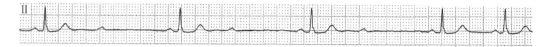

图 8-5　女性,48 岁。临床诊断:冠心病

心电图特征　窦性 PP 间期 0.92～1.02s,频率 62 次/min。P 波间断性不下传,导致 QRS 波群脱落,夹有 QRS 波群的 PP 间期短,不夹有 QRS 波群的 PP 间期长,两者互差 0.10s,QRS 波群时间及形态正常。ST 段及 T 波正常。

心电图诊断　①心室相性窦性心律不齐;②二度房室阻滞,多为 2∶1 房室传导。

讨论　心室相性窦性心律不齐要求 PP 间期互差大于 0.02s,由于互差不十分明显,故易漏诊;若 PP 间期互差较明显时应与房性期前收缩相鉴别。

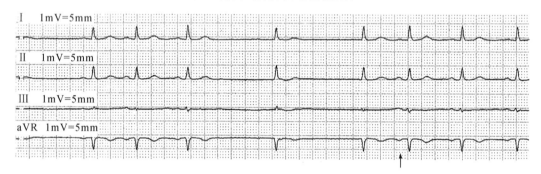

图 8-6　女性,73 岁

心电图特征　窦性 PP 间期不规则,可见长、短 PP 间期,长 PP 间期为 1.56s(P_3P_4)及 1.74s(P_4P_5),短 PP 间期为 0.66～0.84s,长、短 PP 间期之间无倍数关系。QRS 波群时间及形态正常,R_4 及 R_5 均在长间歇出现,其前无 P 波,为交接性逸搏;R_4 的终末部有 1 个未下传 P 波(P_4)。P_5(箭头)为心室夺获。ST 段及 T 波正常。

心电图诊断　①窦性心律不齐及窦性停搏;②房室交接性逸搏;③心室夺获。

讨论　窦性停搏的长 PP 间期内可以出现交接性或室性逸搏,属于生理性保护机制,这在窦性停搏时是较为常见的心电现象。

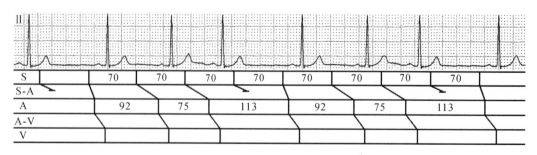

图 8-7　男性,73 岁。因偶发性晕厥来诊

　　心电图特征　　窦性 PP 间期由长逐渐缩短最后再延长,形成的长 PP 间期小于最短 PP 间期的两倍,呈周期性变化。PR 间期、QRS 波群、ST 段及 T 波正常。

　　心电图诊断　　①窦性心律;②二度Ⅰ型窦房阻滞。

　　讨论　　二度Ⅰ型窦房阻滞心电图表现特点是 PP 间期呈规律性改变,并具有周期性,形成的长 PP 间期往往相同,这些表现是与窦性心律不齐的主要区别点。若合并窦性心律不齐,则二度Ⅰ型窦房阻滞的心电图特点将被掩盖而不能诊断。

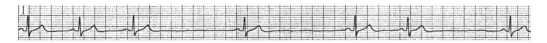

图 8-8　男性,60 岁。临床诊断:病窦综合征

　　心电图特征　　窦性 PP 间期有长、短两种,长 PP 间期 1.92～2.0s,短 PP 间期 0.96～1.0s,长 PP 间期是短 PP 间期的 2 倍。PR 间期、QRS 波群、ST 段及 T 波均正常。

　　心电图诊断　　①窦性心律;②二度Ⅱ型窦房阻滞。

　　讨论　　二度Ⅱ型窦房阻滞的诊断是长 PP 间期与短 PP 间期有倍数关系。由于大部分人的窦性节律并不是绝对规则的,可以出现一定的差异,导致基本的窦性 PP 间期并不绝对相等,因此,可以引起长 PP 间期与短 PP 间期不是绝对相等的两倍关系,通常以大致相等的两倍关系多见。

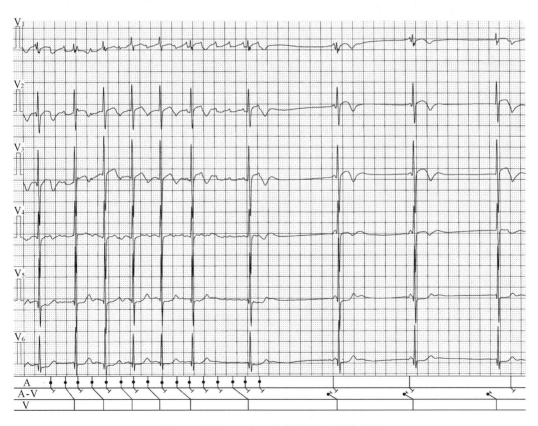

图 8-9　男性,67 岁。临床诊断:病窦综合征

心电图特征　窦性 P 波间断出现,PP 间期 1.44s 及 1.92s,频率 34 次/min。PR 间期 0.08s 及 0.06s。附图的前半部分可见 P′波,P′P′间期 0.28s,频率 214 次/min,呈 2∶1～4∶1 的房室传导。QRS 波群时间及形态正常,$V_1 \sim V_3$ 导联 ST 段呈弓背型抬高,最高达 0.3mV 及出现冠状 T 波。$R_8 \sim R_{10}$ 间期不等,R_{10} 其前无 P 波。

心电图诊断　①窦性心动过缓及窦性停搏;②阵发性房性心动过速伴 2～4∶1 的房室传导;③交接性逸搏心律;④干扰性房室脱节;⑤前间壁 ST 段抬高及冠状 T 波。

讨论　本例在出现快速的房性心动过速后,为缓慢的窦性搏动、窦性停搏及交接性逸搏心律,符合慢-快综合征的心电图表现,这种心电图表现形式为病窦综合征的心电图特征之一。最后 3 个 QRS 波群形成了交接性逸搏心律,并与 3 个窦性 P 波在房室交接区形成了绝对干扰现象而引起干扰性房室脱节。前间壁 ST 段抬高及冠状 T 波的出现提示可能存在急性心肌缺血。

十、思考(图 8-10～图 8-12)

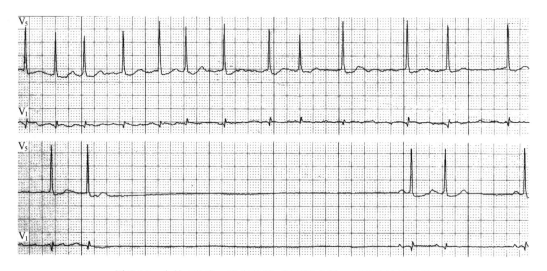

图 8-10　女性,75 岁。临床诊断:病窦综合征。两条为连续记录

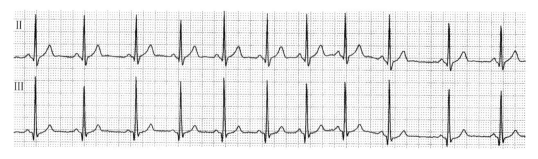

图 8-11　男性,13 岁

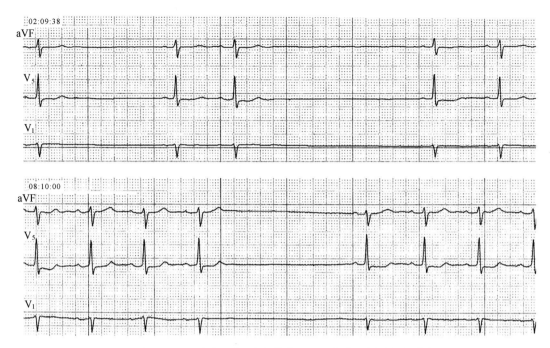

图 8-12　女性,54 岁。临床诊断:病窦综合征。两条为不同时段的动态心电图

（潘医歌　潘大明）

第九章　期前收缩

期前收缩(premature beat)也称为过早搏动,即在一个基本的心动周期(通常为窦性周期)之内出现的搏动。偶联间期(coupling interval)又称为联律间期或配对间期。交接性与室性期前收缩的偶联间期从异位搏动的 QRS 波群(R′波)的起点测量至其前窦性 QRS 波群起点,以 RR′间期表示;房性期前收缩的偶联间期从异位 P 波(P′波)的起点测量至其前窦性 P 波的起点,以 PP′间期表示。当偶联间期互差<0.08s 时认为是相等的。回转周期(return cycle)指期前收缩与其后第一个基础心搏的间距。回转周期可以长于、等于或短于基础心律的周期。代偿间歇(compensatory pause)指期前收缩后的长间歇,即回转周期长于基础心律周期。

一、室性期前收缩

室性期前收缩(ventricular premature beat)起源于左、右心室及室间隔部位。

心电图表现为:①提前出现的宽大畸形的 QRS 波群,时间≥0.12s,T 波与 QRS 波群主波方向相反;②其前无 P 波或无相关 P 波;③代偿间歇常完全。

二、房性期前收缩

房性期前收缩(atrial premature beat)起源于心房内,可在心房内不同部位出现。

心电图表现为:①提前出现的 P′波与窦性 P 波不同;②P′R 间期≥0.12s,无 P′R 间期为未下传房性期前收缩;③代偿间歇常不完全。

三、房室交接区性期前收缩

房室交接区性期前收缩起源于房室交接区内,简称交接性期前收缩(junctional premature beat)。在交接区内的激动,可逆向传至心房产生逆行 P 波(P⁻波),也可前向(向下)传至心室产生 QRS 波群。

心电图表现为:①提前出现的 QRS 波群,其形态及时间与窦性者基本相同;②逆行 P 波:可以在 QRS 波群前,P⁻R 间期<0.12s、在 QRS 波群之后,RP⁻间期<0.20s(R 波开始至 P⁻波开始的间期)或重叠于 QRS 波群之中;③代偿间歇通常完全。

四、窦性期前收缩

窦性期前收缩(sinus premature beat)起源于窦房结,此种期前收缩罕见。

心电图表现为:①提前出现的 P 波,其形态与窦性 P 波一致;②呈等周期代偿间歇。当呈二联律时与 3:2 文氏型窦房阻滞不易区别。

五、特殊类型室性期前收缩

1. 多源性室性期前收缩　同一导联中有 2 种或 2 种以上形态的室性期前收缩,且偶联间期不同。

2.多形性室性期前收缩　同一导联中有2种或2种以上形态,且偶联间期相同的室性期前收缩。

3.特宽型室性期前收缩　室性期前收缩的QRS波群时间≥0.16s。

4.特矮型室性期前收缩　各导联室性期前收缩的QRS波群振幅<1.0mV。

5.成对性室性期前收缩　两次室性期前收缩连续出现。

6.R on T型室性期前收缩　室性期前收缩落在前一心搏的T波上。

六、室性期前收缩的定位诊断

1.室间隔期前收缩(高位室性期前收缩)　起源于室间隔上部、希氏束分叉附近。室性期前收缩与窦性的QRS波群相似,时间0.08～0.11s,代偿间歇常完全。

2.右束支型或右室型室性期前收缩　室性期前收缩起源于右束支近端或右室壁的心肌中,其QRS波群在V_1导联主波负向,Ⅰ、V_5、V_6导联主波正向或呈左束支阻滞型。

3.左束支型或左室型室性期前收缩　室性期前收缩起源于左束支近端或左室壁的心肌中,其QRS波群在V_1导联主波正向,Ⅰ、V_5、V_6导联主波负向或呈右束支阻滞型。

4.前壁性或心尖部室性期前收缩　室性期前收缩的QRS波群在V_1～V_6导联主波均负向。

5.后壁性或基底部室性期前收缩　室性期前收缩的QRS波群在V_1～V_6导联主波均正向。

6.下部室性期前收缩　室性期前收缩的QRS波群在Ⅱ、Ⅲ、aVF导联主波负向。

7.上部室性期前收缩　室性期前收缩的QRS波群在Ⅱ、Ⅲ、aVF导联主波正向。

七、室性期前收缩的分级

0级:无期前收缩;Ⅰ级:偶发,<30次/h或<1次/min;Ⅱ级:频发,>30次/h或>6次/min;Ⅲ级:多源性;Ⅳ级:反复出现的,①ⅣA级:成对、②ⅣB级:成串(3次或3次以上室性期前收缩);Ⅴ级:R on T型室性期前收缩。

八、图例(图9-1～图9-16)

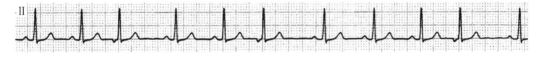

图9-1　男性,60岁

心电图特征　窦性P波规律出现,ST段及T波正常。可见三次提前出现的P^-波,P^-R间期0.08s,QRS波群形态及时间正常,偶联间期相等,代偿间歇完全。

心电图诊断　①窦性心律;②房室交接性期前收缩;③窦房交接区绝对干扰。

讨论　房室交接性期前收缩出现P^-波在QRS波群前时,P^-R间期小于0.12s,这点可以与房性期前收缩相鉴别。当房室交接性期前收缩发生较早时,逆传P波的激动可传入窦房结使其节律重整导致不完全性代偿间歇的形成;当发生较晚时(本例),逆传P波的激动传入窦房交接区时,窦性激动已形成,两个激动在窦房交接区形成绝对干扰使窦性激动不能传入心房而导致完全性代偿间歇的形成。

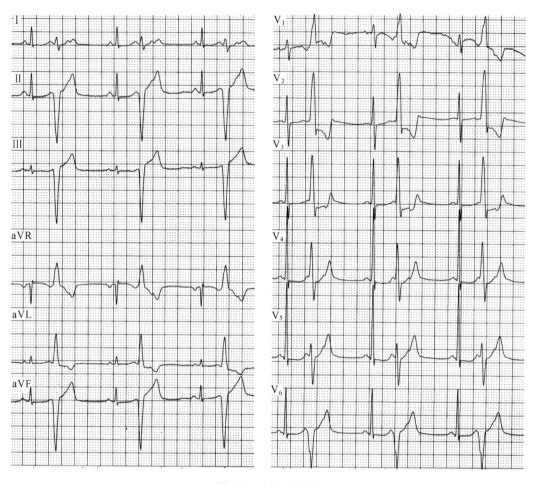

图 9-2　女性,72 岁

心电图特征　P 波规律发生,在 Ⅰ、Ⅱ、aVF、V₅ 及 V₆ 导联直立,aVR 导联倒置,为窦性心律。PP 间期 0.68s,频率 88 次/min。各导联均可见提前出现的宽大畸形的 QRS 波群,QRS 时间为 0.12s,T 波与 QRS 主波方向相反,其前无 P 波,偶联间期相等,代偿间歇完全,为室性期前收缩。每一个下传的窦性心搏后跟随一个室性期前收缩,为二联律,且室性期前收缩落在前一心搏 T 波降支,呈 R on T 型室性期前收缩,该 QRS 波群在 V₁ 导联主波正向,V₅、V₆ 及 Ⅱ、Ⅲ、aVF 导联主波负向。在室性期前收缩的 ST 段与 T 波交界处见一未下传 P 波。

心电图诊断　①窦性心律;②R on T 型室性期前收缩呈二联律(起源于左心室侧下壁)。

讨论　该室性期前收缩偶联间期相等,提示为折返性,在同一个导联形态相同说明激动来自同一起源点。根据体表心电图特征,可以对室性期前收缩的起源点进行大致定位。本例室性期前收缩的 QRS 波群主波在 V₅、V₆ 导联负向说明激动点在左心室侧壁;Ⅱ、Ⅲ、aVF 导联主波负向说明激动点在左心室下部。室性期前收缩的逆传激动与窦性 P 波的下传激动在房室交接区形成绝对干扰使窦性 P 波不下传而表现为完全的代偿间歇。

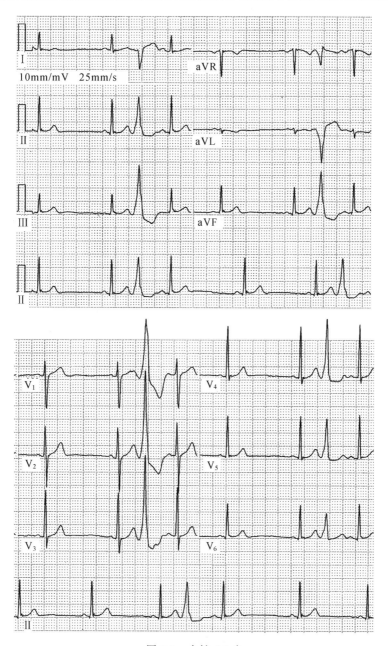

图 9-3　女性，13 岁

心电图特征　窦性 PP 间期约 1.12s，频率 54 次/min。PP 间期互差 0.20s，为窦性心律不齐。可见两个连续下传的窦性心搏之间出现宽大畸形的 QRS 波群，QRS 时间为 0.16s，T 波与 QRS 主波方向相反，偶联间期相等，为插入性室性期前收缩。该 QRS 波群在 $V_1 \sim V_6$ 及 Ⅱ、Ⅲ、aVF 导联主波正向，在 Ⅰ、aVR 及 aVL 导联主波负向。夹有室性期前收缩的 PP 间期较其他 PP 间期短 0.20s。

心电图诊断　①窦性心动过缓；②心室相性窦性心律不齐；③起源于左心室上部的插入性室性期前收缩。

讨论　本例的室性期前收缩在两个相邻的下传窦性搏动之间出现，故为插入性。室性的 QRS 波群主波在Ⅰ及 aVL 导联负向,说明激动点在左侧,即在左心室;室性的 QRS 波群主波在Ⅱ、Ⅲ、aVF 导联正向,在 aVR、aVL 导联负向均说明激动点在左心室上部。

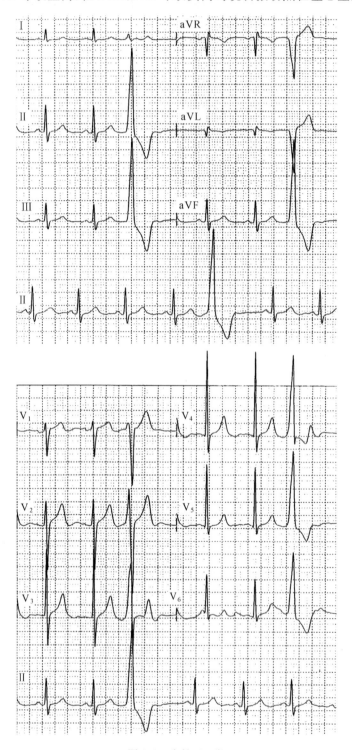

图 9-4 女性,30 岁

心电图特征　P 波规律发生,在 Ⅰ、Ⅱ、aVF、V$_5$ 及 V$_6$ 导联直立,aVR 导联倒置,为窦性心律。各导联均可见提前出现的宽大畸形的 QRS 波群,QRS 时间为 0.15s,T 波与 QRS 主波方向相反,其前无 P 波,偶联间期相等,代偿间歇完全,为室性期前收缩。QRS 波群在 aVR、aVL、V$_1$、V$_2$ 导联主波负向,在 Ⅰ、V$_5$、V$_6$、Ⅱ、Ⅲ、aVF 导联主波正向。

心电图诊断　①窦性心律;②起源于右心室上部的室性期前收缩。

讨论　本例提前出现的宽大畸形的 QRS 波群主波在 V$_1$、V$_2$ 导联负向,说明激动点靠近这些导联,故在右心室;宽大的 QRS 波群主波在 Ⅱ、Ⅲ、aVF 导联正向,在 aVR 及 aVL 导联负向,说明激动点在上部。

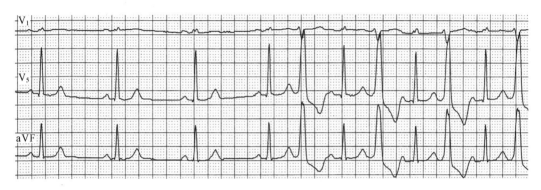

图 9-5　男性,50 岁。临床诊断:冠心病

心电图特征　窦性 P 波规律发生,心率 54 次/min,为窦性心动过缓。图的后半部分两个连续窦性心搏之间可见宽大畸形的 QRS 波群,QRS 时间为 0.16s,T 波与 QRS 主波方向相反,其前无 P 波,偶联间期相等,为插入性室性期前收缩。窦性心搏后跟随一个室性期前收缩并连续出现,为二联律。

心电图诊断　①窦性心动过缓;②插入性室性期前收缩呈二联律。

讨论　本例提前出现的 QRS 波群时间 0.16s,故为特宽型室性期前收缩,多为病理性。窦性心动过缓利于插入性期前收缩的形成。

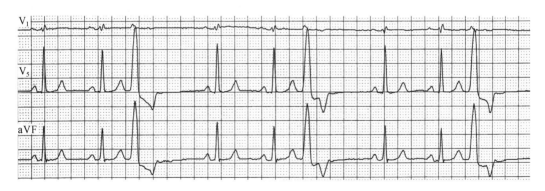

图 9-6　男性,50 岁。临床诊断:冠心病

心电图特征　在 V$_1$、V$_5$、aVF 导联可见提前出现的宽大畸形的 QRS 波群,QRS 时间为 0.16s,可见明确的 ST 段,T 波与 QRS 主波方向相反,其前无 P 波,偶联间期相等,代偿间歇完全,每两个窦性心搏后跟随一个室性期前收缩,为三联律。

心电图诊断　①窦性心律;②室性期前收缩呈三联律。

讨论　本例室性期前收缩的 QRS 波群时间宽达 0.16s,室性期前收缩出现了明确的 ST段,这些特征均符合病理性室性期前收缩。

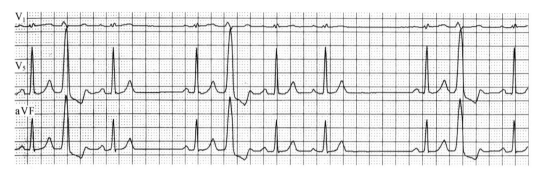

图 9-7　男性,50 岁。临床诊断:冠心病

心电图特征　窦性 P 波规律发生,心率为 48 次/min,第 5 个 P 波提前出现与窦性 P 波形态略不同,代偿间歇不完全,为房性期前收缩。在两个连续下传的窦性心搏之间可见提前出现的宽大畸形的 QRS 波群,QRS 时间为 0.16s,T 波与 QRS 主波方向相反,偶联间期相等,为插入性室性期前收缩。

心电图诊断　①窦性心动过缓;②房性期前收缩;③插入性室性期前收缩。

讨论　本例在心动过缓的基础上出现了房性期前收缩,该房性 P′波方向与窦性 P 波相同,形态与窦性 P 波相似,说明该 P′波起源点靠近窦房结。

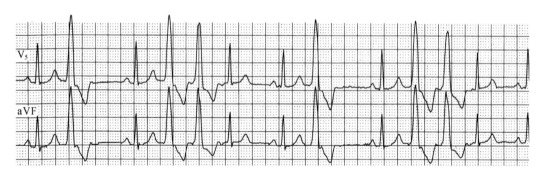

图 9-8　男性,50 岁。临床诊断:冠心病

心电图特征　窦性 P 波规律发生,频率 80 次/min,可见提前出现的宽大畸形的 QRS 波群,QRS 时间为 0.16s,T 波与 QRS 主波方向相反,其前无 P 波,偶联间期相等,代偿间歇完全,为室性期前收缩。第 2、5 个室性期前收缩之后再次出现宽大畸形的 QRS 波群,为成对的室性期前收缩。第 3、6 个宽大畸形的 QRS 波群后可见逆行 P 波,P⁻R 间期 0.15s,其后为室上性 QRS 波群,为室性反复搏动。

心电图诊断　①窦性心律;②室性期前收缩,部分成对出现;③室性反复搏动。

讨论　本例间断地出现了成对的室性期前收缩,且在第 2 个室性期前收缩后的固定部位出现了 P⁻波,其后出现了室上性的 QRS 波群,这是室性反复搏动的特征。室性搏动后固定位置反复出现 P⁻波有利于排除房性期前收缩。

注:图 9-5～图 9-8 为同一患者不同时段的记录。

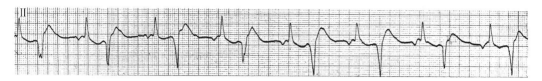

图 9-9　女性,52 岁。临床诊断:风湿性心脏病、心力衰竭。正在实施地高辛治疗

心电图特征　Ⅱ导联窦性 P 波消失,出现倒置的 P'波,P'P'间期 1.36s,频率 44 次/min,为过缓的房性逸搏心律。P'R 间期 0.16s。房性搏动之后可见提前出现的宽大畸形的 QRS 波群,QRS 时间为 0.16s,T 波与 QRS 主波方向相反,其前无 P 波,形成二联律,QRS 波群可见 4 种形态,偶联间期相同,为多形性室性期前收缩。ST-T 呈鱼钩形改变,ST 段凹面型压低。

心电图诊断　①过缓的房性逸搏心律;②多形性室性期前收缩呈二联律;③符合洋地黄中毒的心电图表现。

讨论　本例房性心率低于 50 次/min,故为过缓的房性逸搏心律。患者正在服用地高辛治疗,引起窦性 P 波消失、过缓的房性逸搏心律、多形性室性期前收缩呈二联律及 ST-T 呈鱼钩形改变及 ST 段凹面型压低,说明已经出现了洋地黄中毒。

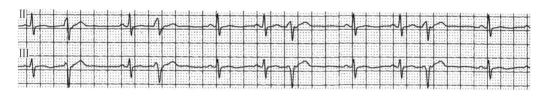

图 9-10　女性,19 岁。临床诊断:病毒性心肌炎

心电图特征　Ⅱ、Ⅲ导联可见窦性 P 波规律发生,频率为 88 次/min。部分窦性搏动之后可见提前出现的宽大畸形的 QRS 波群,QRS 时间为 0.14s,T 波与 QRS 主波方向相反,其前无 P 波,代偿间歇完全,为室性期前收缩,可见 3 种形态的 QRS 波群,第 1 个室性期前收缩偶联间期为 0.50s,其余为 0.40s,为多源性室性期前收缩。

心电图诊断　①窦性心律;②多源性室性期前收缩。

讨论　本例室性期前收缩的偶联间期不同,形态不同,符合多源性室性期前收缩。病毒性心肌炎可引起多源性室性期前收缩,临床上其他疾病也可以出现这种期前收缩,且常在病理情况下出现,其意义需结合临床判断。

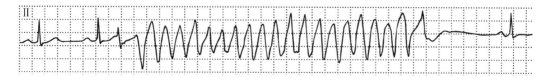

图 9-11　男性,30 岁

心电图特征　Ⅱ导联第 2 个窦性心搏之后可见宽大畸形的 QRS 波群提前发生,时间为 0.12s,其起始部落于第 2 个窦性心搏的 T 波上,其后可见多个宽大畸形的 QRS 波群连续发生,QRS 时间为 0.16s 左右,形态各不相同,R'R'间期为 0.20～0.24s,平均频率为

273 次/min,持续 4.76s 后自行终止,恢复窦性心律。窦性 QT 间期 0.40s。

心电图诊断 ①窦性搏动;②R on T 型室性期前收缩诱发多形性室性心动过速。

讨论 本例由 R on T 型室性期前收缩诱发的多形性室速,发作时频率达 273 次/min,并且自行终止,不伴有窦性心律时的 QT 间期延长,故不宜诊断为尖端扭转型室速,这两种室速发作时的形态相同。

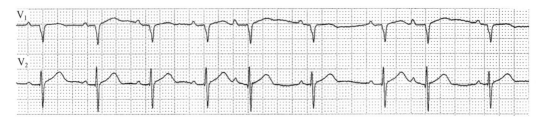

图 9-12 男性,90 岁

心电图特征 窦性 PP 间期互差 0.16s。V_1、V_2 导联第 5 和第 8 个提前出现的 P′波与窦性 P 波不同,P′R 间期为 0.18s,偶联间期相等,代偿间歇不完全,为房性期前收缩。QRS 波群形态在 V_1 导联呈 QS 型,在 V_2 导联呈 qrS 型,T 波直立。

心电图诊断 ①窦性心律不齐;②房性期前收缩;③异常 q 波。

讨论 本例房性 P′波与窦性 P 波形态不同且提前出现,符合房性期前收缩的诊断。V_2 导联出现 q 波,尽管该 q 波很小,也属于异常改变。因为在正常情况下 V_1 及 V_2 导联属于无 Q 波导联(可以出现 QS 波),当出现 q 波时应结合其他导联及临床资料综合判断该 q 波的意义。

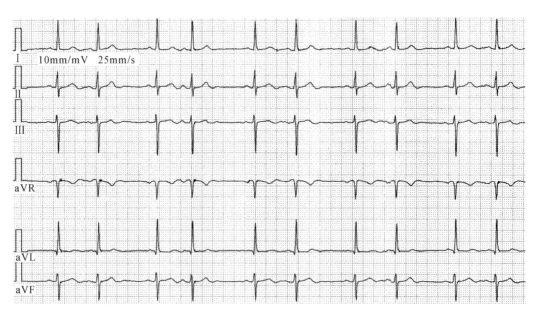

图 9-13 男性,86 岁

心电图特征 第 1、3、5、7、9 个窦性搏动后提前出现的 P′波与窦性 P 波不同,各 P′波形态不同,其偶联间期分别为 0.76s、0.64s、0.76s、0.76s、0.76s,为多源性房性期前收缩呈二联律。

心电图诊断　①窦性搏动；②多源性房性期前收缩呈二联律。

讨论　本例提前出现的 P′ 波形态不同，偶联间期不同，符合多源性房性期前收缩。当房性期前收缩以二联律形式出现时，其代偿间歇是否完全不易判断。

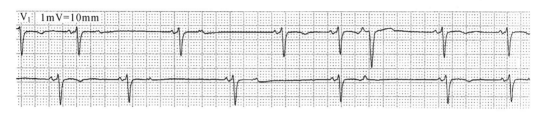

图 9-14　男性，38 岁。上下两条为连续记录

心电图特征　V₁ 导联窦性 PP 间期互差最大达 0.18s。可见提前出现的 P′ 波与窦性 P 波不同，偶联间期相等（互差为 0.04s），为房性期前收缩。$P_{2,4,12,14,16}$ 可见其后无 QRS 波群，代偿间歇不完全，为房性 P′ 波未下传。P_7 提前出现，其后可见一 QRS 波群呈左束支阻滞图形，QRS 时间稍宽为 0.11s，为心室内差异性传导。

心电图诊断　①窦性心律不齐；②房性期前收缩伴心室内差异性传导，大部分房性期前收缩未下传。

讨论　房性期前收缩发生较早时，可遇到房室交接区的有效不应期，造成绝对干扰而不能下传，形成未下传的房性期前收缩。如果下传而遇到了束支或分支的有效不应期时，则形成心室内差异性传导。提前的 P_7 及 P_{16} 偶联间期相等，但 P_7 能够下传是因为其前有一短的 RR（R_4R_5）间期，造成其后房室交接区有效不应期缩短，这种现象称为 Ashman 现象。

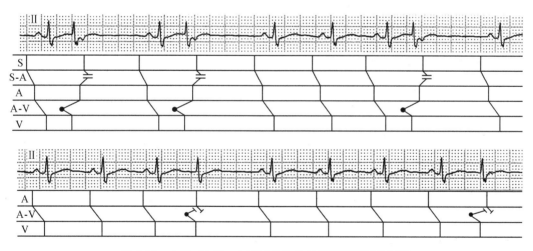

图 9-15　女性，54 岁。上下两条为 II 导联不同时段的记录

心电图特征　II 导联可见提前出现的 QRS 波群，其形态及时间与窦性者相同。上图示提前出现的 QRS 波群的偶联间期相等，代偿间歇完全，其终末部见一 P⁻ 波，RP⁻ 间期 0.10s。下图示 R_4、R_9 为提前出现的 QRS 波群，偶联间期相等，代偿间歇完全，R_9 之后见一未下传的窦性 P 波。

心电图诊断　①窦性心律；②房室交接性期前收缩伴窦房交接区及房室交接区绝对干扰。

讨论　本例提前出现的 QRS 波群形态与窦性 QRS 波群相同，其前无 P 波，偶联间期相

等,代偿间歇完全,符合房室交接性期前收缩的特点。上图因窦性激动与交接性期前收缩的
P⁻波的激动在窦房交接区形成了绝对干扰而导致交接性期前收缩完全的代偿间歇。下图
因窦性P波的出现使交接性期前收缩的P⁻波不能形成,并使两个激动在房室交接区产生绝
对干扰,导致完全的代偿间歇。

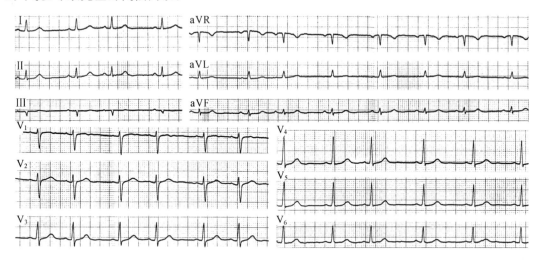

图 9-16　女性,69 岁

心电图特征　各导联均可见提前出现的 P 波,其形态与窦性 P 波一致,偶联间期相等,
回转周期与窦性周期均为 1.0s,呈等周期代偿间歇,为窦性期前收缩。

心电图诊断　①窦性心律;②窦性期前收缩。

讨论　本例提前出现的 P 波与窦性 P 波相同,具有等周期代偿间歇,符合窦性期前收缩
的诊断。此种期前收缩罕见,往往误诊为房性期前收缩,需注意鉴别。

九、思考(图 9-17～图 9-19)

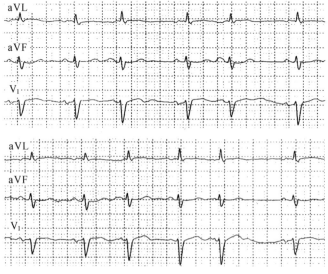

图 9-17　男性,43 岁。上下两条为连续记录

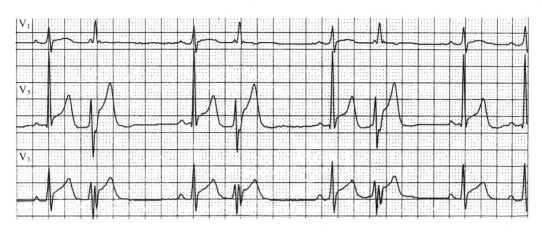

图 9-18　男性,53 岁。临床诊断:心绞痛发作

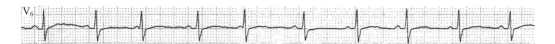

图 9-19　女性,43 岁

（潘大明　菅　颖）

第十章　心房扑动与心房颤动

心房扑动(房扑)与心房颤动(房颤)是常见的快速性房性心律失常,其频率较阵发性房性心动过速(房速)更快。

一、心房扑动

心房扑动(atrial flutter)是介于房速和房颤之间的快速而规则的房性心律失常,较房颤少见。房扑多为阵发性,一般持续数秒至数小时。

(一)心电图表现

1. Ⅰ型房扑(典型房扑)　又分为常见型及少见型。

(1)常见型心电图表现　①P波消失,代之以形态及方向相同、间隔规则的锯齿状F波,F波尖端负向(主要表现在Ⅱ、Ⅲ、aVF导联),FF波之间无等电位线;②F波频率250~350次/min(个别可以低于200次/min);③QRS波群形态正常,出现差异性传导时则宽大畸形;④房室传导比例多呈2∶1或4∶1,呈1∶1者少见。传导比例固定则室律齐,传导比例不固定则室律不齐。

(2)少见型心电图表现　F波尖端正向(主要表现在Ⅱ、Ⅲ、aVF导联),其他同常见型。

2. Ⅱ型房扑(非典型房扑)　少见。心电图表现:①F波圆钝直立,频率350~430次/min;②FF波之间有等电位线。

Ⅰ型房扑食道调搏可终止,Ⅱ型房扑食道调搏无效,而且常可转变为房颤。

(二)特殊类型的房扑

1. 不纯性房扑　以扑动波为主,并伴有少量颤动波;

2. 不纯性房颤　以颤动波为主,并伴有少量扑动波;

3. 心房扑动—心房颤动　扑动波与颤动波持续时间大致相等。

二、心房颤动

心房颤动(atrial fibrillation)是整个心房失去了协调一致的收缩,而呈不停息的颤动状态,影响心排血功能,并易在心房内形成附壁血栓。临床上将房颤分为:①初发房颤:首次发现的房颤;②阵发性房颤:持续时间小于7天;③持续性房颤:持续时间大于7天;④永久性房颤:不能终止的或终止后又复发的。

(一)心电图表现

心房颤动的心电图表现:①P波消失,代之以一系列大小不同、形态各异、间隔不等的房颤波(f波),其频率350~600次/min,f波通常在V$_1$导联最清楚;②心室律绝对不齐,发生三度房室阻滞时心室律规则。诊断时不要将QRS波群前的f波误认为P波。

(二)分型

1. 根据f波粗细分型　①粗波型心房颤动:f波振幅>0.1mV,多见于风心病、甲状腺功能亢进等,电击及药物复律效果好;②细波型心房颤动:f波振幅≤0.1mV,多见于冠心病及永久性房颤,复律效果差。

2.根据心室率快慢分型　①慢室率房颤:平均心室率<60 次/min,见于永久性房颤、双结病变、洋地黄治疗者;②正常室率房颤:平均心室率 60~100 次/min,也见于上述情况;③快室率房颤:平均心室率在 101~180 次/min,此型最常见,常需洋地黄减慢心室率;④极快室率房颤:平均心室率>180 次/min,应考虑存在心室预激,禁用洋地黄,如伴有晕厥或低血压时,应立即电复律。

三、图例(图 10-1～图 10-10)

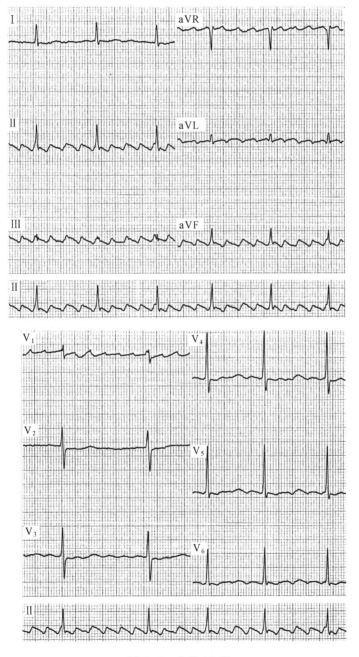

图 10-1　女性,79 岁

心电图特征 P波消失,出现 F 波。FF 间期规则,为 0.20s,频率 300 次/min,F 波大小相等,尖端负向,呈锯齿状,为 4∶1 及 6∶1 房室传导。QRS 波群形态正常,RR 间期不规则。多数导联 T 波不能明视。

心电图诊断 Ⅰ型心房扑动(常见型)伴 4∶1 及 6∶1 房室传导。

讨论 本例 P 波消失,出现了规则的锯齿状 F 波,由于房室传导比例不固定,导致了 RR 间期的不规则,符合Ⅰ型心房扑动(常见型)的心电图表现。

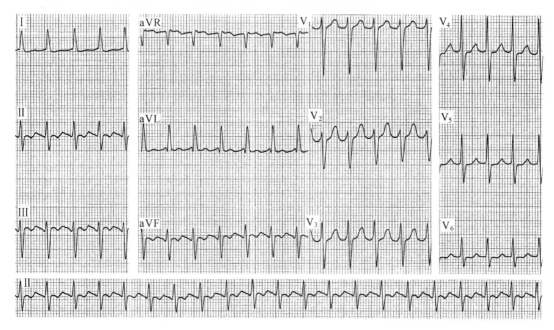

图 10-2 女性,38 岁

心电图特征 P波消失,出现 F 波,FF 间期规则,为 0.19s,频率 316 次/min。FF 波之间无等电位线,F 波振幅相同,尖端负向,呈 2∶1 下传。QRS 波群形态及时间正常,RR 间期规则,频率为 158 次/min。ST 段及 T 波尚在正常范围。

心电图诊断 Ⅰ型心房扑动(常见型)伴 2∶1 房室传导。

讨论 本例 F 波呈 2∶1 下传,其中一个 F 波与 QRS 波群重叠,使 QRS 波群前出现负向波似 Q 波,长Ⅱ导联的这种"Q 波"时隐时现,时大时小,不符合 Q 波相对固定的特征,故为假性 Q 波。由于 F 波下传比例固定,故 RR 间期规则。

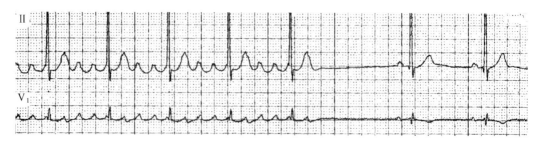

图 10-3 女性,60 岁

　　心电图特征　窦性 P 波间断出现,PP 间期 1.12s,频率 54 次/min。附图的前半部分 P 波消失,出现直立的 F 波,FF 间期相等,为 0.23s,频率 261 次/min。F 波之间无等电位线,QRS 波群、ST 段及 T 波在正常范围。

　　心电图诊断　①窦性心动过缓;②阵发性 Ⅰ 型心房扑动(少见型)。

　　讨论　本例间断出现的 F 波直立,频率 261 次/min,故符合 Ⅰ 型心房扑动的少见型。在 V₁ 导联可见轻度倒置的 T 波,使重叠在其上的 F 波振幅变低,貌似 F 波振幅不等。

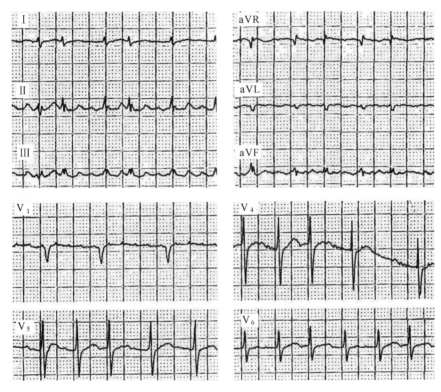

图 10-4　男性,57 岁。临床诊断:先天性心脏病

　　心电图特征　P 波消失,出现形态、振幅、间期一致的直立 F 波。FF 间期 0.16s,频率 375 次/min。FF 波之间见等电位线。QRS 波群时间正常,RR 间期不规则。肢体导联 QRS 波群电压<0.5mV,下壁导联 R 波出现切迹。ST 段及 T 波在正常范围之内。

　　心电图诊断　①Ⅱ 型心房扑动;②肢体导联 QRS 波群低电压;③下壁导联窄型碎裂 QRS 波群。

　　讨论　本例出现的直立 F 波较小且圆钝,间期规则,有等电位线,频率达 375 次/min,符合 Ⅱ 型心房扑动。RR 间期不规则是由于 F 波下传心室的比例不固定,应与心房颤动相鉴别。

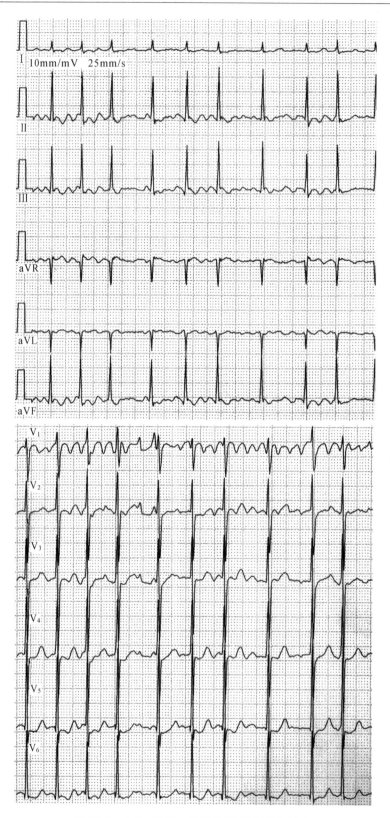

图 10-5　女性,56 岁。临床诊断:风湿性心脏病

　　心电图特征　P 波消失,出现振幅不等、形态不同、间期不一的 f 波,最高 f 波振幅为 0.4mV。QRS 波群形态及时间正常,RR 间期不等,平均心室率约 120 次/min。ST 段在 $V_2 \sim V_6$ 导联呈水平型或斜型压低 0.05~0.2mV,T 波正常。

　　心电图诊断　①快室率心房颤动;②ST 段压低。

　　讨论　本例 P 波消失,出现不规则的 f 波,f 波振幅最高达 0.4mV,符合粗波型心房颤动,由于心室率达 120 次/min,所以为快室率心房颤动。ST 段呈缺血型压低,是否与心肌缺血有关,需要进一步检查确定。

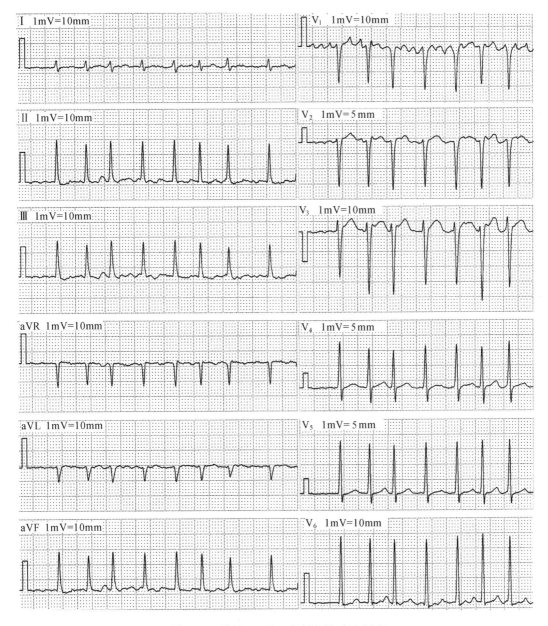

图 10-6　男性,70 岁。临床诊断:高血压病

　　心电图特征　P 波消失,出现形态、振幅及间期不同的 f 波,个别 f 波振幅达 0.3mV。

QRS 波群时间正常,R_{V_5} 为 3.4mV,$S_{V_1}+R_{V_5}$ 为 4.8mV。RR 间期绝对不等,平均心室率 142 次/min。ST 段基本正常。T 波在 Ⅱ、Ⅲ、aVF 导联低平。

　　心电图诊断　　①快室率心房颤动;②左心室肥大。

　　讨论　　根据本例 P 波消失,出现 f 波及 RR 间期绝对不等,可诊断为心房颤动。同时还伴有 V₅ 导联 R 波振幅高及 $S_{V_1}+R_{V_5}>4.0mV$,下壁导联 T 波低平,符合左心室肥大的心电图改变。f 波振幅较高符合粗波型心房颤动。

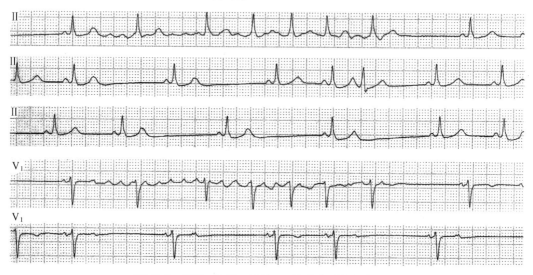

图 10-7　男性,38 岁。Ⅱ 及 V₁ 导联分别为连续记录

　　心电图特征　　窦性 P 波间断出现,PR 间期 0.13s。间断性出现直立的 F 波,F 波振幅及间期不完全相同。图中可见发生在 T 波之上的频发的房性期前收缩,导致 T 波变形,大部分未下传,偶联间期相同,代偿间歇不完全。Ⅱ 导联的 R₁₄ 为房性期前收缩下传的 QRS 波群,形态不同于其他 QRS 波群,为心室内差异性传导。ST 段在 Ⅱ 导联呈斜型压低 0.05～0.1mV。T 波正常。

　　心电图诊断　　①窦性心律;②频发房性期前收缩伴心室内差异性传导;大部分房性期前收缩未下传;③阵发性不纯性心房扑动。

　　讨论　　本例心房扑动由房性期前收缩诱发,发作时 FF 间期及 F 波振幅不完全相同,且 F 波直立,符合不纯性心房扑动。与 T 波重叠的未下传的房性期前收缩持续发生时易误认为窦性心动过缓,本例在 V₁ 导联易于鉴别。

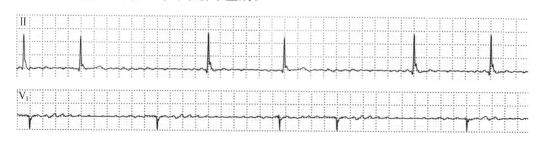

图 10-8　男性,56 岁。临床诊断:冠心病

　　心电图特征　　P 波消失,出现大小、形态、间期不一的 f 波,f 波最大振幅 0.15mV。QRS 波群时间及形态正常,RR 间期不规则,最长 RR 间期达 2.0s,平均心室率 36 次/min。T 波

低平。

心电图诊断 慢室率心房颤动伴长 RR 间期。

讨论 心房颤动伴长 RR 间期最常见于房室交接区的隐匿性传导,若隐匿性传导连续发生,则长 RR 间期可以连续出现。药物治疗(洋地黄类等)及病窦综合征时也可以导致长 RR 间期。若伴有晕厥等症状,则可考虑植入永久性起搏器。但需要排除药物影响及心脏外因素引起的长 RR 间期,并确保病情是永久性的。

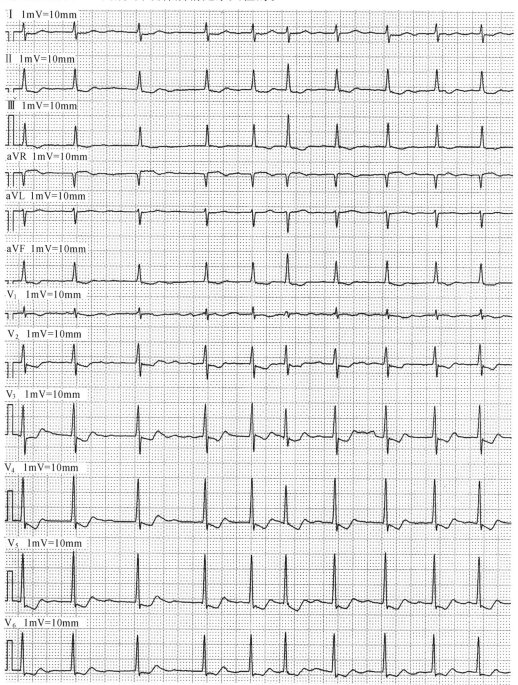

图 10-9 女性,69 岁。因心房颤动施行地高辛治疗

　　心电图特征　P波消失,出现大小、形态及间期不同的f波,f波最高振幅不足0.1mV。QRS波群时间及形态正常,RR间期不规则,平均心室率85次/min。R_6形态与众不同是发生了轻度的心室内差异性传导。ST段在Ⅱ、Ⅲ、aVF、$V_2 \sim V_6$导联斜型压低,呈鱼钩形改变。大部分导联T波直立。

　　心电图诊断　①心房颤动;②符合洋地黄效应的心电图改变。

　　讨论　本例房颤时f波振幅不足0.1mV,为细波型房颤。在进行地高辛治疗时出现了鱼钩形ST段,此为洋地黄效应,并未出现洋地黄中毒,可以继续进行地高辛治疗。

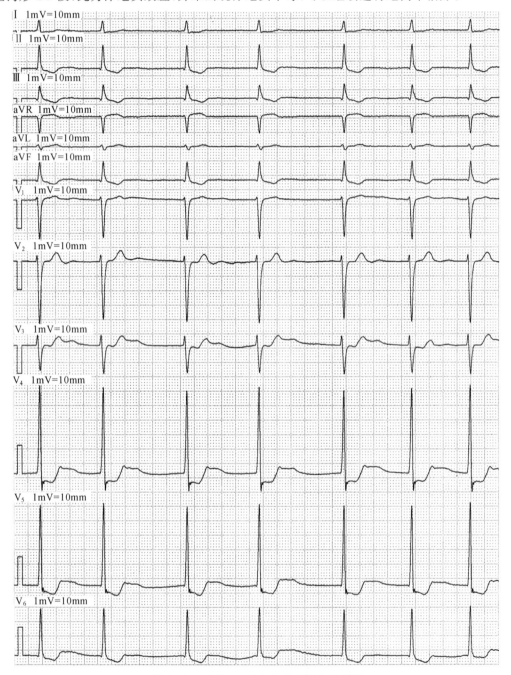

图10-10　男性,83岁。心绞痛发作时记录

心电图特征　P 波消失。QRS 波群时间正常，R_{V_5} 为 2.8mV，$S_{V_1}+R_{V_5}$ 为 4.1mV。RR 间期绝对不规则，平均心室率 57 次/min。ST 段在 $V_3 \sim V_6$ 导联呈水平型或斜型压低 0.05～0.3mV。T 波在 Ⅱ、Ⅲ、aVF、V_5 及 V_6 导联倒置。

心电图诊断　①慢室率心房颤动；②ST 段压低及 T 波倒置，符合心绞痛心电图改变；③提示左心室肥大。

讨论　当 P 波消失、QRS 波群时间正常且 RR 间期绝对不规则时，即使 f 波不明显也可以诊断心房颤动。个别细波型心房颤动的 f 波在常规心电图上不易观察到，此时食管导联心电图有助于诊断。本例心电图在心绞痛发作时记录到了缺血型 ST 段压低，并出现了 T 波倒置，符合心绞痛发作引起的急性心肌缺血的心电图改变。由于 R_{V_5} 及 $S_{V_1}+R_{V_5}$ 的电压标准刚超出正常范围，诊断左心室肥大不十分可靠。

四、思考(图 10-11～图 10-14)

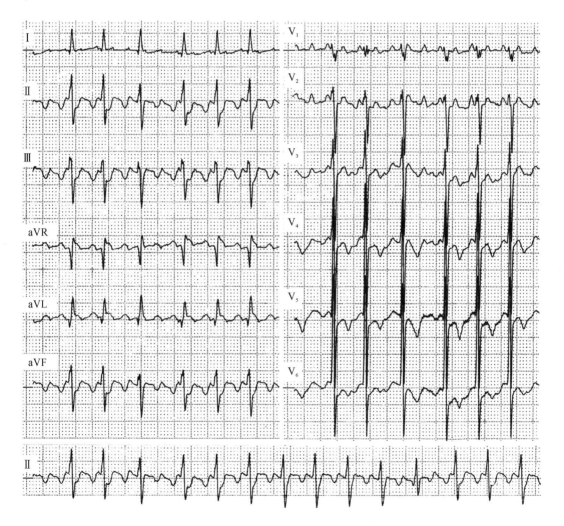

图 10-11　女性,46 岁

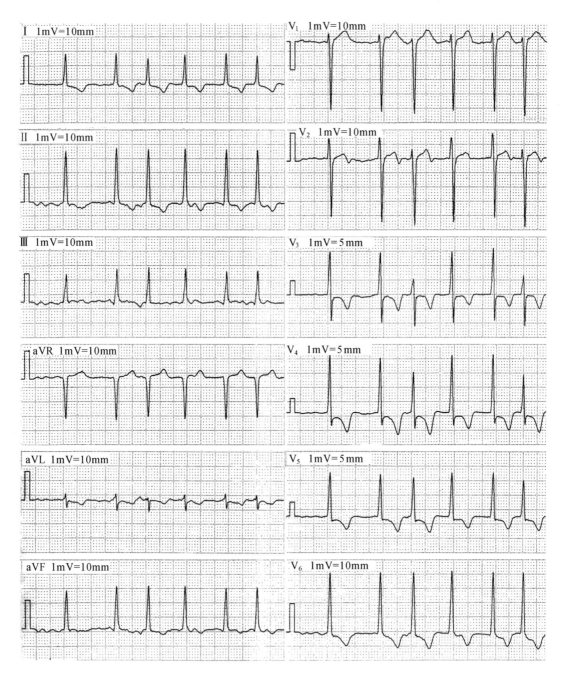

图 10-12　男性,65 岁

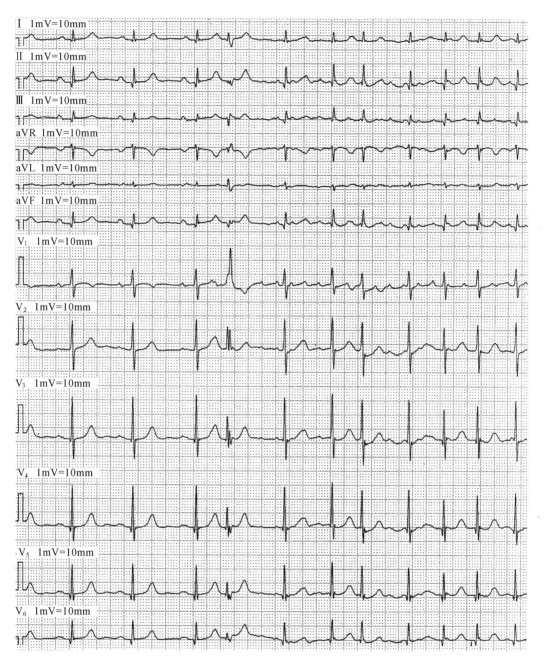

图 10-13 女性,68 岁

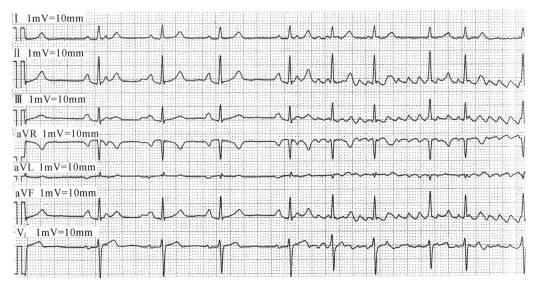

图 10-14　男性，57 岁

（潘医歌　潘大明）

第十一章 心室预激

窦性或房性的激动从正常房室传导通路(正路)及旁路(accessory pathway)下传(前传)心室,旁路能较快地提早激动一部分或全部心室肌而形成心室预激(ventricular preexcitation),当并发或曾并发旁路参与的快速性室上性心律失常时称为预激综合征(preexcitation syndrome),又称为 WPW 综合征。

一、典型心室预激

(一)心电图表现

心室预激的心电图表现为:①PR 间期<0.12s;②QRS 波群时间>0.10s;③QRS 波群起始粗钝称为 δ 波(心室预激波),δ 波可正向也可负向,常与 QRS 波群主波方向一致;④PJ 间期正常≤0.27s,此为 PR 间期与 QRS 波群时间之和;⑤可有继发性 ST-T 改变。

(二)心室预激的特殊表现形式

1.间歇性预激 间断出现心室预激图形,有时预激程度呈周期性变化,预激波可由小变大再变小,称为手风琴现象(concertina phenomenon)。有时表现为潜在性预激(隐性预激),旁路有前传功能但平常无预激图形出现,在条件发生改变(如频率变化)时可使预激图形显露。

2.隐匿性预激 又称为隐匿性旁路。旁路无前传功能,只能逆传,不会出现预激图形,常有顺向型房室折返性心动过速发作,电生理检查有助于诊断。

(三)旁路位置与心室预激分型

旁路可位于房室环的任何部位,也可同时存在双旁路及多旁路,以单旁路多见。单旁路心室预激分为 A、B、C 三型。

A 型:为左房室旁路,旁路位于左心室后壁或后间隔部。V₁～V₆ 导联的 δ 波及 QRS 波群主波均正向。若向量指向前上,则伴有 Ⅱ、Ⅲ、aVF 导联 δ 波负向;若向量指向前下,则伴有 Ⅱ、Ⅲ、aVF 导联 δ 波正向。

B 型:为右房室旁路,旁路通常位于右前间隔或右心室游离壁。表现为 V₁(有时伴有 V₂ 或 V₃)导联的负向 δ 波及 QRS 波群主波负向,V₄～V₆ 导联的正向 δ 波及 QRS 波群主波均正向。右心室游离壁旁路可在 aVR 导联出现负向的 δ 波。

C 型:为左房室旁路,旁路位于左房室侧壁。V₁～V₂ 导联表现为正向的 δ 波及 QRS 波群主波正向,而 V₅～V₆ 导联表现为负向的 δ 波及 QRS 波群主波负向,左侧的 Ⅰ、aVL 导联也表现为负向的 δ 波。

(四)心室预激并发的快速型心律失常

1.阵发性室上性心动过速 主要机理是激动通过旁路形成大折返,折返环路包括心房、房室交接区、心室及旁路,心电图表现为房室折返性心动过速(见"阵发性室上性心动过速"一章)。

2.心房颤动 心电图常表现为宽 QRS 波群心动过速,QRS 波群形态多变,δ 波大小不等,RR 间期极不规则,长、短相差可达 2 倍,在长 RR 间期中可见 f 波,心室率 180～300 次/min,常大于 200 次/min。

二、短 PR 综合征

短 PR 综合征(short PR syndrome)又称詹姆斯(James)型预激综合征、LGL 综合征(Lown-Ganong-Levine syndrome)。

心电图表现:①PR 间期<0.12s(常<0.10s);②QRS 波群时间正常,无 δ 波;③伴有阵发性室上性心动过速发作史。

三、变异型心室预激

变异型心室预激又称为马海姆(Mahaim)型心室预激,其旁路位于右心。

心电图表现:①PR 间期>0.12s;②QRS 波群时间>0.10s;③QRS 波群起始部有较小的 δ 波;④可伴有继发性 ST-T 改变;⑤可以有逆向型房室折返性心动过速发作史。

在进行心室预激分析时,应重视 PJ 间期的测量,而这一指标的异常往往提示合并有室内阻滞的存在。如果旁路位于束支阻滞的同侧,可掩盖束支阻滞的图形,易造成误诊。间歇性心室预激易误诊为晚发的室性期前收缩。有些心室预激图形酷似心肌梗死,在分析时要注意排除上述情况。心室预激合并心室肥大时因为没有诊断标准,故心电图不宜作出这种诊断。

四、图例(图 11-1～图 11-10)

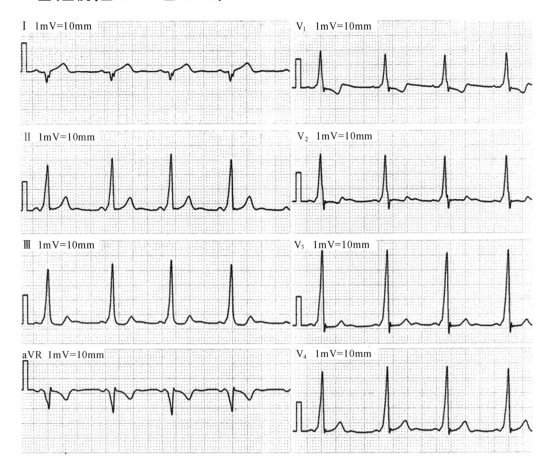

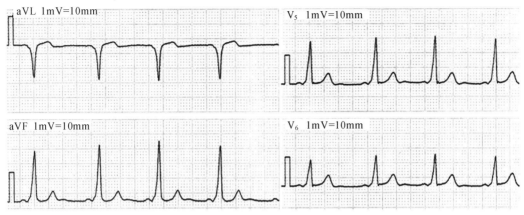

图 11-1　女性,19 岁。体检

心电图特征　P 波在Ⅰ、Ⅱ、aVF、$V_4 \sim V_6$ 导联直立,在 aVR 导联倒置,PP 间期规则,频率 67 次/min。PR 间期 0.09s。QRS 波群起始部有 δ 波,QRS 波群时间 0.15s,PJ 间期 0.24s;Ⅰ、aVL 导联 δ 波及 QRS 波群主波负向,Ⅱ、Ⅲ、aVF、$V_1 \sim V_6$ 导联 δ 波及 QRS 波群主波正向。V_1 导联 ST 段压低 0.05mV 及 T 波倒置。

心电图诊断　①窦性心律;②心室预激 A 型。

讨论　该患者的 PR 间期缩短、出现 δ 波、QRS 波群增宽、PJ 间期正常以及出现继发性 ST-T 改变,因此符合典型心室预激。在Ⅰ、aVL 导联 δ 波及 QRS 波群主波负向、$V_1 \sim V_6$ 导联 δ 波及 QRS 波群主波正向,符合心室预激 A 型。$V_1 \sim V_6$ 导联 δ 波及 QRS 波群主波正向,说明旁路位于左心室后壁。心室预激时的 PR 间期测量,应该选择 P 波及 δ 波明显的,而且以最短的 PR 间期为准。

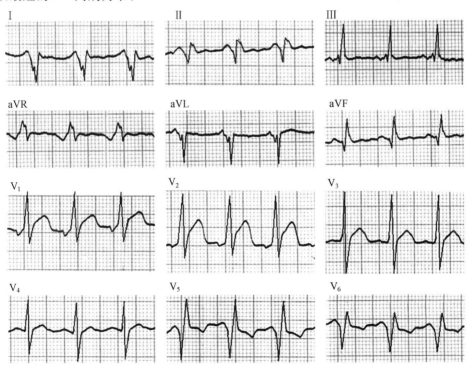

图 11-2　女性,26 岁。临床诊断:扩张型心肌病

心电图特征　P 波在 I、II、aVF、V₄～V₆ 导联直立,在 aVR 导联倒置,PP 间期规则,频率 113 次/min。PR 间期 0.10s。QRS 波群起始部有 δ 波,QRS 波群时间 0.13s,PJ 间期 0.24s;I、II、aVL、V₅、V₆ 导联 δ 波负向及 I、II、aVL、V₆ 导联 QRS 波群主波负向;aVR、V₁ 及 V₂ 导联 δ 波及 QRS 波群主波正向。ST 段在 V₁～V₃ 导联抬高。T 波在 V₅、V₆ 导联倒置。

心电图诊断　①窦性心动过速;②心室预激 C 型。

讨论　该患者的 PR 间期缩短、出现 δ 波、QRS 波群增宽、PJ 间期正常,因此符合典型心室预激。V₁ 及 V₂ 导联 δ 波及 QRS 波群主波正向;V₅、V₆ 导联 δ 波负向及 V₆ 导联 QRS 波群主波负向,符合心室预激 C 型。本例在 I、II、V₅、V₆ 导联出现的明显 Q 波实为负向的 δ 波所造成,与心肌梗死不同的是同时伴有 PR 间期的缩短、δ 波及 QRS 波群时间增宽。

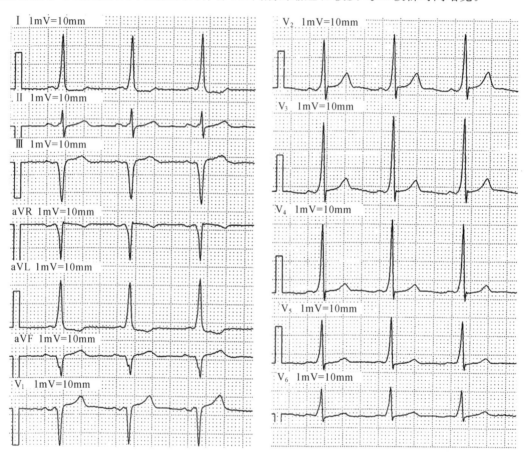

图 11-3　女性,52 岁。发作性心悸半年

心电图特征　P 波在 I、II、aVF、V₄～V₆ 导联直立,在 aVR 导联倒置,PP 间期规则,频率 79 次/min。PR 间期 0.10s。QRS 波群起始部有 δ 波,QRS 波群时间 0.14s,PJ 间期 0.23s;III、aVR、aVF、V₁ 导联 δ 波及 QRS 波群主波负向;I、aVL、V₂～V₆ 导联 δ 波及 QRS 波群主波正向。ST 段无偏移,$T_{V_1} > T_{V_5,V_6}$,T 波在 I 导联低平,在 aVL 导联倒置。

心电图诊断　①窦性心律;②心室预激 B 型;③$T_{V_1} > T_{V_5,V_6}$。

讨论　该患者的 PR 间期缩短、出现 δ 波、QRS 波群增宽、PJ 间期正常以及出现继发性 T 波改变($T_{V_1} > T_{V_5,V_6}$,T 波在 I 导联低平,在 aVL 导联倒置),因此符合典型心室预激。III、aVR、aVF、V₁ 导联 δ 波及 QRS 波群主波负向;I、aVL、V₂～V₆ 导联 δ 波及 QRS 波群主波正向符合心室预激 B 型。aVF 导联的 PR 间期 0.13s,是由于开始的 δ 波除极方向与该导联垂直而没能显示出来,故不能以此来判断 PR 间期。在Ⅲ及 aVF 导联的 QRS 波群出现了 QS 型,是由于心室预激时除极程序发生了改变而引起 QRS 波群形态的改变,与心肌梗死不同的是本例同时伴有 PR 间期的缩短、δ 波及 QRS 波群时间增宽。

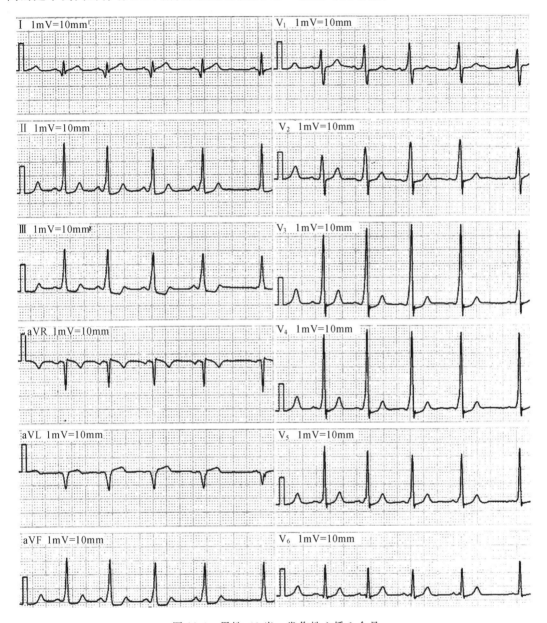

图 11-4 男性,43 岁。发作性心悸 1 个月

心电图特征 P 波在Ⅰ、Ⅱ、aVF、V₄～V₆ 导联直立,在 aVR 导联倒置,P 波振幅不同,PP 间期不规则,为 0.64～0.88s,平均频率 79 次/min。PR 间期 0.11s。QRS 波群起始部有 δ 波,在同一导联 δ 波大小及 QRS 波群振幅均稍有不同,QRS 波群时间 0.11～0.13s,PJ 间期 0.24s;Ⅰ、aVL 导联 δ 波负向,Ⅱ、Ⅲ、aVF、V₁～V₆ 导联 δ 波及 QRS 波群主波正向。ST 段在Ⅱ、Ⅲ、aVF、V₃～V₅ 导联压低 0.10～0.15mV。T 波振幅不一。

心电图诊断　①窦性心律不齐;②窦房结内游走性节律点;③心室预激 A 型(手风琴现象)。

讨论　该患者的 PR 间期缩短、出现 δ 波、QRS 波群增宽、PJ 间期正常以及出现继发性
ST 段改变,因此符合典型心室预激。根据 δ 波在不同导联的方向判断为心室预激 A 型。在
同一导联 δ 波大小及 QRS 波群振幅均稍有不同,说明预激程度在发生变化,形成了手风
琴现象,考虑是由于自主神经张力的改变而引起房室结传导速度发生变化所致(V₂ 导联
较明显)。

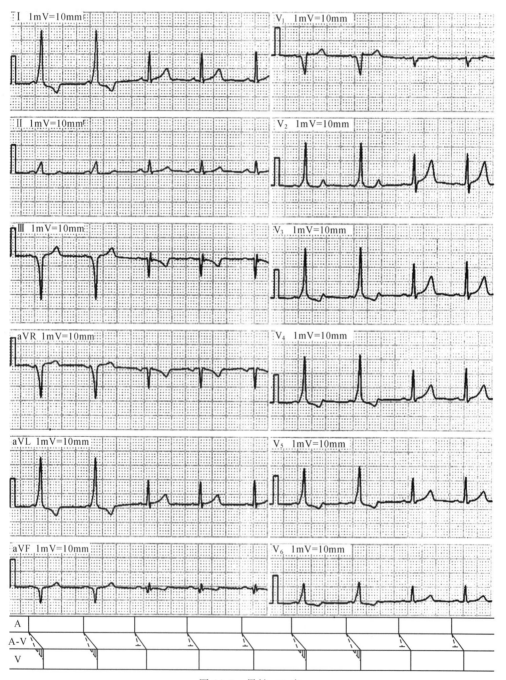

图 11-5　男性,46 岁

心电图特征　窦性 P 波规律出现,频率 76 次/min。PR 间期 0.09s 和 0.16s 两种。QRS 波群有正常及宽大畸形两种。宽大畸形的 QRS 波群起始部有 δ 波,在同一导联 δ 波大小及 QRS 波群振幅相同,QRS 波群时间 0.13s,PJ 间期 0.22s;在 I、aVL、V₂～V₆ 导联 δ 波及 QRS 波群主波正向,III、aVR、aVF、V₁ 导联 δ 波及 QRS 波群主波负向;T 波在 I、aVL 导联倒置,在 V₃～V₆ 导联负正双向,在其他导联直立。正常 QRS 波群的时间、形态、ST 段及 T 波均正常。

心电图诊断　①窦性心律;②间歇性心室预激 B 型。

讨论　该患者出现宽大畸形 QRS 波群时的 PR 间期缩短、出现 δ 波、QRS 波群增宽、PJ 间期正常,因此符合典型心室预激。根据 δ 波在不同导联的方向判断为心室预激 B 型。伴有 δ 波的 QRS 波群间断性出现,符合间歇性心室预激。

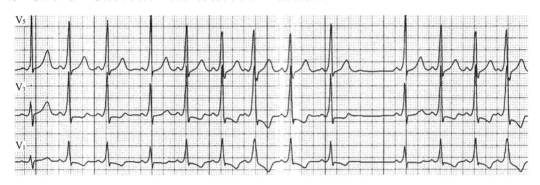

图 11-6　男性,38 岁。发作性心悸半年

心电图特征　P 波在 V₁、V₃、V₅ 导联直立,PP 间期不规则,为 0.54～1.28s,平均频率 87 次/min。PR 间期 0.10s。QRS 波群起始部有 δ 波,在同一导联 δ 波大小及 QRS 波群振幅均稍有不同,QRS 波群时间 0.11～0.18s,伴有 ST 段压低及 T 波倒置均逐渐加深,呈周期性变化,PJ 间期 0.25s;V₁、V₃、V₅ 导联 δ 波及 QRS 波群主波正向。

心电图诊断　①窦性心律不齐;②心室预激 A 型(手风琴现象)。

讨论　该患者的 PR 间期缩短、出现 δ 波、QRS 波群增宽、PJ 间期正常以及出现继发性 ST 段及 T 波的改变,因此符合典型心室预激。根据 δ 波的方向判断为心室预激 A 型。在同一导联 δ 波大小及 QRS 波群时间不同,呈周期性变化,说明预激程度在发生变化,形成了手风琴现象。

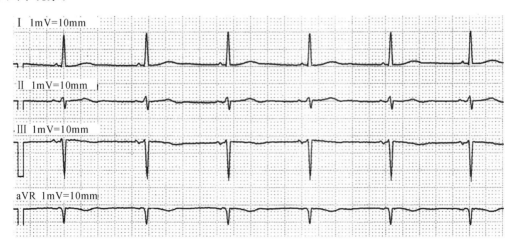

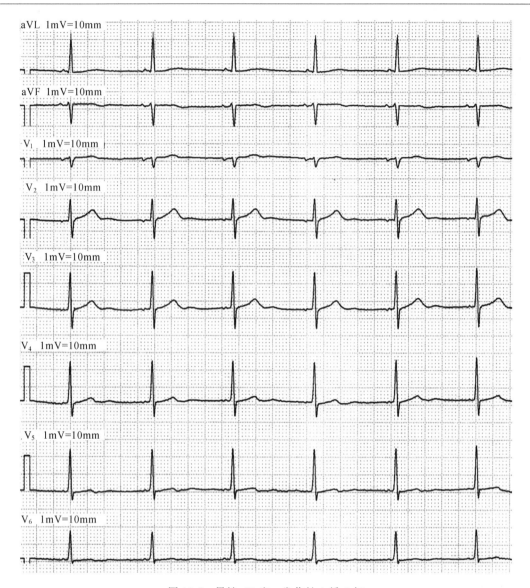

图 11-7　男性,73 岁。发作性心悸 2 年

心电图特征　P 波在Ⅰ、Ⅱ、aVF、V₅～V₆ 导联直立,在 aVR 导联倒置,P 波振幅较小,PP 间期规则,频率 63 次/min。PR 间期 0.09s。心电轴-35°。QRS 波群时间正常,QRS 波群形态在Ⅰ及 aVL 导联呈 qR 型;在Ⅱ、Ⅲ、aVF 导联呈 rS 型;$R_{aVL}>R_I$。ST 段及 T 波正常。

心电图诊断　①窦性心律;②短 PR 综合征;③左前分支阻滞。

讨论　该患者的 PR 间期缩短、QRS 波群时间及形态正常,并且有发作性心悸病史,故符合短 PR 综合征。

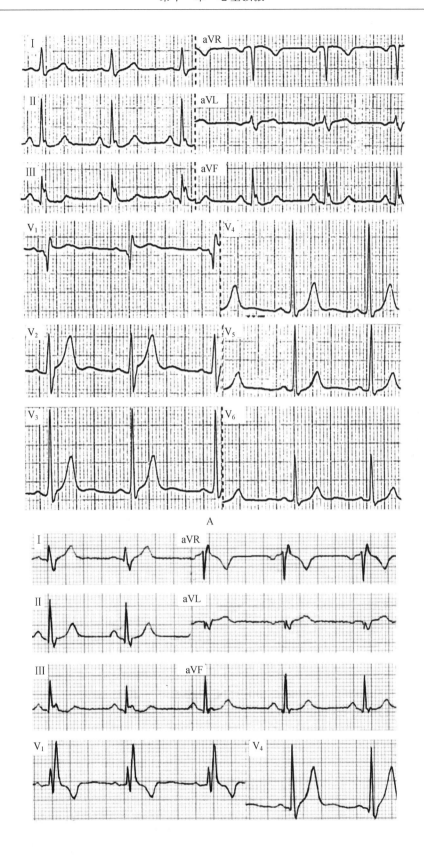

A

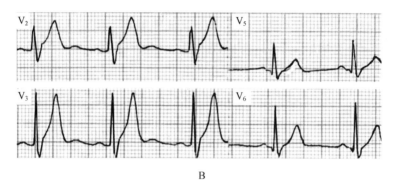

B

图 11-8　男性,51 岁。心悸、胸闷反复发作 1 年。心脏超声检查及心
肌酶谱均正常。以"心肌梗死"入院。图 A 及 B 分别为入院时及次日描记

心电图特征　图 A 示窦性 P 波规律出现,频率 71 次/min。PR 间期 0.16s。QRS 波群时间 0.11s,在 Ⅱ、Ⅲ、aVF 导联 QRS 波群终末部出现切迹;在 V_1 导联呈 Qr 型,起始部可见 δ 波。ST 段及 T 波正常。图 B 示窦性 P 波规律出现,频率 68 次/min。PR 间期 0.16s。QRS 波群时间 0.14s,QRS 波群在 Ⅰ、$V_4 \sim V_6$ 导联 S 波增宽,在 V_1 导联呈 rsR′ 型,aVR 导联的终末 R 波增宽。V_1 导联 T 波倒置。

心电图诊断　①窦性心律;②Mahaim 型心室预激合并完全性右束支阻滞。

讨论　Mahaim 型心室预激由于不伴有 PR 间期的缩短,故出现的负向 δ 波易被误认为病理性 Q 波而误诊为心肌梗死。Mahaim 型心室预激为右心旁路,若同时合并右束支阻滞,则将其掩盖(图 A)。本例为间歇性 Mahaim 型心室预激,当 Mahaim 纤维出现传导阻滞时右束支阻滞图形则能显露(图 B)。在 V_1 导联出现的 Q 波也呈间歇性,不符合 Q 波相对固定的特点,也说明 V_1 导联的 Q 波实为负向的 δ 波。

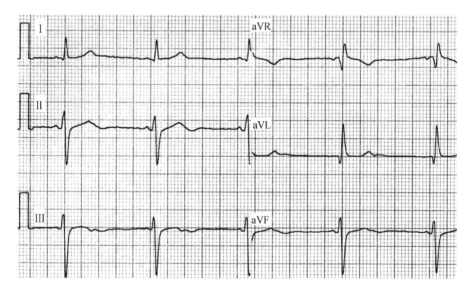

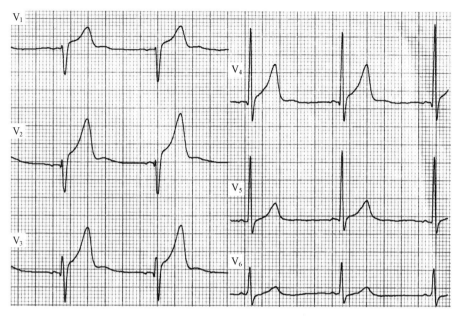

图 11-9　男性,42 岁。体检

心电图特征　P 波在 Ⅰ、Ⅱ、aVF、$V_5 \sim V_6$ 导联直立,在 aVR 导联倒置,PP 间期规则,频率 56 次/min。PR 间期 0.10s。心电轴 −56°。QRS 波群时间 0.11s,QRS 波群形态在 Ⅰ 及 aVL 导联呈 qR 型,在 Ⅱ、Ⅲ、aVF 导联呈 rS 型,$R_{aVL} > R_I$,在 $V_2 \sim V_4$ 导联可见 q 波,在 V_6 导联可见很小的 δ 波。ST 段正常,$T_{V_1} > T_{V_5,V_6}$。

心电图诊断　①窦性心动过缓;②心室预激;③提示左前分支阻滞。

讨论　该患者的 PR 间期缩短、QRS 波群时间稍增宽、有很小的 δ 波,符合心室预激的诊断。由于本例的 δ 波很小,多数导联不易看到,因此给诊断及分型带来困难。$V_2 \sim V_4$ 导联出现了 q 波,结合 PR 间期的缩短及 V_6 导联很小的正向 δ 波,应该考虑这种 q 波是负向的 δ 波。

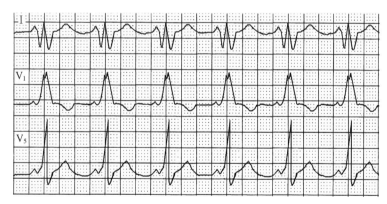

图 11-10　男性,57 岁。临床诊断:冠心病

心电图特征　P 波在 Ⅰ、V_1 及 V_5 导联直立,PP 间期规则,频率 75 次/min。PR 间期 0.10s。QRS 波群宽大畸形,起始部有 δ 波,QRS 波群时间 0.21s,PJ 间期 0.31s;Ⅰ 导联 δ 波及 QRS 波群主波负向,V_1 及 V_5 导联 δ 波及 QRS 波群主波正向,Ⅰ 及 V_5 导联出现终末增宽的 S 波,V_1 导联出现终末增宽的 R 波。T 波在 Ⅰ 及 V_5 导联直立,在 V_1 导联倒置。

心电图诊断　①窦性心律;②心室预激 A 型合并右束支阻滞。

讨论　该患者的 PR 间期缩短、出现 δ 波、QRS 波群增宽符合心室预激的心电图表现。根据 I 导联 δ 波负向及 V$_1$、V$_5$ 导联 δ 波正向说明存在左后侧房室旁路，V$_1$ 及 V$_5$ 导联 QRS 波群主波正向符合心室预激 A 型。心室预激 A 型伴 PJ 间期延长提示存在右束支阻滞，在 I 及 V$_5$ 导联出现终末增宽的 S 波，V$_1$ 导联出现终末增宽的 R 波，T 波与 QRS 波群终末增宽部分的方向相反，这些特征均支持存在右束支阻滞，故符合心室预激 A 型合并右束支阻滞。左侧房室旁路合并右束支阻滞（即束支阻滞与旁路不在同一个心室）时，可以使右心室除极更加延迟而导致 PJ 间期的延长，此时若不测量 PJ 间期，则极易将右束支阻滞漏诊。若心室预激 A 型合并左束支阻滞（即束支阻滞与旁路在同一个心室），则掩盖左束支阻滞的特征。本例在 I 导联的 δ 波负向且较深，似异常 Q 波，因同时伴有 PR 间期缩短，故应该首先考虑 δ 波，若其他导联出现了正向的 δ 波（本例 V$_1$ 及 V$_5$），则可以排除异常 Q 波。

五、思考（图 11-11～图 11-13）

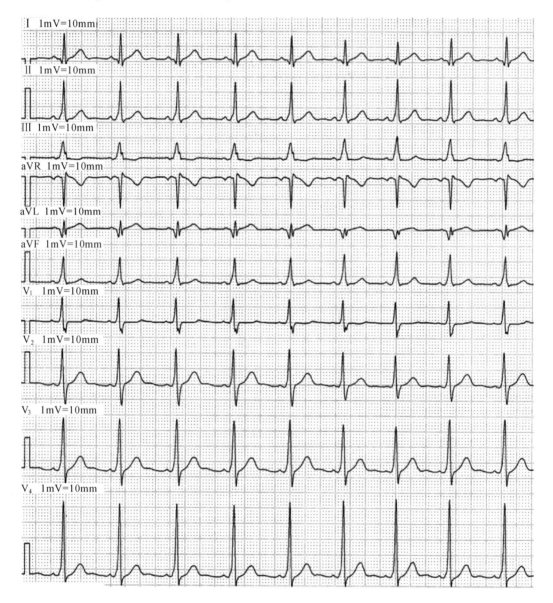

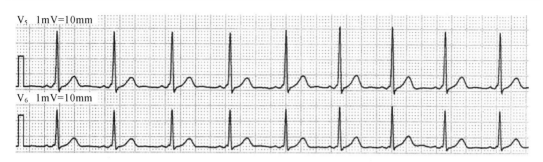

图 11-11　男性,42 岁。体检

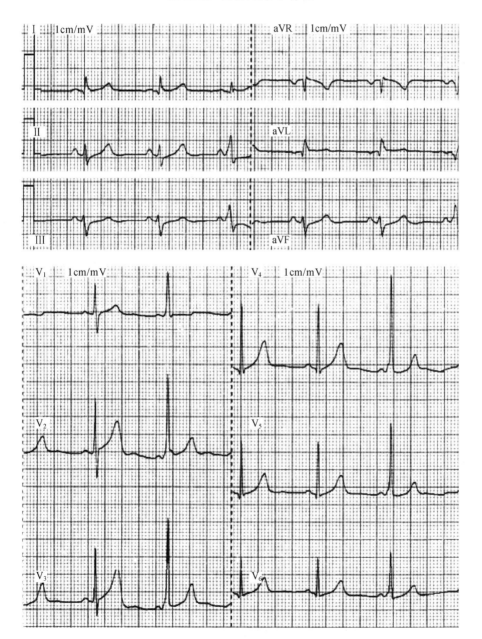

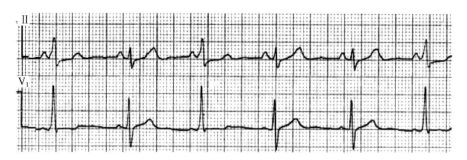

图 11-12　男性,27 岁。体检

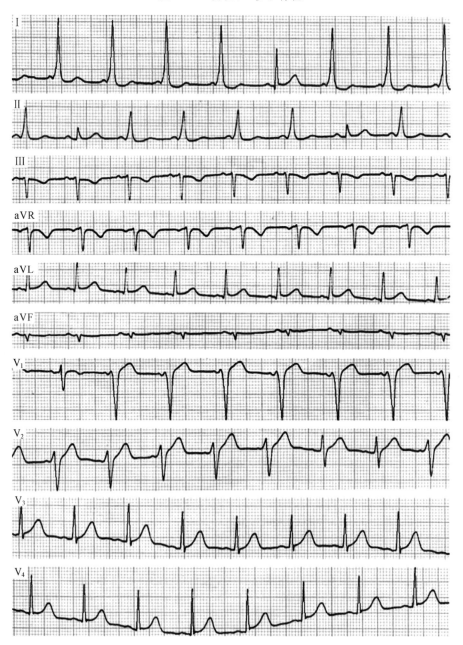

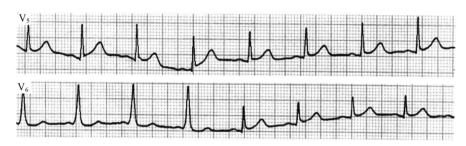

图 11-13　男性,51 岁。阵发性心悸 8 年。临床诊断:高脂血症

（潘大明）

第十二章 逸搏、逸搏心律及加速性异位心律

一、逸搏

在心动过缓时延迟出现的被动性搏动称为逸搏(escape beat)。

(一)房性逸搏

心电图表现:①延迟出现的房性 P′波与窦性 P 波不同,形态多样;②P′R 间期≥0.12s;③QRS 波群呈室上性。

(二)房室交接区性逸搏

心电图表现:①延迟出现的室上性 QRS 波群,其形状与窦性 QRS 波群相同或相似;②有或无逆行 P 波(P⁻波),P⁻波在 QRS 波群之前者,P⁻R 间期<0.12s;在 QRS 波群之后者,RP⁻间期<0.20s;③常为中心型 P⁻波(Ⅰ导联 P⁻波低平、aVF 导联 P⁻波倒置)。

(三)室性逸搏

心电图表现:①延迟出现的宽大畸形的 QRS 波群,时间≥0.12s,T 波与 QRS 主波方向相反;②QRS 波群前无 P 波或无相关 P 波。

二、逸搏心律

逸搏连续出现 3 次及 3 次以上时称为逸搏心律(escape rhythm)。

(一)房性逸搏心律

心电图表现:连续 3 次或 3 次以上的房性逸搏,频率 50～60 次/min。

(二)房室交接区性逸搏心律

心电图表现:连续 3 次或 3 次以上的房室交接区性逸搏,频率 40～60 次/min。

(三)室性逸搏心律

心电图表现:连续 3 次或 3 次以上的室性逸搏,频率 30～40 次/min。

三、加速性异位心律

逸搏心律的频率大于自身频率而不超过 100 次/min 时称为加速性异位心律(accelerated rhythm),又称为加速性逸搏心律、非阵发性心动过速。

(一)加速性房性心律

心电图表现:房性逸搏连续出现 3 次或 3 次以上,频率 60～100 次/min。若房率与窦率相近,可出现房性融合波。

(二)加速性交接性心律

心电图表现:①房室交接区性逸搏连续出现 3 次或 3 次以上,频率 60～100 次/min;②QRS波群呈室上性,其前或后可出现 P⁻波;③当窦性与交接性心律频率接近时,可竞争激动心室;④常见房性融合波、心室夺获(窦性夺获心室)及房室分离。

（三）加速性室性心律

心电图表现：室性逸搏连续出现 3 次或 3 次以上，频率 40～100 次/min，常伴有干扰性房室脱节（房室分离）、室性融合波及心室夺获。

四、反复搏动及逸搏-夺获性搏动

（一）反复搏动

当心脏某一部位（心房、房室交接区或心室）发出的电信号激动心房和心室的同时，又沿另一条传导通路折返回原处并再次激动心房或心室时称为反复搏动（reciprocal beat），也称为回波（echo）。

1. 房性反复搏动　表现为房性 P 波—室上性 QRS 波群—逆行 P 波的序列。

2. 交接区性反复搏动　表现为两个交接性 QRS 波群相距约 0.5s，它们之间有一逆行 P 波，即呈交接性 QRS 波群—逆行 P 波—交接性 QRS 波群的序列。

3. 室性反复搏动　表现为室性 QRS 波群—逆行 P 波—室上性 QRS 波群的序列。

（二）逸搏—夺获性搏动

常见的是在房室交接区性逸搏之后，紧跟着一个窦性激动下传心室，便形成交接性逸搏—窦性夺获性搏动。心电图表现：呈交接性 QRS 波群—窦性 P 波—窦性 QRS 波群的序列。

五、图例（图 12-1～图 12-10）

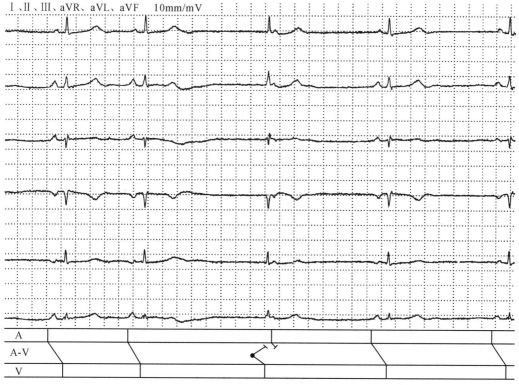

Ⅰ、Ⅱ、Ⅲ、aVR、aVL、aVF　　10mm/mV

A

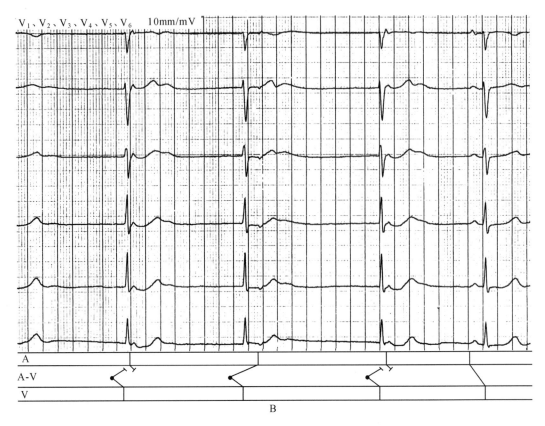

图 12-1　女性,60 岁

心电图特征　图 A 为六个肢体导联同步描记。图示 PP 间期显著不齐,最长为 1.94s,最短为 1.08s,平均心率约 40 次/min。QRS 波群不增宽,R_3 延迟出现,其前无 P 波,形成交接性逸搏,其后紧随一个未下传的窦性 P 波,形成房室交接区的绝对干扰现象,其后连续两个 P 波下传心室。图 B 为六个胸导联同步描记。图示 PP 间期显著不齐,QRS 波群不增宽,$R_1 \sim R_3$ 连续以长间期出现,其前无 P 波,形成交接性逸搏心律,平均频率约 35 次/min。R_1 及 R_3 后面紧随一个未下传的窦性 P 波,形成房室交接区的绝对干扰现象,R_2 后面出现一个 P^- 波,最后一个 P 波下传心室为窦性夺获心室。

心电图诊断　①窦性心动过缓;②窦性停搏;③房室交接性逸搏及逸搏心律伴房室交接区的绝对干扰现象。

讨论　在缓慢心律的情况下出现逸搏及逸搏心律属于心脏的保护机制,以避免心脏长时间的停跳。本例的交接性搏动具有前传(出现室上性 QRS 波)及逆传(出现 P^- 波)功能,但是由于窦性 P 波在房室交接区形成的绝对干扰现象,使得多个交接性搏动未能逆传至心房,故干扰了 P^- 波的出现。

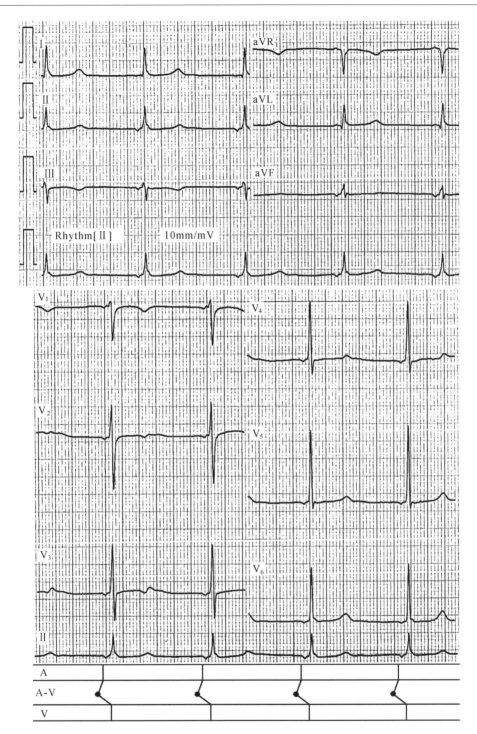

图 12-2　男性,69 岁

心电图特征　窦性 P 波消失,出现规则的 P^- 波。P^- 波在 Ⅱ、Ⅲ、aVF 导联倒置,在 Ⅰ 导联低平呈一等电位线,aVR 及 aVL 导联 P^- 波直立,此为中心型 P^- 波的特征,$V_1 \sim V_6$ 导联均呈 P^- 波。P^-R 间期 0.09s。QRS 波群时间正常,$R'R'$ 间期 1.16s,心室率 52 次/min。ST 段 0.24s,QT 间期 0.52s。

心电图诊断　①房室交接性逸搏心律；②ST 段延长；③QT 间期延长。

讨论　本例房室交接性搏动具有逆传及前传功能，而且出现了中心型 P⁻波，中心型 P⁻波的出现常见于房室交接性搏动。

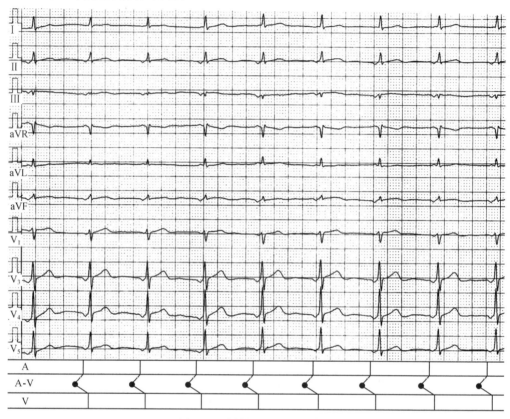

图 12-3　男性，73 岁。脑梗死

心电图特征　窦性 P 波消失，出现规则的 P⁻波。P⁻波在 Ⅱ、Ⅲ、aVF 导联倒置，aVR 及 aVL 导联直立，在 Ⅰ 导联低平呈一等电位线（中心型 P⁻波），图中胸导联均呈 P⁻波。P⁻R 间期 0.08s。QRS 波群时间正常，R′R′间期 0.80s，心室率 75 次/min。

心电图诊断　加速性房室交接性心律。

讨论　本例房室交接性搏动具有逆传及前传功能，而且出现了中心型 P⁻波。加速性房室交接性心律与房室交接性逸搏心律的鉴别点是频率的不同，而心电图图形相同。该心电图采用的是半电压描记。

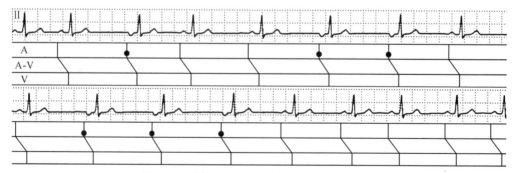

图 12-4　女性，20 岁。两条为 Ⅱ 导联连续记录

心电图特征　窦性 PP 间期不规律,最大互差 0.36s。当窦性 PP 间期超过 1.10s 时均可见到异位 P 波(P′波)出现,P′R 间期 0.14s,有时连续出现两次,形成房性逸搏;有时连续出现 3 次,P′P′间期 1.10s,心室率 55 次/min,形成房性逸搏心律。QRS 波群时间及形态正常。ST 段及 T 波正常。

心电图诊断　①窦性心律不齐;②房性逸搏及房性逸搏心律。

讨论　本例倒置 P′波的 P′R 间期 0.14s,考虑是起源于心房下部的房性搏动。发生房性逸搏及逸搏心律时的心室率 55 次/min,属于心房自身频率范围。窦性搏动间断较长时间不出现,考虑是窦性停搏或窦房阻滞,当窦性心律不齐存在时,窦房阻滞难以诊断;因房性逸搏的出现也可以重整窦性节律,使判断两者是否存在变得困难。图中窦性 P 波的出现为窦性夺获心室。

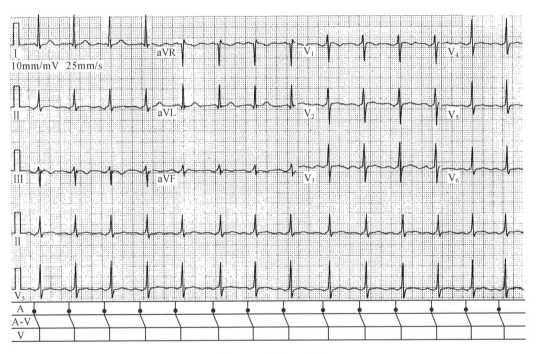

图 12-5　女性,44 岁

心电图特征　窦性 P 波消失,可见到连续出现的异位 P 波(P′波),P′波在 Ⅱ、Ⅲ、aVF 导联倒置,在 Ⅰ 及 aVR 导联直立,在 $V_1 \sim V_6$ 导联均呈倒置,P′R 间期 0.16s,QRS 波群正常,R′R′间期 0.66~0.76s,心室率 85 次/min,这些特点符合起源于右心房前下部的加速性房性心律。

心电图诊断　加速性房性心律。

讨论　本例倒置的 P′波不呈中心型 P⁻波,P′R 间期 0.16s,因此考虑是起源于心房下部的房性搏动。R′R′间期轻度不规则考虑该心律失常是属于自律性的。

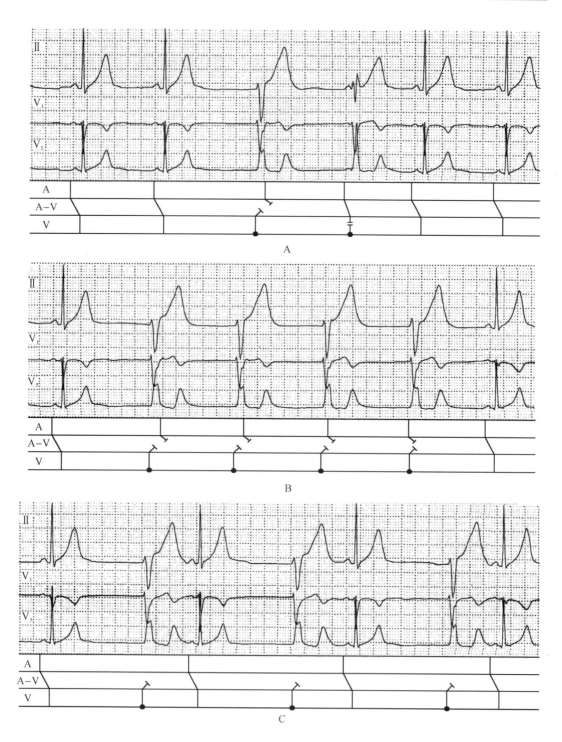

图 12-6　男性,53 岁。因头晕来诊。A、B、C 三图为连续描记

心电图特征　图 A 示窦性 PP 间期 1.00~1.64s,平均频率 45 次/min,为窦性心动过缓、窦性停搏。QRS 波群形态多样,R_{1,2,5,6} 为窦性下传的正常搏动,R_3 延迟出现,QRS 波群宽大畸形为室性逸搏,R_4 则为窦性与室性逸搏搏动形成的室性融合波,其前可见短于正常

的 PR 间期,融合程度不同可导致 QRS 波群形态不一,其形态介于窦性与室性的 QRS 波群之间。图 B 示有六个窦性 P 波,其中四个窦性 P 波重叠于 QRS 波群中,PP 间期为 1.08～1.58s,平均频率 45 次/min,为窦性心动过缓、窦性心律不齐、窦性停搏。QRS 波群呈两种形态,R_1 及 R_6 形态正常,为窦性下传的 QRS 波群,R_2～R_5 宽大畸形,为室性搏动,其 RR 间期规则,为 1.28s,频率 47 次/min,形成加速性室性心律并与窦性心律在房室交接区形成绝对干扰而导致干扰性房室脱节,R_2～R_5 的 QRS 波群终末部突起的振幅不等是因为窦性 P 波与其重叠的部位稍有不同所致。图 C 示有四个窦性 P 波,窦性 PP 间期 2.16～2.30s,平均频率 27 次/min,为窦性停搏。每个窦性 P 波均下传,形成窦性 QRS 波群,在其后 1.40s 固定的长间期处均出现室性搏动,形成室性逸搏—窦性夺获现象,即逸搏—夺获二联律。

心电图诊断　①窦性心动过缓、窦性心律不齐及窦性停搏;②室性逸搏;③加速性室性心律伴干扰性房室脱节;④室性融合波;⑤室性逸搏—窦性夺获二联律。

讨论　本例窦性心律与室性心律的频率相近,因此出现了两者竞争控制心室的现象。当窦性频率减慢时,心室内激动点可以控制心室,形成室性逸搏。由于加速性室性心律的逆传激动与窦性心律的下传激动在房室交接区连续形成绝对干扰现象而引起了干扰性房室脱节。当窦性频率加快时,窦性激动可以完全控制心室,形成正常的 QRS 波群或控制一部分心室,另一部分心室由室性激动点控制,此时产生室性融合波使 QRS 波群形态介于正常与室性逸搏之间的过渡形态。室性融合波的出现说明发生了心室内绝对干扰现象。

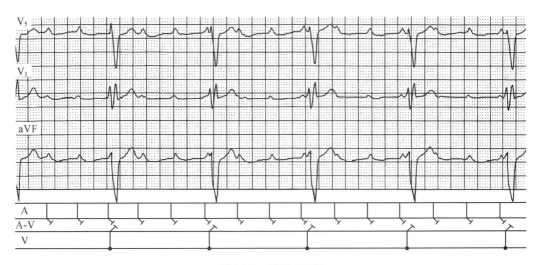

图 12-7　男性,47 岁

心电图特征　窦性 P 波规律出现,PP 间期 0.48s,频率 125 次/min,为窦性心动过速。PR′间期不固定,QRS 波群宽大畸形,时间 0.18s,R′R′间期规则为 1.52s,频率 39 次/min,T 波与 QRS 波群主波方向相反,为三度房室阻滞及室性逸搏心律。

心电图诊断　①窦性心动过速;②三度房室阻滞;③室性逸搏心律。

讨论　本例 PP 间期与 R′R′间期不相等,但均规则,PR′间期不固定,说明 P 波与 QRS 波群没有关系。PR′间期不固定,R′R′间期固定也说明 P 波没有下传心室。由于三度房室阻滞导致心房的激动完全不能下传心室而引起了阻滞性房室脱节。

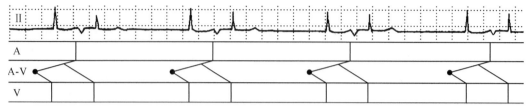

图 12-8　男性,78 岁

心电图特征　窦性 P 波消失。QRS 波群时间及形态正常,RR 间期呈长短交替,每两个短的 RR 间期为 0.52s,其间有一个 P⁻波,RP⁻间期固定为 0.32s。长的 RR 间期为 1.20s,其间无 P 波。

心电图诊断　房室交接性逸搏伴房室交接性反复搏动。

讨论　在房室交接性或室性搏动时,连续的 RP⁻间期固定有利于排除房性期前收缩,后者出现时通常与其前的 QRS 波群(RP⁻间期)无固定关系。

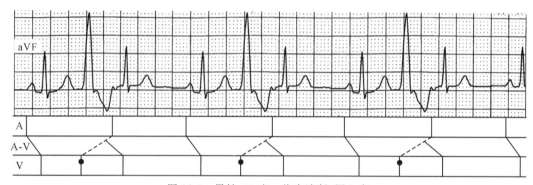

图 12-9　男性,50 岁。临床诊断:冠心病

心电图特征　窦性 P 波间断出现,窦性 QRS 波群时间及形态正常。图中见到 3 次提前出现的宽大畸形的 QRS 波群,偶联间期相等,QRS 波群主波与 T 波方向相反,其前无 P 波,为室性期前收缩。每个室性期前收缩后面有一个 P⁻波,R'P⁻间期固定为 0.36s,其后有一正常的 QRS 波群,P⁻R 间期 0.13s,为室性反复搏动。

心电图诊断　①窦性搏动;②室性期前收缩及室性反复搏动。

讨论　只在室性期前收缩后面的固定部位出现 P⁻波,有利于排除房性期前收缩,这种现象是室性反复搏动的特征。反复搏动的出现说明该患者房室间或房室结存在双径路传导。室性期前收缩的 QRS 波群主波在 aVF 导联向上说明激动的起源点在心室的上部。

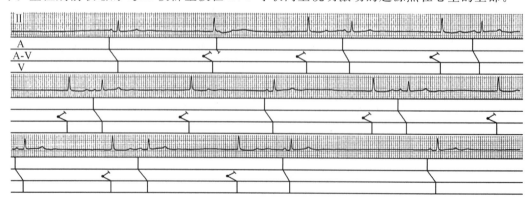

图 12-10　男性,78 岁。临床诊断:病窦综合征。三条为 Ⅱ 导联连续记录

心电图特征　窦性 P 波不规则出现,最长窦性 PP 间期 3.40s,为窦性心动过缓及窦性暂停。在长间期(1.76～1.96s)出现的室上性 QRS 波群前无 P 波,为交接性逸搏,其后的不同位置均有一个窦性 P 波,除了第二个窦性 P 波与 QRS 波群在房室交接区发生干扰未下传心室外,其余窦性 P 波均下传心室,形成交接性逸搏-窦性夺获性搏动呈二联律。最后一个PP 间期长达 2.90s,其间无 QRS 波群出现。

心电图诊断　①窦性心动过缓及窦性停搏;②交接性逸搏-窦性夺获性搏动呈二联律。

讨论　该患者反复出现无规律的长 PP 间期,说明窦房结的起搏功能不正常,有窦性停搏存在。本例交接性逸搏多在 1.76～1.96s 出现,偶尔 PP 间期长达 2.90s 仍没有出现交接性逸搏,说明房室交接区也存在病变。心电图符合病窦综合征的特点。

六、思考(图 12-11、图 12-12)

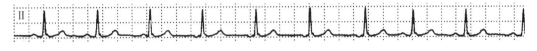

图 12-11　男性,26 岁

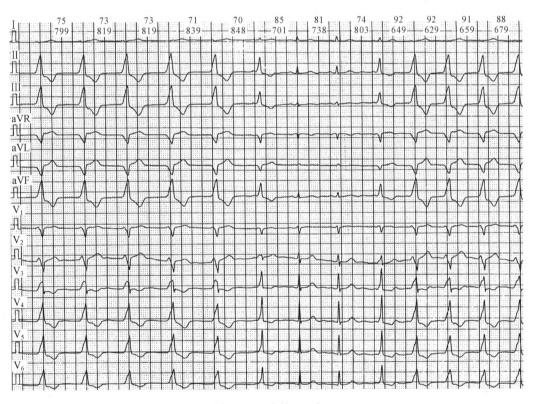

图 12-12　女性,45 岁

(潘医歌　潘大明)

第十三章　阵发性室上性心动过速

激动起源于心室以上或折返环路不局限于心室的心动过速称为室上性心动过速(简称"室上速")。因这类心动过速通常表现为突发突止的特点,故又称为阵发性室上性心动过速(paroxysmal supraventricular tachycardia,PSVT)。该类心动过速的频率大于或等于 100 次/min。心动过速的频率过快时,异位 P(P′)波或逆行 P(P⁻)波可被掩盖,使该类心动过速难以区分(尤其是记录不到发作开始与终止的心电图时),故在分辨不确切时仍统称为室上性心动过速。

一、位于心房的室上性心动过速

(一)窦房折返性心动过速

窦房折返性心动过速(sinoatrial reentrant tachycardia,SART)的心电图表现:①可由房性或窦性期前收缩诱发和终止;②常伴有温醒现象(warm up),即发作开始时频率逐渐加快直至稳定,也可以伴有冷却现象(cool down),即发作终止前心率逐渐减慢;③P 波形态与窦性 P 波相同或相似;④心动过速的频率常为 100～150 次/min;⑤呈短阵反复发作;⑥刺激迷走神经可减慢或终止心动过速;⑦心动过速终止后的代偿间歇等于或略长于窦性周期。

(二)房性心动过速

1. 自律性房性心动过速(automatic atrial tachycardia,AAT)　心电图表现:①可以由房性期前收缩诱发,诱发心动过速的房性期前收缩形态与心动过速时的 P′波形态相同;②心动过速时的 P′波形态与窦性 P 波不同;③心房率通常为 100～180 次/min;④发作开始时可以出现温醒现象,随后的节律可以规整,终止时可以出现冷却现象;⑤刺激迷走神经及心房程序刺激不能终止心动过速。

2. 折返性房性心动过速(reentrant atrial tachycardia)　心电图表现:①心动过速的发作常由房性期前收缩诱发;②心动过速时的 P′波形态与窦性 P 波不同;③心房率通常为 100～240 次/min,节律规则;④心房程序刺激可诱发及终止心动过速。

二、位于房室交接区的室上性心动过速

(一)房室交接区自律性心动过速

心电图表现:①心率 100～220 次/min;②节律通常规则,也可以不规则;③QRS 波群呈室上性,通常是正常的;④逆行 P 波常位于 QRS 波群之后或重叠于 QRS 波群之中,也可以位于 QRS 波群之前,可以出现房室分离或窦性夺获。

(二)房室交接区折返性心动过速

1. 慢-快型房室结折返性心动过速(slow-fast atrioventricular nodal reentrant tachycardia,SFAVNRT)　心电图表现:①心动过速突发突止;②常由一个房性期前收缩诱发,该房性期前收缩的 P′R 间期呈跳跃式延长(较窦性 PR 间期延长>60ms);③心率通常为 140～220 次/min,节律规则;④P⁻波可重叠在 QRS 波群之中(逆传与下传时间相等)或位于 QRS 波

群终末部(逆传稍慢于下传,RP⁻间期≤70ms),在下壁导联形成假性 s 波,在 V₁ 导联形成假性 r 波,偶尔在 QRS 波群前形成假性 q 波(逆传稍快于下传);⑤QRS 波群为室上性的,通常不增宽;⑥可伴有房室阻滞。

2. 快-慢型房室结折返性心动过速(fast-slow atrioventricular nodal reentrant tachycardia,FSAVNRT)　心电图表现:①室性或房性期前收缩及窦性心率轻度增快均可以诱发;②心动过速的频率通常为 100～150 次/min,节律规则;③P⁻波位于 QRS 波群之前,P⁻R 间期短于 RP⁻间期;④QRS 波群为室上性的,通常不增宽;⑤可伴有房室阻滞。

三、房室折返性心动过速

这种类型的室上性心动过速是心室预激的旁路参与而形成的大折返,折返环路包括心房、房室交接区、心室及旁路。若激动从房室交接区(正路)下传、旁路逆传而形成的心动过速称为顺向型房室折返性心动过速(orthodromic atrioventricular reentrant tachycardia,OAVRT);若激动从旁路下传、从正路逆传而形成的心动过速称为逆向型房室折返性心动过速(antidromic atrioventricular reentrant tachycardia,AAVRT)。

(一)顺向型房室折返性心动过速

心电图表现:①通常为期前收缩诱发,房性期前收缩诱发时无 P'R 间期跳跃式延长,室性期前收缩也可以诱发。②频率 150～240 次/min,节律规则,常呈突发突止。③QRS 波群后可见逆行 P⁻波,RP⁻间期>90ms,因经旁路逆传的室房传导速度快于正路下传的速度,故RP⁻间期< P⁻R 间期。④P⁻波为偏心型:P⁻波在Ⅰ及 V₆ 导联倒置、在 V₁ 导联直立为左侧旁路,P⁻波在Ⅰ及 V₆ 导联直立、在 V₁ 导联倒置为右侧旁路,P⁻波在Ⅱ、Ⅲ及 aVF 导联深倒置为后间隔旁路。⑤可伴有电交替:QRS 波群电交替与心率有关,心率快时易发生。⑥可伴有功能性束支阻滞(functional bundle branch block,FBBB):由于室房传导较快,折返周期短于束支不应期而引起。当发生旁路同侧功能性束支阻滞时,折返环路改变,使 RP⁻或RR 间期比未发生功能性束支阻滞时延长 35ms 以上;当旁路对侧发生功能性束支阻滞时,折返环路不变,故 RP⁻或 RR 间期不改变。⑦二度房室或室房阻滞发生时心动过速终止,因为发生这种阻滞时使折返环路中断。

(二)逆向型房室折返性心动过速

心电图表现:①由房性期前收缩诱发,诱发的 P'R 间期缩短;②QRS 波群宽大畸形,与室性心动过速相似;③频率常>200 次/min,节律规则;④逆行 P⁻波在 QRS 波群之前,P⁻R 间期<RP⁻间期,P⁻波与 QRS 波群有固定关系;⑤二度房室或室房阻滞发生时心动过速终止。

四、图例(图 13-1A～图 13-10)

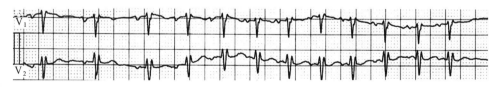

图 13-1A　女性,56 岁。临床诊断:冠心病

心电图特征　窦性 P 波规律出现。QRS 波群时间正常,形态呈 rSr′型。第 4 个 P 波提前出现,形态与其前窦性 P 波相同,为窦性期前收缩并诱发了频率为 130 次/min 的窦房折

返性心动过速,心动过速时 P 波的形态与窦性 P 波相同,开始的两个 PP 间期较长,以后缩短固定,为温醒现象。ST 段及 T 波正常。

　　心电图诊断　①窦性心律;②窦性期前收缩;③窦性期前收缩诱发的窦房折返性心动过速。

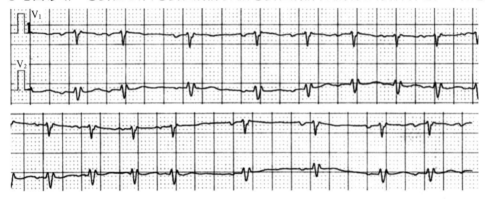

图 13-1B　与图 13-1A 为同一个患者。上下两条为 V$_1$ 及 V$_2$ 导联同步连续的半电压记录

　　心电图特征　窦性 P 波规律出现。QRS 波群时间正常,形态呈 rSr′型。第 2、5、17 个 P 波为窦性期前收缩,诱发了一阵频率为 140 次/min 的心动过速。期前收缩及心动过速终止后均呈等周期代偿间歇。心动过速时 P 波的形态与窦性 P 波相同,心动过速开始的 PP 间期较长,以后缩短固定,为温醒现象。ST 段及 T 波正常。

　　心电图诊断　①窦性心律;②窦性期前收缩;③窦性期前收缩诱发的窦房折返性心动过速。

　　讨论　本例为窦性期前收缩诱发的窦房折返性心动过速,发生心动过速时的 P 波形态与窦性 P 波相同,心动过速开始时出现了温醒现象,因此符合窦房折返性心动过速。此种心律失常少见,易与房性心动过速相混淆。

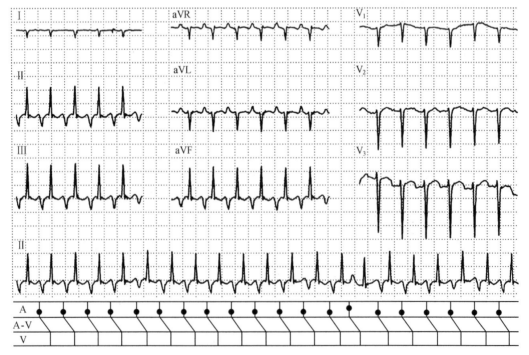

图 13-2　男性,79 岁。发作性心悸 2 个月

心电图特征　窦性 P 波消失，出现倒置的 P′波，P′R 间期 0.16s。P′P′间期规则，为 0.36s，频率 167 次/min，为房性心动过速特征。长Ⅱ导联的 P′$_{15}$ 波提前出现且直立，P′R 间期 0.20s，其下传的 QRS 波群稍提前。P′$_{15}$ 波的出现未打乱房性心动过速的节律。QRS 波群时间及形态正常。

心电图诊断　①房性期前收缩；②房性心动过速。

讨论　室上性心动过速发作时若有倒置的 P′波出现，首先应该考虑是房室折返性或房室结折返性心动过速。本例心动过速发作时提前出现了一次 P′波，但是心动过速没有终止，故可以排除房室折返性心动过速。慢-快型房室结折返性心动过速发作时逆行 P 波与 QRS 波群重叠，本例不符合。快-慢型房室结折返性心动过速发作时逆行 P 波位于 QRS 波群之前，与本例类似。但是提前出现的一次 P′波已经通过房室交接区下传心室，使房室交接区形成新的不应期，理应中断快-慢型房室结折返性心动过速的折返环而使心动过速终止，但是本例并没有终止，故不符合快-慢型房室结折返性心动过速，因而考虑为房性心动过速。提前出现的 P′波直立说明该起搏点位于心房的上部，房性心动过速时 P′波倒置说明起搏点位于心房的下部。当提前出现的心房上部的激动传至下部时，下部起搏点的激动已经形成，两个激动在下部起搏点周围形成绝对干扰而不能打乱下部起搏点的节律，故房性心动过速不终止。

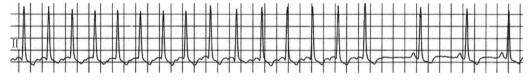

图 13-3　男性，26 岁。临床诊断：病毒性心肌炎

心电图特征　附图后段窦性 P 波规律出现，频率 79 次/min，PR 间期 0.13s。附图前段窦性 P 波消失，出现倒置的 P′波，P′R 间期 0.14s。P′P′间期 0.40～0.46s，互差为 0.06s，平均频率 140 次/min，为房性心动过速。心动过速终止前的最后一个 P′P′间期延长（冷却现象）。QRS 波群时间及形态正常。ST 段呈斜型压低 0.15mV。T 波倒置。

心电图诊断　①窦性心律；②自律性房性心动过速；③ST 段压低及 T 波倒置。

讨论　本例室上性心动过速发作时具有大于 0.12s 的 P′R 间期，频率 140 次/min，符合房性心动过速。由于 P′P′间期互差为 0.06s，心动过速终止前出现了冷却现象，因而考虑为自律性房性心动过速。因为存在 ST 段压低及 T 波倒置，所以结合临床考虑为病毒性心肌炎导致心肌受损伤所致。

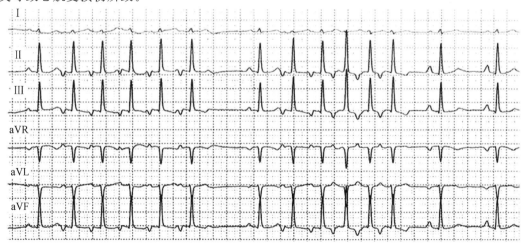

图 13-4　男性，73 岁

心电图特征　窦性 P 波间断出现,PP 间期 0.88s,频率 68 次/min,PR 间期 0.16s,QRS 波群时间及形态正常,ST 段及 T 波正常。在窦性 P 波之后可见两阵连续 5 次提前出现的倒置 P′波,P′P′间期 0.32~0.42s,平均频率 162 次/min,为房性心动过速。P′R 间期 0.16~0.20s,QRS 波群时间正常,形态基本正常,ST 段无偏移,T 波在 Ⅱ、Ⅲ、aVF 导联倒置或低平。

心电图诊断　①窦性搏动;②短阵性房性心动过速。

讨论　在窦性 P 波之后反复提前出现连续的倒置 P′波,平均频率 162 次/min,P′R 间期大于 0.12s,故符合短阵性房性心动过速。本例 P′R 间期 0.16~0.20s 是由于 P′波距其前 QRS 波群的位置不同所致,距其近者则落入其相对不应期而引起 P′R 间期的延长,距其远者则落入其正常应激期而引起 P′R 间期的正常。

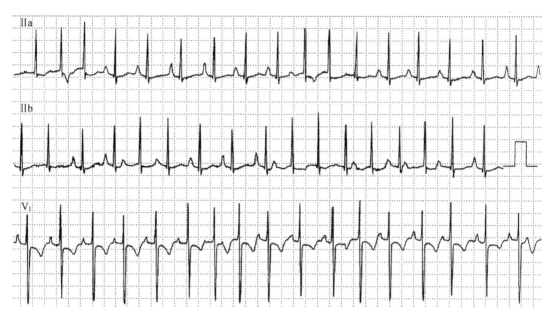

图 13-5　男性,15 岁。反复心悸发作 2 个月。Ⅱ 导联两条为连续记录

心电图特征　窦性 P 波消失,出现 P′波。P′波有直立高尖、低平及倒置等多种形态,P′P′间期不等,平均心房率 130 次/min。P′R 间期不等为 0.16~0.34s,QRS 波群时间及形态正常,RR 间期不规则。Ⅱ 导联 T 波低平,V₁ 导联 ST 段压低 0.2mV 及 T 波倒置。

心电图诊断　①多源性房性心动过速;②ST 段压低、T 波低平及倒置。

讨论　本例出现的房性 P′波形态多样,P′P′间期不等,平均心房率 130 次/min,符合多源性房性心动过速。多源性房性心动过速常为心房颤动的前兆。P′R 间期为 0.16~0.34s,差距甚大,考虑存在顺向性房室结双径路。

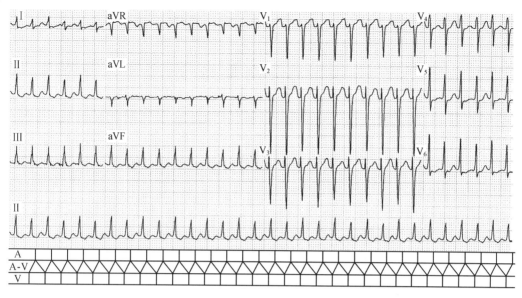

图 13-6　女性,52 岁。临床诊断:室上性心动过速

心电图特征　窦性 P 波消失。QRS 波群时间及形态正常,RR 间期规则,为 0.28s,频率 214 次/min。QRS 波群振幅呈高低交替,最大互差达 0.4mV。在Ⅰ、aVL 及 V₆ 导联的 ST 段上可见 P⁻ 波,RP⁻ 间期为 0.11s。可见 T 波振幅呈高低交替,在 V₅ 及 V₆ 导联 T 波呈直立及低平电交替。

心电图诊断　顺向型房室折返性心动过速伴 QRS 波群及 T 波电交替。

讨论　房室旁路的存在可以引起房室折返性心动过速的发作。本例在Ⅰ导联可见 ST 段上出现了 P⁻ 波,说明是由左侧房室旁路参与的折返。顺向型房室折返性心动过速发作时可以见到电交替现象,心室率越快,电交替越易发生。

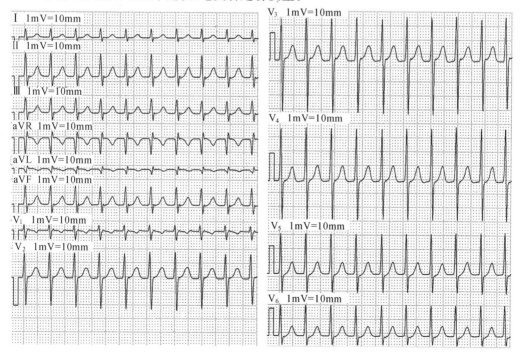

图 13-7　男性,47 岁。阵发性心悸 5 年

心电图特征　　窦性 P 波消失。QRS 波群时间正常,在 V₁ 导联的 QRS 波群呈 rsr′型,RR 间期规则,为 0.36s,频率 167 次/min。在 V₅ 及 V₆ 导联的 ST 段呈斜型压低 0.05～0.1mV。T 波正常。

心电图诊断　　①慢-快型房室结折返性心动过速;②房室结双径路。

讨论　　本例心电图 RR 间期规则,心室率 167 次/min,QRS 波群时间正常,故为室上性心动过速。这种心动过速发作时,可以在 V₁ 导联出现假性 r′波,为慢-快型房室结折返性心动过速的特征之一。出现这种现象是由于 V₁ 导联负正双向的逆行 P 波的终末正向部分未完全重叠在 QRS 波群内所致。房室结双径路是形成慢-快型房室结折返性心动过速的基础。

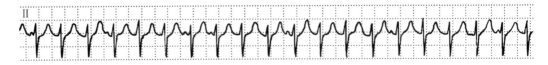

图 13-8　女性,39 岁。临床诊断:重症肝炎

心电图特征　　窦性 P 波间断出现,PP 间期 0.39s,频率 154 次/min。PR 间期 0.08～0.10s。QRS 波群呈 rS 型,时间正常。RR 间期规则,为 0.40s,频率 150 次/min。ST 段及 T 波正常。

心电图诊断　　①窦性心动过速;②房室交接性心动过速;③房室分离。

讨论　　本例 PR 间期均小于 0.12s,RR 间期规则,因此 P 波均没有下传心室,形成了房室分离。QRS 波群时间正常,心室率达 150 次/min,其前无相关 P 波,符合房室交接性心动过速。由于该患者存在窦性心动过速,故形成了双重性心动过速。

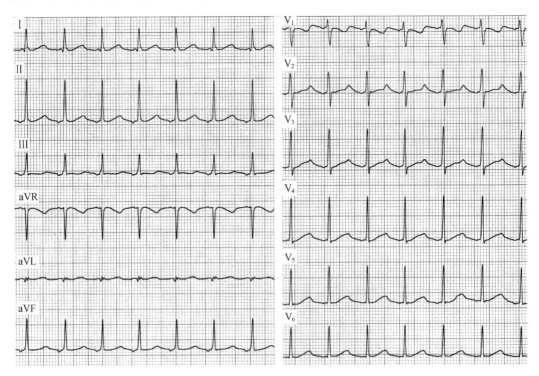

图 13-9　女性,53 岁。临床诊断:子宫肌瘤术后

心电图特征 窦性 P 波消失,出现 P⁻波,P⁻R 间期 0.08s。QRS 波群形态及时间正常,RR 间期 0.50s,频率 120 次/min。ST 段及 T 波正常。

心电图诊断 房室交接性心动过速。

讨论 本例出现了 P⁻波,P⁻R 间期固定,时间小于 0.12s,RR 间期规则,频率超过 100 次/min,为房室交接性心动过速。本例为 P⁻波,非窦性 P 波,通常不考虑短 PR 综合征。

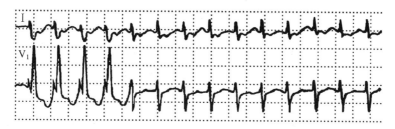

图 13-10 男性,32 岁。发作性心悸 2 年

心电图特征 窦性 P 波消失。在 QRS 波群之后出现 P⁻波,Ⅰ导联 RP⁻间期 0.11s,V₁ 导联 P⁻波直立,RP⁻间期 0.16s。QRS 波群时间在开始的 4 次增宽,为 0.12s,其形态在Ⅰ导联呈 rs 型,s 波增宽,在 V₁ 导联呈 rsR′型,其后的 QRS 波群形态及时间恢复正常。无论 QRS 波群时间增宽与否,RR 间期固定为 0.30s,频率 200 次/min;RP⁻间期在Ⅰ导联固定为 0.11s。ST 段及 T 波正常。

心电图诊断 ①顺向型房室折返性心动过速合并功能性右束支阻滞;②左侧隐匿性房室旁路。

讨论 本例窄 QRS 波群心动过速发作时出现了 P⁻波,Ⅰ导联 RP⁻间期 0.11s,符合由左侧房室旁路参与的顺向型房室折返性心动过速。开始的 4 次 QRS 波群呈完全性右束支阻滞图形,随后右束支阻滞消失,在这种变化过程中,RR 间期及 RP⁻间期始终固定不变,说明存在右束支阻滞与不存在右束支阻滞对该患者的折返环路不构成影响,即右束支没有参与折返环路,故为左侧房室旁路参与的折返环路。本例 V₁ 导联 RP⁻间期大于Ⅰ导联 RP⁻间期,也说明左心房先激动,右心房后激动,为存在左侧房室旁路的依据之一。

五、思考(图 13-11、图 13-12)

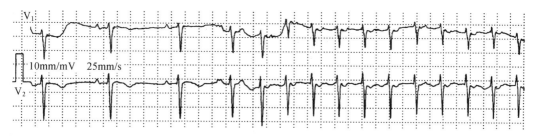

图 13-11 男性,56 岁

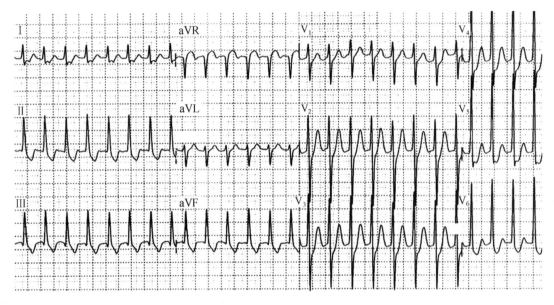

图 13-12　男性,35 岁

（潘医歌　潘大明）

第十四章　室性快速性心律失常

14-1 室性快速性
心律失常

　　起源于希氏束分叉处以下的搏动称为室性搏动。其特点为：①QRS 波群宽大畸形，时间≥0.12s；②QRS 波群主波与 T 波方向相反；③其前无相关 P 波或无 P 波。3 个或 3 个以上的室性搏动连续出现形成室性心律，频率达到或超过 100 次/min 时称为室性快速性心律失常（ventricular tachyarrhythmia），表现为室性心动过速（室速）、心室扑动（室扑）和心室颤动（室颤）。

一、室性心动过速

　　（一）心电图诊断

　　1. QRS 波群宽大畸形，时间≥0.12s，若时间＞0.14s，则更有助于室速的诊断。但起源于高位室间隔的室性搏动 QRS 波群时间可＜0.12s。

　　2. 频率常为 100～200 次/min。

　　3. 房室分离　又称为干扰性房室脱节，表现为房律与室律相互独立，P 波与 QRS 波群无关，室率大于房率。

　　4. 心室夺获　心室被室上性激动（通常为窦性激动）夺获，出现室上性的 QRS 波群。此时夺获的 R′R 间期通常是缩短的，也可以不变。若室上性下传心室的激动与心室本身的节律点发出的激动共同激动心室时，即形成室性融合波，称为不完全夺获。室性融合波的形态介于室上性与室性的 QRS 波群之间。

　　5. 胸导联（V₁～V₆）QRS 波群均不呈 RS（包括 rS、Rs）型，即 QRS 波群在 V₁～V₆ 导联可以表现为均负向、均正向或呈 QR 型。

　　6. 胸导联（V₁～V₆）QRS 波群有呈 RS（包括 rS、Rs）型的，须 RS 间期＞100ms，RS 间期是从 QRS 波群的起点到 S 波的最低点的水平距离。

　　7. 心电轴极右偏　心动过速时心电轴在 −90°～−180°之间。

　　除具备前两条外，在第 3～7 条中再具备任何一条都有助于室速的诊断。

　　（二）室性心动过速的心电图类型

　　1. 单形性室速　室速的 QRS 波群相同及 T 波形态一致称为单形性室速（uniform ventricular tachycardia），临床上最常见。发作时频率＞100 次/min，常在 130～180 次/min，节律通常规则。

　　2. 多形性室速　多形性室速（polymorphic ventricular tachycardia）指伴有 QRS 波群形态连续变化及节律不规则，但不伴有 QT 间期延长的室速，若伴有 QT 间期的延长或出现大 U 波则称为尖端扭转型室速（torsades de pointes，TdP），两者在形态上相同。

　　尖端扭转型室速常见的心电图表现是发作前后基础心律多缓慢，QT 间期延长或 U 波增高。发作期心电图表现为：①QRS 波群尖端以基线为轴上下扭转，频率 150～300 次/min，通常为 200～250 次/min，呈周期性改变，反复发作，典型表现是一串室速呈梭形（纺锤形）；②每次发作持续数秒至 10 多秒，可自行终止。

3. 双向性室速 室速发作时 QRS 波群主波方向交替性改变称为双向性室速 (bidirectional ventricular tachycardia)。多见于洋地黄中毒以及严重器质性心脏病、低血钾等。心电图表现为：同一导联中 QRS 波群电轴、形态呈交替改变，QRS 波群时间≥0.12s，RR 间期规则或长短交替出现。

4. 多源性室速 多源性室速(multifocal ventricular tachycardia)又称为心室紊乱心律 (chaotic ventricular rhythm)。心室由多个异位起搏点控制，呈多源性的室性自律性异常。室性的 QRS 波群形态不一，R′R′间期不等，频率常慢于多形性室速，可发展为室扑、室颤或心室停搏，又称为颤前阶段。

5. 特发性室速 无明确器质性心脏病的室速称为特发性室速(idiopathic ventricular tachycardia)。此种室速通常发生于年轻人，预后较好。维拉帕米能有效终止和预防发作。发生机制与触发活动有关。

二、心室扑动与颤动

(一)心室扑动

心室扑动(ventricular flutter)是一种介于室性心动过速与心室颤动之间的心律失常，属于致命性的心律失常。心电图表现为：①QRS 波群与 T 波相连，两者难以区别；②出现频率为 150～250 次/min 的规律、快速、粗大、连续的心室扑动波。

(二)心室颤动

心室颤动(ventricular fibrillation)一旦发生，通常不会自行终止，需立即紧急处理，最佳的治疗措施是电击复律。心电图表现为：①P-QRS-T 波消失；②呈现波形、振幅、间期完全不相等的心室颤动波，频率 150～500 次/min。

三、图例(图 14-1～图 14-11)

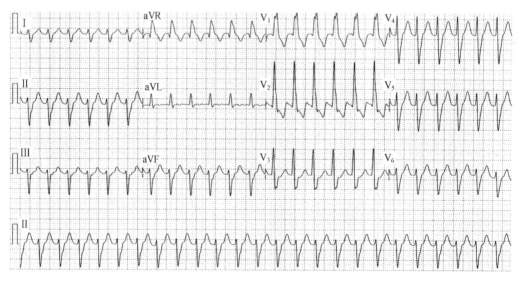

图 14-1 男性,20 岁

心电图特征 未见 P 波。心电轴－96°。QRS 波群时间增宽为 0.16s,QRS 波群形态改变,在 Ⅰ、Ⅱ、Ⅲ、aVF、V₅、V₆ 导联呈 rS 型,在 V₁ 导联呈 qR 型,R′R′间期规则,为 0.40s,频率为 150 次/min。T 波与 QRS 波群主波方向相反（V₃ 导联除外）。

心电图诊断　单形性室性心动过速。

讨论　本例为宽 QRS 波群心动过速。QRS 波群时间增宽为 0.16s，心电轴极右偏（无人区心电轴），QRS 波群在 V₁ 导联呈 qR 型，在 V₅ 及 V₆ 导联呈 rS 型，故支持室性心动过速的诊断。

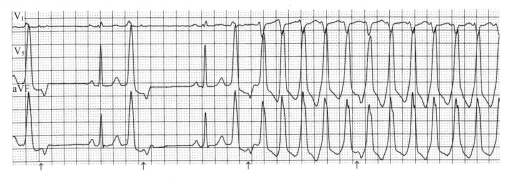

图 14-2　男性，50 岁。临床诊断：冠心病

心电图特征　窦性 P 波规律出现，在窦性 QRS 波群之后可见提前出现的宽大畸形的 QRS 波群，T 波与 QRS 波群主波方向相反，其前无 P 波，其后的 T 波上可见未下传的窦性 P 波（箭头处）；偶联间期相等，代偿间歇完全。R₄ 之后宽大畸形的 QRS 波群连续出现，形态相同，R′R′间期规则为 0.34s，频率 176 次/min。

心电图诊断　①窦性心律；②室性期前收缩；③单形性室性心动过速；④房室分离。

讨论　本例为室性期前收缩诱发的宽 QRS 波群心动过速，因出现了房室分离，故诊断为室性心动过速。

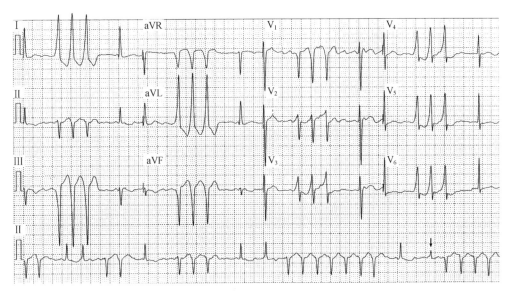

图 14-3　女性，80 岁

心电图特征　P 波消失，出现 f 波。QRS 波群时间有窄（0.08s）、宽（0.14s）及介于两者之间者。窄 QRS 波群的 RR 间期不规则。增宽的 QRS 波群形态畸形，在 V₂～V₆ 导联呈 rS、RS 及 Rs 型且 RS 间期为 0.12s，QRS 波群主波与其 T 波方向相反，时而成对，时而成串出现，形态相同，R′R′间期规则为 0.32s，频率 188 次/min。每阵开始的宽大畸形的 QRS 波群与其前窄的

QRS 波群相距 0.48s 或 0.68s。长 Ⅱ 导联 R_21（箭头处）的形态介于窄的与宽的 QRS 波群之间，为室性融合波。宽大的 QRS 波群在 aVR 导联呈 QS 型且前支出现顿挫为室速的特征。

　　心电图诊断　①心房颤动；②短阵性单形性室性心动过速；③室性融合波；④成对的室性期前收缩。

　　讨论　本例宽大畸形的 QRS 波群起始部粗钝，似心室预激。但是在心室预激合并心房颤动时 R′R′ 间期应为不规则及 QRS 波群形态不一致，而这种宽大畸形的 QRS 波群形态一致且 R′R′ 间期规则，故不符合心室预激的表现。在心房颤动时，室上性的 QRS 波群之后固定部位出现宽大畸形的 QRS 波群是室性搏动的特征。在 V₂～V₆ 导联宽大畸形的 QRS 波群呈 RS(rS、Rs) 型且 RS 间期大于 0.10s，符合室性心动过速的诊断。室性融合波的存在也支持室性心动过速的诊断。

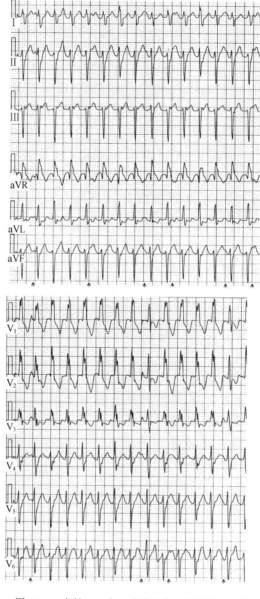

图 14-4　女性，15 岁。临床诊断：病毒性心肌炎

心电图特征　窦性 P 波间断出现（箭头处），PR 间期不规则，PP 间期 0.60s，频率 100 次/min。心电轴 −90°。QRS 波群宽大畸形，时间 0.14s，QRS 波群主波与 T 波方向相反（aVL 导联除外）。个别 QRS 波群前有相关 P 波，PR 间期 0.12～0.18s，其后的 QRS 波群形态及时间发生不同程度的改变（胸导联 $R_{2,9,14}$），为室性融合波。QRS 波群形态在 V_1 导联大部分呈 qR 型，在 V_5 及 V_6 导联呈 rS 型，V_3 导联呈 Rs 型且 RS 间期 0.12s。$R'R'$ 间期规则，频率 167 次/min。

心电图诊断　①窦性心律；②单形性室性心动过速；③房室分离；④室性融合波。

讨论　当宽 QRS 波群心动过速出现房室分离及室性融合波时，支持室性心动过速的诊断。本例 QRS 波群在 V_3 导联呈 Rs 型且 RS 间期大于 0.10s 及 V_1、V_5 及 V_6 导联的形态也支持室性心动过速的诊断。

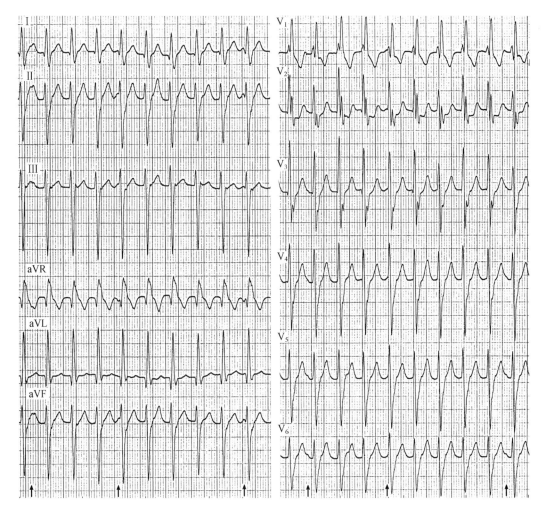

图 14-5　男性，40 岁。发作性心悸 1 年

心电图特征　在肢导联及胸导联的 R_2、R_5、R_{10} 之前可见未下传的 P 波（箭头处），与 QRS 波群形成房室分离。$R'R'$ 间期规则，为 0.38s，频率 138 次/min。QRS 波群增宽为 0.12s，在 Ⅰ、aVL 导联呈 qRs 型，Ⅰ 导联 s 波变宽，Ⅱ、Ⅲ、aVF、V_5 及 V_6 导联呈 rS 型，V_1 导

联呈 rsR′型。aVR 及 V_1 导联出现 T 波倒置,其他导联 T 波直立。心电轴左偏为$-86°$。

心电图诊断　①窦性心律;②单形性室性心动过速(分支折返性);③房室分离。

讨论　本例的宽 QRS 波群心动过速具备了房室分离及 V_5、V_6 导联主波负向,符合室性心动过速。图形呈右束支阻滞及左前分支阻滞型,说明起源点在左后分支处或在其附近,激动沿左后分支传导至左前分支及右束支完成折返运动。

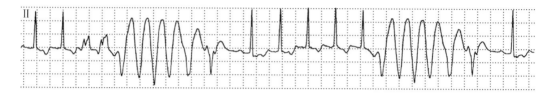

图 14-6　男性,37 岁。反复晕厥发作 2 周

心电图特征　图中见两次窦性 P 波,PR 间期 0.19s。QRS 波群形态正常者时间为 0.06s,RR 间期规则,为 0.40s,频率 150 次/min,其间未见 P 波。ST 段斜型压低 0.05~0.1mV,T 波倒置。QT 间期 0.28s。图中出现两阵宽大畸形的 QRS 波群,QRS 波群时间 0.14~0.20s,QRS 波群主波与 T 波方向相反,分别为 8 个及 6 个 QRS 波群连续出现呈梭形,频率 210 次/min,均为自行终止。

心电图诊断　①窦性搏动;②阵发性室上性心动过速;③多形性室性心动过速;④ST 段压低及 T 波倒置;⑤QT 间期缩短。

讨论　本例的窄 QRS 波群心动过速发作时未见 P′波出现,故诊断为室上性心动过速。同时发生了两阵宽 QRS 波群心动过速呈梭形,频率 210 次/min,无 QT 间期延长,符合多形性室性心动过速。多形性室性心动过速与尖端扭转型室性心动过速的图形相同,但前者不伴有 QT 间期的延长,后者则伴有 QT 间期的延长。

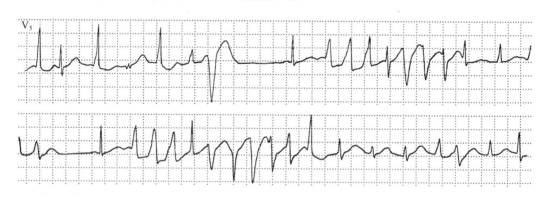

图 14-7　男性,54 岁。两条为连续记录

心电图特征　窦性 P 波间断出现。PR 间期 0.12s,其后 QRS 波群正常并出现大的 U 波。图中可见两次窦性搏动之后均由一个落在 U 波顶峰的室性期前收缩诱发的一串心动过速,其 QRS 波群宽大畸形,尖端以基线为轴上下扭转,频率 188 次/min。在 V_5 导联开始及终末可见形态多样、时间多数增宽的 QRS 波群,频率 124 次/min,为多源性室速。

心电图诊断　①窦性搏动;②尖端扭转型室性心动过速;③多源性室性心动过速;④U 波增高。

讨论 本例心动过速的 QRS 波群宽大畸形并呈多形性且伴大 U 波出现,故为尖端扭转型室速。当室性心动过速的频率较慢,且形态不一时为多源性室速。

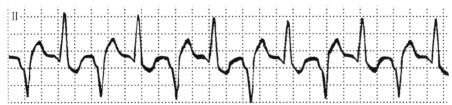

图 14-8 男性,52 岁。临床诊断:风湿性心脏病、心力衰竭。正在施行地高辛治疗

心电图特征 未见 P 波。QRS 波群宽大畸形,时间 0.14s,R′R′间期规则,为 0.44s,频率 136 次/min。QRS 波群形态呈 QS 型及 qR 型,并交替出现,QRS 波群主波与 T 波方向相反。

心电图诊断 ①双向性室性心动过速;②符合洋地黄中毒的心电图表现。

讨论 当室性搏动的 QRS 波群主波方向交替出现,频率≥100 次/min 时,即形成双向性室速。本例在服用地高辛时出现了双向性室速,为洋地黄中毒的表现,应及时停用地高辛。

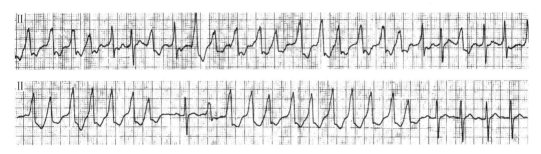

图 14-9 女性,65 岁。Ⅱ导联为不连续记录

心电图特征 窦性 P 波间断出现,频率 107 次/min。窦性 QRS 波群时间正常,形态呈 RS 型。异位的 QRS 波群宽大畸形,形态不一,振幅不同,呈 R 或 Rs 型,R′R′间期不等,平均心室率 135 次/min,ST 段压低及 T 波倒置。

心电图诊断 ①窦性心动过速;②多源性室性心动过速。

讨论 本例心电图示宽的 QRS 波群心动过速发作时形态及振幅均不同,心室率较慢,因此符合多源性室性心动过速的诊断。

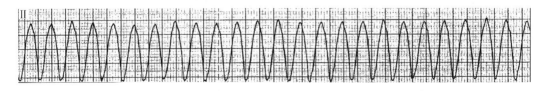

图 14-10 男性,63 岁。临床诊断:冠心病(猝死)

心电图特征 P 波消失。QRS 波群与 T 波相连不能辨识,出现振幅、间期一致的心室扑动波,频率 214 次/min。

心电图诊断 心室扑动。

　　讨论　心室扑动属于规则的快速性室性心律失常,与室性心动过速不同的是前者 QRS 波群与 T 波相连不易区分,而后者的 QRS 波群与 T 波容易分辨。

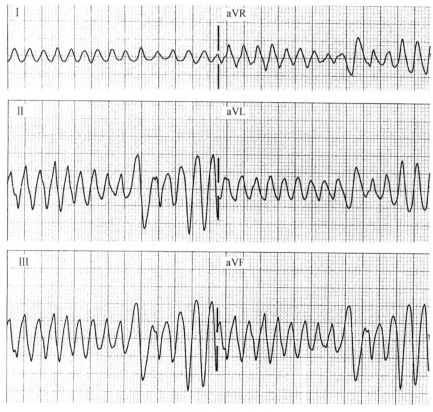

图 14-11　男性,40 岁

　　心电图特征　P-QRS-T 波消失,出现波形、振幅、间期不等的心室颤动波,频率约 350 次/min。

　　心电图诊断　心室颤动。

　　讨论　心室颤动属于不规则的快速性室性心律失常,一旦发生,患者将失去意识,常表现为阿—斯综合征的发作,是心源性猝死的常见心律失常。

四、思考(图 14-12、图 14-13)

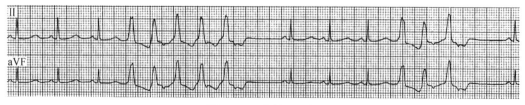

图 14-12　女性,66 岁

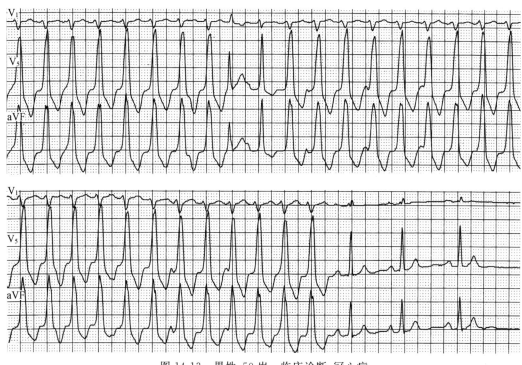

图 14-13　男性,50 岁。临床诊断:冠心病

（潘医歌　潘大明）

第十五章　房室阻滞

房室传导系统的不应期异常延长,激动自心房向心室传导的过程中出现传导延缓或中断的现象称为房室阻滞(atrioventricular block,AVB)。阻滞程度分为三度,一度及二度为不完全性的,三度为完全性的。阻滞部位越低,起搏点自律性越慢,稳定性越差,危险性也越大。

一、心电图表现

(一)一度房室阻滞

一度房室阻滞(first-degree atrioventricular block)表现为 PR 间期的延长。

1. PR 间期≥0.21s,儿童(14 岁以下)≥0.18s,每个 P 波后均伴有 QRS 波群。当 PR 间期达不到上述标准时可以表现为正常 PR 间期的一度房室阻滞:①超过相应心率的 PR 间期上限值;②在心率相似的情况下,PR 间期较过去延长 0.04s 以上或心率增快时 PR 间期不缩短,反比原来延长 0.04s 以上。

还应注意:由于 PR 间期显著延长,使 P 波与 T 波重叠而掩盖 P 波时易误认为交接性心律。

2. 分型　①Ⅰ型(PR 间期递增型):PR 间期逐渐延长,但不脱落,后又缩短,周而复始;②Ⅱ型(PR 间期延长固定型):延长的 PR 间期固定;③Ⅲ型(PR 间期延长不定型):延长的 PR 间期不固定。

(二)二度房室阻滞

二度房室阻滞(second-degree atrioventricular block)表现为室上性激动间断地不下传,导致部分 P 波后无相应的 QRS 波群。

1. 二度Ⅰ型房室阻滞　又称为文氏现象(Wenckebach phenomenon),也叫莫氏(Mobitz)Ⅰ型阻滞。其特点是传导速度进行性减慢直至传导中断,结束一次文氏周期(Wenckebach cycle)。房室传导文氏周期指相邻两次 QRS 波群脱落后的第一个下传的 PP 之间的间期。

(1)典型文氏现象　①P 波规律出现;②PR 间期进行性延长,直至一个 P 波下传受阻而使相应的 QRS 波群脱落;③在一个文氏周期中以第二个 PR 间期的增量最大,此后增量进行性缩短,导致 RR 间期进行性缩短;④QRS 波群脱落形成的长 RR 间期小于最短 RR 间期的 2 倍;⑤文氏周期反复出现。在文氏周期中,同时符合上述各条件者则为典型文氏现象。

(2)不典型文氏现象　①PR 间期不呈进行性延长;②PR 间期的增量不呈进行性减少,导致 RR 间期不呈进行性缩短;③心搏脱落后的 PR 间期不缩短;④文氏周期结尾的长间歇可显著延长或缩短;⑤以反复心搏终止文氏周期。在文氏周期中,凡是符合上述任何一条者均为不典型文氏现象。

2. 二度Ⅱ型房室阻滞(莫氏Ⅱ型阻滞)　阻滞部位发生在房室结以下。心电图表现为:

①连续下传的 PR 间期固定;②窦性 QRS 波群间断脱落。

3.其他表现形式

(1)2∶1 或 3∶1 房室传导　这种表现形式也称为 2∶1 或 3∶2 房室阻滞。阻滞可以是二度Ⅰ型,也可以是二度Ⅱ型,鉴别要点是增快心率(药物或运动),若 P 波下传增多,则为二度Ⅰ型,若阻滞增多,则为二度Ⅱ型。

(2)高度房室阻滞　当房室间传导的比例大于或等于 3∶1 时称为高度房室阻滞。心电图特点:①房室传导比例≥3∶1;②PR 间期通常固定;③常伴有交接性或室性逸搏。

(三)三度房室阻滞

室上性激动全部不能下传心室称为三度房室阻滞(third-degree atrioventricular block)即完全性房室阻滞。心电图表现为:①P 波与 QRS 波群按各自固有的频率发放激动;②P 波与 QRS 波群无关,导致 PR 间期不固定;③房率大于室率;④出现交接性或室性逸搏心律,室率常小于 45 次/min。

三度房室阻滞诊断中应注意:①心室率＞60 次/min 应考虑干扰性房室脱节的存在;②当出现正常范围的 PR 间期时,只要不引起 RR 间期的缩短(心室夺获)即认为该次 P 波未下传;③心房颤动时出现慢而规则的心室率为合并三度房室阻滞的特征。

二、根据希氏束电图进行阻滞部位定位

体表心电图难以判断阻滞的部位,准确定位仍需借助于希氏束电图(His bundle electrogram,HBE)。

(一)正常希氏束电图

正常希氏束电图由以下各波及间期组成(图 15-1)。

A 波:心房除极波。由于电极导管位于心房的下部,故 A 波通常为主波向上的双相或多相波。

H 波:希氏束除极波。位于 A 波与 V 波之间,呈双相或三相小波,时间 15～25ms。

V 波:心室除极波,为宽大的多相波。

PA 间期:为同步描记的体表心电图的 P 波开始至 A 波开始的时间,代表激动从心房上部到下部的传导时间,正常值 25～45ms。

AH 间期:A 波开始至 H 波开始的时间,代表激动在房室结的传导时间,正常值 50～120ms。

HV 间期:H 波开始至 V 波开始的时间,代表激动从希氏束到心室的传导时间,正常值 35～55ms。

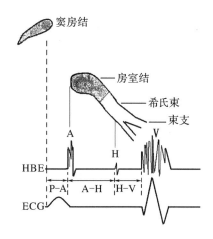

图 15-1　正常希氏束电图示意图

(二)房室阻滞部位的定位

1.一度房室阻滞

希氏束电图表现:①心房内传导延迟:PA 间期延长;②房室结内传导延迟:AH 间期延长;③希氏束内传导延迟:出现分裂的希氏束电位(H_1H_2 波);④希氏束下传导延迟:HV 间期延长。

2.二度房室阻滞

(1)二度Ⅰ型房室阻滞:阻滞区通常发生在房室结内,表现为 AH 间期进行性延长直至 H 波脱落。

(2)二度Ⅱ型房室阻滞:阻滞区几乎全部在希-浦系统内,以房室传导时间的不可变性为特征。①希氏束内阻滞:H 波分裂,AH_1 间期正常,H_2V 间期正常,按比例出现 H_2V 波脱落;②希氏束下阻滞:AH 间期正常,激动下传心室者 HV 间期固定,V 波出现间断脱落。

3.三度房室阻滞

(1)房室结阻滞:A 与 H 波无关,HV 间期固定。

(2)希氏束内阻滞:AH_1 间期固定,H_2V 间期固定,H_1 与 H_2 波无关。

(3)希氏束下阻滞:AH 间期固定,V 波前无相关 H 波,AH 波与 V 波无关。

三、图例(图 15-2～图 15-11)

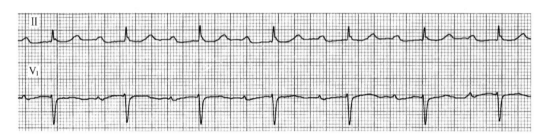

图 15-2　男性,26 岁。临床诊断:病毒性心肌炎

心电图特征　窦性 P 波规律出现,频率 65 次/min。PR 间期 0.36s。QRS 波群时间及形态正常。ST 段及 T 波正常。

心电图诊断　①窦性心律;②一度房室阻滞。

讨论　在正常心率的情况下出现一度房室阻滞,说明房室交接区的相对不应期已延长。临床上诸多因素均可引起房室交接区的相对不应期延长而导致一度房室阻滞,这种阻滞可以是功能性的,也可以是病理性的,应结合临床加以判断。病毒性心肌炎可以侵犯房室传导系统而引起一度房室阻滞等房室传导障碍。

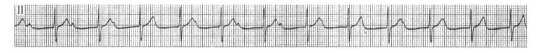

图 15-3　男性,36 岁

心电图特征　窦性 PP 间期稍有不齐,PR 间期 0.52s。QRS 波群时间及形态正常,ST 段及 T 波正常。

心电图诊断　①窦性心律;②一度房室阻滞。

讨论　一度房室阻滞的长 PR 间期可导致 P 波与其前的 T 波重叠。本例的 PP 间期稍不规则即出现 P 波与 T 波的重叠现象,完全重叠时 P 波被掩盖,可类似于房室交接性搏动。

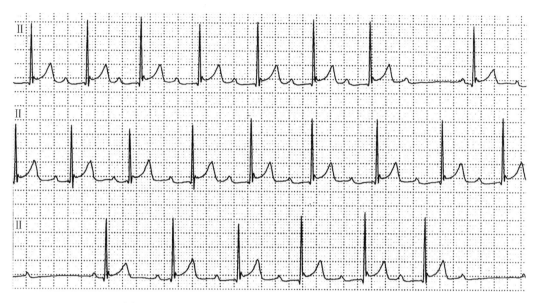

图 15-4A 男性,40 岁。4 点 52 分连续记录的动态心电图

心电图特征 窦性 P 波规律出现。PR 间期逐渐延长,为 0.16～0.36s,延长的增量不呈逐渐缩短,最后 P 波不下传,导致 QRS 波群脱落,呈周期性变化,每个周期的时间不等。QRS 波群终末部出现 J 波,ST 段呈凹面型抬高 0.2mV。T 波直立。

心电图诊断 ①窦性心律;②二度 I 型房室阻滞(不典型房室交接区文氏现象);③提示早期复极。

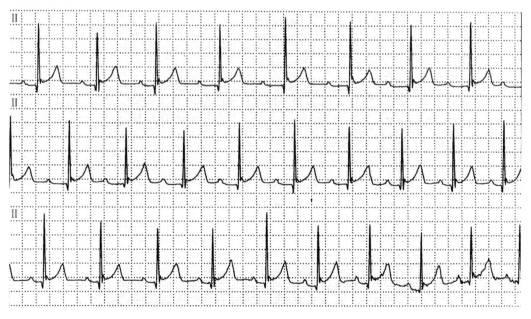

图 15-4B 男性,40 岁。与图 15-4A 为同一患者。5 点 30 分连续记录的动态心电图

心电图特征　图示窦性P波规律出现。PR间期逐渐延长,又呈逐渐缩短,在PR间期变化过程中无QRS波群的脱落。QRS波群终末部仍可见J波,ST段呈凹面型抬高0.2mV。T波直立。

心电图诊断　①窦性心律;②一度Ⅰ型房室阻滞;③提示早期复极。

讨论　本例首先出现二度Ⅰ型房室阻滞,呈不典型的文氏现象,38min后出现了一度Ⅰ型房室阻滞。在较短的时间内出现的这两种相似的心电现象,提示与迷走神经兴奋性变化有关。出现凹面型抬高的ST段伴T波直立高尖,提示为早期复极的心电图表现。

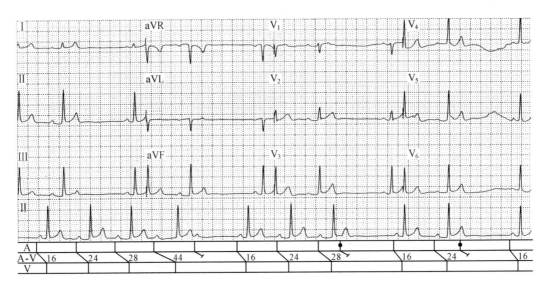

图15-5　女性,16岁。临床诊断:病毒性心肌炎

心电图特征　窦性P波规律出现。PR间期逐渐延长,为0.16～0.44s,最后P波不下传,导致QRS波群的脱落而结束一个文氏周期。此后的两个文氏周期分别被一次提前出现的且未下传的P′波终止。QRS波群、ST段及T波正常。

心电图诊断　①窦性心律;②二度Ⅰ型房室阻滞(不典型房室交接区文氏现象);③未下传房性期前收缩。

讨论　本例文氏周期时间均不相符,从房室传导的时间特征可知,符合不典型文氏现象。由于房性期前收缩发生过早而未下传,但却终止了文氏周期,也导致了不典型文氏现象的产生。第一个文氏周期PR间期出现了由0.28s至0.44s的变化,推测是房室结快径路转为慢径路传导所致,房室结双径路传导也是造成不典型文氏现象的原因之一。

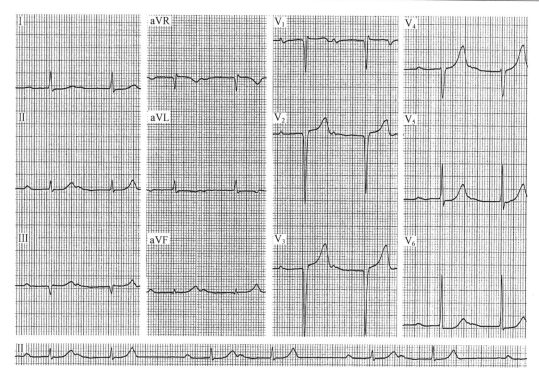

图 15-6　男性,51 岁

心电图特征　窦性 P 波规律出现,PR 间期逐渐延长,分别为 0.38s 及 0.52s,此后 P 波不下传,呈周期性变化。QRS 波群时间正常,QRS 波群形态在 V₁ 导联呈 Qr 型,V₂ 及 V₃ 导联呈 QS 型、V₄ 导联呈 rS 型。V₅ 及 V₆ 导联 ST 段呈水平型压低 0.1mV。T 波正常。

心电图诊断　①窦性心律;②一度及二度 I 型房室阻滞;③前间壁病理性 Q 波及 QS 波;④ST 段压低。

讨论　本例下传 P 波的 PR 间期明显延长均超过 0.20s,故为一度房室阻滞的表现。除此之外,可以见到 PR 间期的逐渐延长,直至 P 波不下传,呈周期性变化,故为二度 I 型房室阻滞。前间壁出现 Q 波、QS 波及 T 波直立,可见于陈旧性前间壁心肌梗死或心肌病,应结合临床进一步明确诊断。

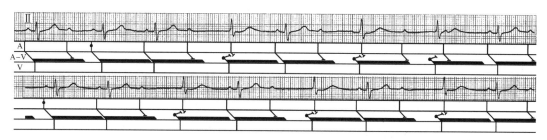

图 15-7　男性,73 岁。临床诊断:冠心病。两条为 II 导联的连续记录。黑色区域为房室交接区激动后形成的有效不应期

心电图特征　窦性 P 波间断下传,PP 间期规则。可见两次提前出现的 P′波,代偿间歇不完全。下传的 PR 间期固定为 0.18s。QRS 波群时间及形态正常,可见 6 次在相等的长间歇出现的 QRS 波群,其形态与窦性的 QRS 波群相似,其前无相关 P 波,为交接性逸搏。ST

段及 T 波正常。

心电图诊断 ①窦性心律;②二度Ⅱ型房室阻滞;③房性期前收缩;④房室交接性逸搏。

讨论 本例在房室交接区激动后即形成一长的有效不应期,落在此期内的激动均不能下传;在此期之外的激动均能下传心室,且下传的 PR 间期固定。未发现有相对不应期的存在,故符合二度Ⅱ型房室阻滞。

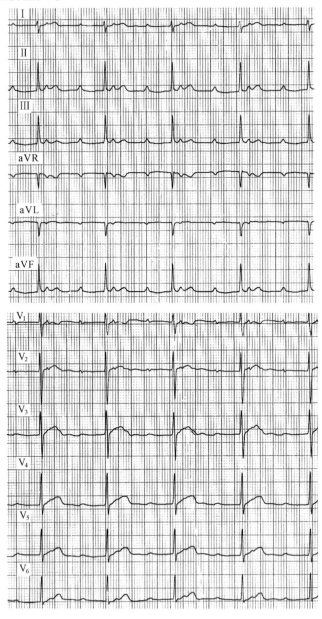

图 15-8　女性,16 岁。临床诊断:病毒性心肌炎

心电图特征 窦性 PP 间期 0.52s,频率 115 次/min。每两个 P 波下传 1 次,下传的 PR 间期固定为 0.40s,QRS 波群时间及形态正常,RR 间期规则。ST 段及 T 波正常。

心电图诊断 ①窦性心动过速伴房室交接区绝对干扰现象;②一度房室阻滞。

讨论 本例未下传的窦性 P 波均出现在 ST 段上,这个部位正处于房室交接区的生理性有效不应期,故导致了窦性 P 波的不下传。未下传的窦性 P 波受到了生理性有效不应期的影响,使其在房室交接区出现了绝对干扰现象,导致在此处的 P 波不能下传,因而不是真正的二度阻滞。下传的 PR 间期延长除了考虑合并一度房室阻滞以外,还应考虑是前一个未下传的 P 波在房室交接区产生了顺向性隐匿性传导而影响其后 P 波的正常传导所致。

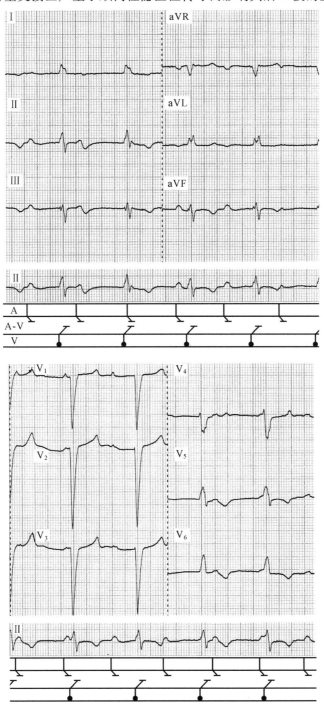

图 15-9　女性,62 岁

心电图特征　窦性 P 波规律出现,频率 83 次/min,PR′间期不固定。QRS 波群增宽为 0.12s,R′R′间期规则,为 1.03s,频率 58 次/min,大部分 QRS 波群主波与 T 波方向相反。

心电图诊断　①窦性心律;②三度房室阻滞;③加速性室性心律。

讨论　本例 PP 间期规则,PR′间期不规则,R′R′间期规则,房率大于室率,符合三度房室阻滞的心电图特征。当 PR′间期不规则而 R′R′间期规则时,说明 P 波与 QRS 波群无关,为 P 波未下传的特点。

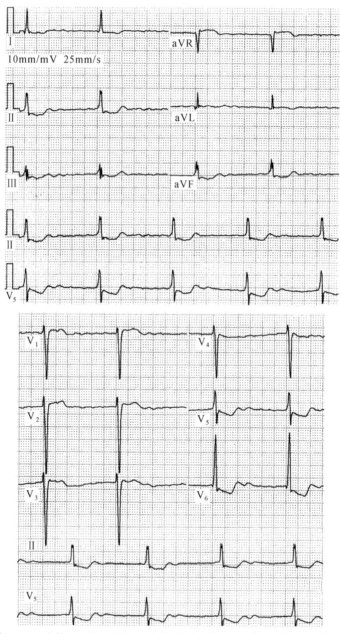

图 15-10　女性,50 岁。临床诊断:冠心病。因心房颤动施行地高辛治疗

心电图特征　P 波消失,出现大小及间期不一的 f 波。RR 间期规则为 1.20s,频率 50 次/min。QRS 波群时间及形态正常。ST-T 呈鱼钩形改变。

心电图诊断　①心房颤动;②三度房室阻滞;③房室交接性逸搏心律;④符合洋地黄中毒的心电图表现。

讨论　心房颤动时可导致 RR 间期绝对不等,若出现 RR 间期相等则认为是发生了三度房室阻滞。在应用洋地黄类药物(如地高辛)时出现了鱼钩形的 ST-T 改变,提示为洋地黄效应,若同时再出现三度房室阻滞及房室交接性逸搏心律等心律失常,则是洋地黄中毒的表现。

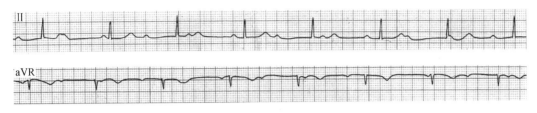

图 15-11　女性,16 岁。临床诊断:病毒性心肌炎

心电图特征　窦性 P 波规律出现,频率 80 次/min。PR 间期不固定。QRS 波群时间及形态正常,RR 间期规则为 1.20s,频率 50 次/min。ST 段及 T 波正常。

心电图诊断　①窦性心律;②三度房室阻滞;③房室交接性逸搏心律。

讨论　病毒性心肌炎可造成房室传导系统病变而出现传导阻滞。本例发生三度房室阻滞时 QRS 波群不增宽说明异位起搏点的位置较高,在希氏束分叉以上,预后相对较好。若异位起搏点位于希氏束分叉以下(即心室内),则预后相对较差。

四、思考(图 15-12、图 15-13)

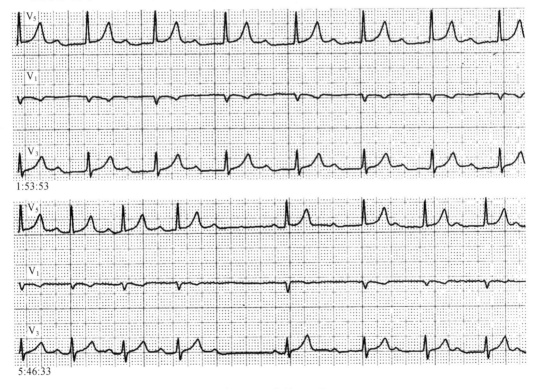

图 15-12　女性,75 岁

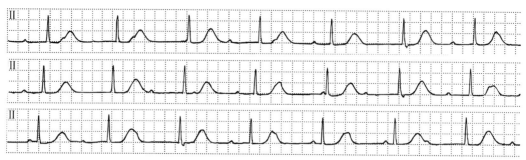

图 15-13　男性, 65 岁。三条心电图为不连续记录

（潘医歌　潘大明）

第十六章　室内阻滞

室上性激动在希氏束分叉以下的室内传导系统发生的传导阻滞称为室内阻滞（intraventricular block），包括右束支、左束支、左前分支、左后分支及左间隔分支的阻滞。

一、左束支阻滞

左束支阻滞（left bundle branch block，LBBB）分为完全性及不完全性两类。

（一）完全性左束支阻滞

心电图表现：①PR 间期≥0.12s；②QRS 波群形态改变，V_1、V_2 导联呈 QS 或 rS 型（r 波极小），S 波宽而深，I、aVL、V_5、V_6 导联呈 R 型，R 波宽大，顶端有切迹，左侧导联通常无 q 波；③QRS 波群时间≥0.12s；④ST-T 方向与 QRS 波群主波方向相反。

（二）不完全性左束支阻滞

心电图表现：图形与完全性左束支阻滞相似，QRS 波群时间＜0.12s，诊断时应排除左心室肥大，间歇出现这种图形有助于诊断。

二、左束支分支阻滞

（一）左前分支阻滞

左前分支阻滞（left anterior fascicular block，LAFB）时特征性改变在额面（肢导联）。

心电图表现：①PR 间期≥0.12s；②心电轴明显左偏达 $-30°\sim-90°$，左偏超过 $-45°$ 者诊断价值增高；③QRS 波群在 II、III、aVF 导联呈 rS 型，I、aVL 导联呈 qR 型，$R_{aVL}>R_I$；④QRS波群时间正常。

（二）左后分支阻滞

左后分支阻滞（left posterior fascicular block，LPFB）时特征性改变在额面（肢导联）。

心电图表现：①PR 间期≥0.12s；②心电轴右偏 $+90°\sim+180°$；③QRS 波群在 I、aVL 导联呈 rS 型，II、III、aVF 导联呈 qR 型；④QRS 波群时间正常。诊断时应排除引起心电轴右偏的其他原因，如右心室肥大、慢性肺部疾病等，作出诊断前应结合临床综合判断，间歇出现时有助于诊断。

（三）左间隔分支阻滞

左间隔分支阻滞（left septal fascicular block，LSFB）时特征性改变在水平面（胸导联）。

心电图表现：①PR 间期≥0.12s；②QRS 波群在 V_3R、V_1、V_2 导联呈 R 型或 Rs 型，$R_{V_2}>R_{V_6}$ 或 V_2 的 R/S＞1；③V_5、V_6 导联无 q 波或 q 波振幅＜0.1mV；④QRS 波群时间正常。诊断时应排除右心室肥大、正后壁心肌梗死、心室预激 A 型、右束支阻滞等。间歇性出现时有助于诊断。

三、右束支阻滞

右束支阻滞（right bundle branch block，RBBB）分为完全性及不完全性两类。

（一）完全性右束支阻滞

心电图表现：①PR 间期≥0.12s；②QRS 波群时间≥0.12s；③QRS 波群在 V_1、V_2 导联

呈 rSR′、rsR′或 rsr′型（M 型），V₅、V₆ 导联呈宽（≥0.04s）而不深的 S 波；④ST-T 方向与 QRS 波群终末传导延缓部分的方向相反。

（二）不完全性右束支阻滞

心电图表现：①图形类似完全性右束支阻滞；②QRS 波群时间＜0.12s。诊断时应与正常变异的心电图相鉴别。

正常变异心电图是由于室上嵴、近端室间隔及心底部的心室除极出现终末的 r′向量，但并没有束支的阻滞。心电图表现：①V₁ 呈 rSr′型，r′＜ r 或 r′/S＜1；②QRS 波群时间 ＜0.09s；③V₁ 导联无明显 ST-T 改变。

四、双侧束支阻滞

右束支及左束支或其分支出现的传导阻滞称为双侧束支阻滞。

（一）完全性左束支阻滞

完全性左束支阻滞因常伴有 HV 时间延长，说明这种阻滞常伴有右束支的传导延迟，因此作为双侧束支阻滞对待。当完全性左束支阻滞合并心电轴显著左偏时，表明阻滞在两个分支，左前分支较左后分支传导更加缓慢。

（二）右束支合并左前分支阻滞

这种组合在临床上常见。心电图表现符合两者的诊断标准，QRS 波群的前半部分为左前分支阻滞的特点，后半部分为右束支阻滞的特点。

（三）右束支合并左后分支阻滞

这种组合在临床上少见。心电图表现符合两者的诊断标准，但应排除右束支阻滞合并右心室肥大。

（四）交替性左、右束支阻滞

通常左、右束支阻滞交替性出现表明左束支及右束支同时存在病变。

（五）室内三支阻滞

右束支、左前分支、左后分支（或左间隔分支）同时阻滞时称为室内三支阻滞。体表心电图可表现为一个束支和（或）分支完全阻滞，其余为不完全阻滞，表现为束支及分支阻滞伴不完全性房室阻滞。

1.右束支及左前分支阻滞伴房室阻滞　较常见，右束支与左前分支常为完全性阻滞，同时伴有一度或二度房室阻滞，房室阻滞的阻滞部位在左后分支。

2.右束支及左后分支阻滞伴房室阻滞　较少见，右束支与左后分支常为完全性阻滞，同时伴有一度或二度房室阻滞，房室阻滞的阻滞部位在左前分支。

（六）其他室内阻滞

当 PR 间期及 QRS 波群时间均≥0.12s 时，图形既不符合左束支、也不符合右束支阻滞时即归为不定型室内阻滞。

五、间歇性束支阻滞

（一）心率增快时出现的束支阻滞

心电图表现：①心率增快时出现束支阻滞图形，心率减慢时消失；②出现束支阻滞的心率可为心动过速，也可为正常范围的心率；③正常搏动与束支阻滞搏动的 RR 间期（或心率）可有轻度重叠。

心率增快时出现的束支阻滞称为 3 相束支阻滞。本型开始出现束支阻滞时的最低心率称为临界心率。当 RR 间期小于或等于 0.40s 时出现的阻滞多为生理性的,当 RR 间期大于 0.40s 时出现的束支阻滞多为病理性的。

(二)心率减慢时出现的束支阻滞

心电图表现:①心率减慢时出现束支阻滞,增快时消失;②出现束支阻滞的 QRS 波群前有与其相关的 P 波;③须排除心室预激、交接性逸搏伴心室内差异性传导、室性逸搏及不完全性双束支阻滞。

心率减慢时出现的束支阻滞称为 4 相束支阻滞。本型开始出现束支阻滞时的最高心率称为临界心率。4 相束支阻滞几乎均在病理情况下出现,多见于心肌缺血等。3 相与 4 相束支阻滞也可以同时出现。

六、束支阻滞合并其他心电图改变

(一)右束支阻滞合并右心室肥大

终末向量向右前增大,并出现 $R'_{V_1} > 1.5mV$ 及心电轴右偏。

(二)束支阻滞合并心肌梗死

1.右束支阻滞合并心肌梗死　右束支阻滞主要是影响终末向量,心肌梗死主要影响起始向量,故两者互不掩盖。但应注意前间壁心肌梗死病人,由于室间隔受累,使 V_1 及 V_2 导联的 r 波消失,常表现为 qR 型,常见 q 波≥0.03s。

2.左束支阻滞合并心肌梗死　左束支阻滞和心肌梗死都引起 QRS 波群起始向量的变化,故左心室心肌虽有梗死,因不能形成 Q 波而被掩盖。

七、图例(图 16-1～图 16-15)

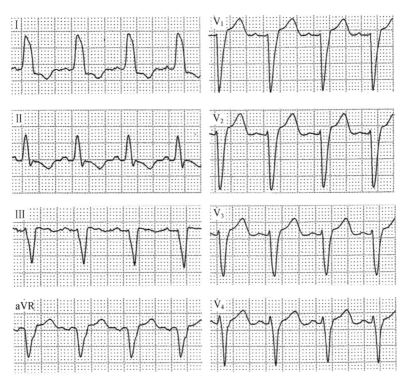

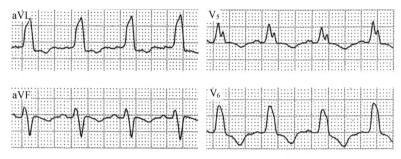

图 16-1　女性,67 岁。临床诊断:冠心病

心电图特征　窦性 P 波规律出现。PR 间期 0.14s。心电轴－25°。QRS 波群时间增宽为 0.16s,Ⅰ、aVL、V₅ 及 V₆ 导联呈 R 型,顶端出现切迹,q 波消失,ST 段压低及 T 波倒置;V₁ 及 V₂ 导联呈 rS 型,ST 段稍抬高,T 波直立。

心电图诊断　①窦性心律;②完全性左束支阻滞。

讨论　本例在正常窦性心律及正常 PR 间期的情况下出现了 QRS 波群时间增宽,应首先考虑室内阻滞,同时在左心导联出现了宽大有切迹的 R 波(特征性改变),右心导联出现了增宽的呈 rS 或 QS 型的 QRS 波群(对应性改变)。ST-T 方向与 QRS 波群主波方向相反,符合完全性左束支阻滞。

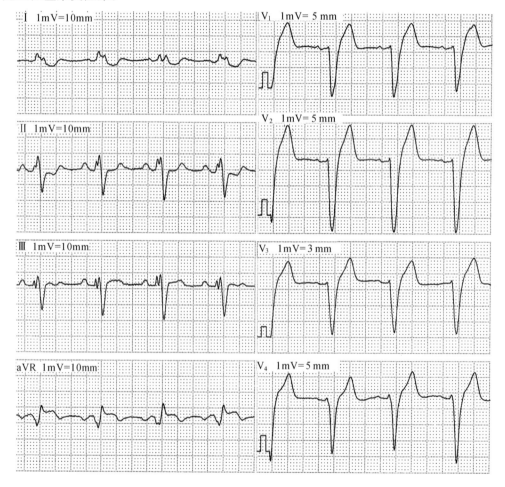

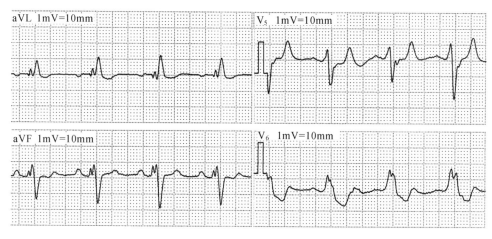

图 16-2 男性,71 岁

心电图特征 窦性 P 波规律出现,PR 间期 0.17s。心电轴－64°。QRS 波群时间增宽为 0.16s,在 Ⅰ 及 V₆ 导联呈 R 型,顶端出现切迹,q 波消失,ST 段压低,T 波负正双向;在 V₁ 及 V₂ 导联呈 rS 型,ST 段抬高,T 波直立。

心电图诊断 ①窦性心律;②完全性左束支阻滞伴心电轴显著左偏。

讨论 本例出现完全性左束支阻滞时又出现了心电轴显著左偏,提示阻滞部位在分支,左前分支较左后分支阻滞重。通常认为阻滞部位越低,预后越差。

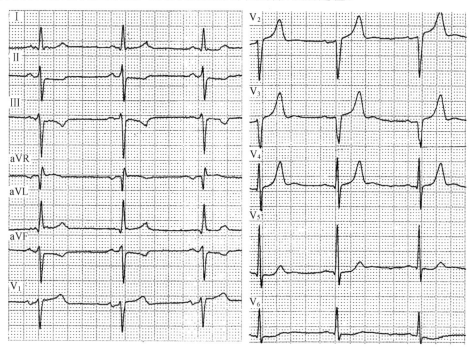

图 16-3 男性,65 岁。临床诊断:冠心病

心电图特征 窦性 PP 间期为 1.12s,频率 54 次/min。PR 间期 0.16s。心电轴－53°。QRS 波群时间正常,其形态在 Ⅱ、Ⅲ、aVF 导联呈 rS 型,在 Ⅰ、aVL 导联呈 qR 型,$R_{aVL} > R_I$。胸导联 V₁～V₃ 的 r 波递增不良。T 波在 Ⅱ、Ⅲ、aVF 导联倒置,$T_{V_1} > T_{V_6}$。

心电图诊断 ①窦性心动过缓;②左前分支阻滞;③下壁导联 T 波倒置及 $T_{V_1} > T_{V_6}$;

④$V_1 \sim V_3$ 的 r 波递增不良。

讨论　本例出现了特征性的 QRS 波群形态改变及心电轴显著左偏,构成了左前分支阻滞的心电图特点,此种心电图的特征性改变表现在肢体导联。$V_1 \sim V_3$ 的 r 波递增不良提示前间壁心肌梗死。结合临床考虑,本例 T 波的改变与心肌缺血有关。

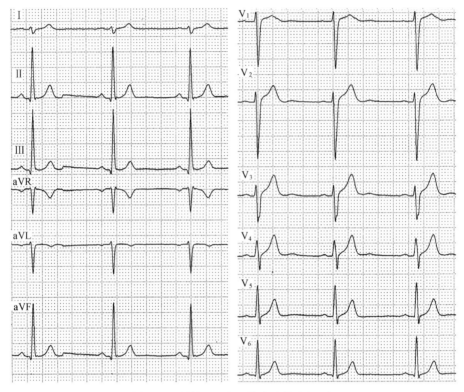

图 16-4　男性,56 岁。临床诊断:冠心病

心电图特征　窦性 PP 间期为 1.04s,频率 58 次/min。PR 间期 0.15s。心电轴+97°。QRS 波群时间正常,其形态在Ⅰ及 aVL 导联呈 rS 型,在Ⅱ、Ⅲ、aVF 导联呈 qR 型。ST 段及 T 波正常。

心电图诊断　①窦性心动过缓;②左后分支阻滞。

讨论　左后分支阻滞的特征性改变表现在肢体导联,以 QRS 波群的形态改变及心电轴右偏为特点,诊断时应排除右心室肥大等情况。右心室肥大通常在肢体导联及胸导联均有特征性改变。本例除心电轴右偏外,没有其他右心室肥大的指标出现,临床上也无右心室肥大的证据,故符合左后分支阻滞。

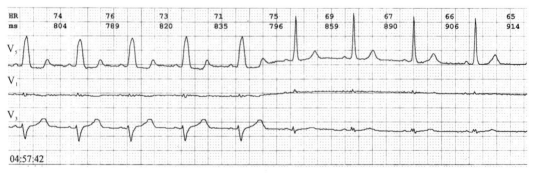

A

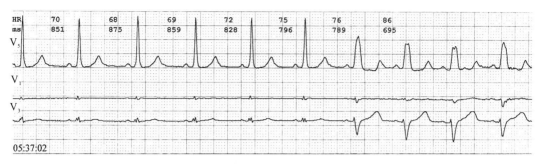

B

图 16-5　女性,46 岁。上下两图为不同时段的动态心电图

心电图特征　窦性 PP 间期互差最大约为 0.18s。PR 间期 0.14s。QRS 波群时间为 0.09～0.13s。QRS 波群形态改变,在 V_5 导联呈 R 型,在 V_1 导联呈 qrs 型,在 V_3 导联上图 呈 rS—rs—rsr's′ 型。A 图:随着 RR 间期的逐渐延长,频率逐渐变慢,QRS 波群由宽大畸形 逐渐恢复正常,QRS 波群增宽时表现为左束支阻滞图形,其中 R_6 为不完全性左束支阻滞。 B 图:随着 RR 间期的逐渐缩短,频率逐渐变快,QRS 波群形态由正常逐渐呈现宽大畸形, QRS 波群增宽时表现为左束支阻滞图形,其中 R_7、R_{10} 为不完全性左束支阻滞。

心电图诊断　①窦性心律不齐;②3 相左束支阻滞。

讨论　本例开始出现左束支阻滞时的心率为 76 次,开始恢复左束支传导时的心率为 75 次。这种随着心率的减慢左束支阻滞逐渐消失及随着心率的加快左束支阻滞逐渐出现的心 电现象符合 3 相左束支阻滞。这种 QRS 波群时间与形态随频率的变化而改变是与束支内 文氏现象的不同之处。

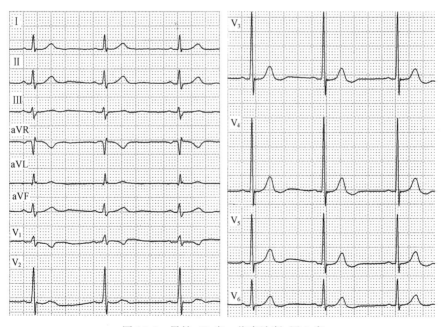

图 16-6　男性,79 岁。临床诊断:冠心病

心电图特征　窦性 PP 间期 1.04s,频率 58 次/min。PR 间期 0.14s。心电轴+14°。QRS 波 群时间正常,在 V_1 及 V_2 导联呈 Rs 型,R_{V_2}>R_{V_6},V_5 及 V_6 导联 q 波消失。ST 段及 T 波正常。

心电图诊断　①窦性心动过缓;②左间隔分支阻滞。

讨论　左间隔分支阻滞时其特征性表现在胸导联,使 V_1 及 V_2 导联的 QRS 波群以 R 波为主,而肢体导联不受其影响。本例无右心室肥大及正后壁心肌梗死的病史,故诊断成立。

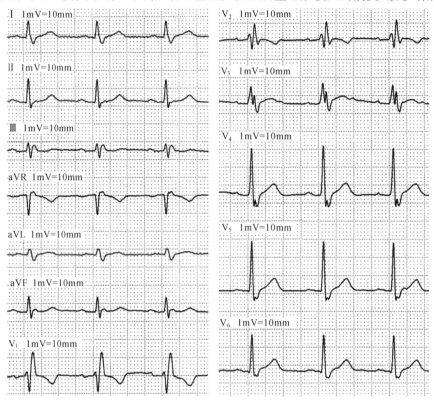

图 16-7　男性,83 岁

心电图特征　窦性 PP 间期规则。PR 间期 0.20s。心电轴+52°。QRS 波群时间增宽为 0.14s,在 V_1 导联呈 rSR′型,Ⅲ 及 aVR 导联出现终末增宽的 r 波,在 Ⅰ、aVL、V_5 及 V_6 导联出现终末增宽的 s 波,T 波方向与 QRS 波群终末传导延缓部分的方向相反。

心电图诊断　①窦性心律;②完全性右束支阻滞。

讨论　本例心电图在正常窦性心律及正常 PR 间期的情况下出现了 QRS 波群时间的增宽,应首先考虑心室内传导阻滞。在右心导联出现了终末增宽的 R(r)波(特征性改变),在左心导联出现了终末增宽的 s 波(对应性改变),故为右束支阻滞。

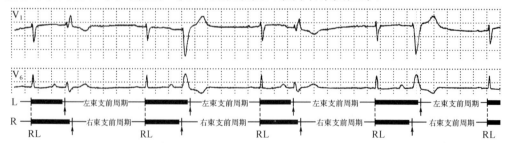

图 16-8　女性,56 岁。临床诊断:冠心病。RL 代表左束支及右束支同步激动处,箭头代表左束支(L)及右束支(R)不同步激动处。黑色区域代表左束支及右束支的不应期变化

　　心电图特征　窦性 P 波间断出现,PR 间期 0.20s。窦性 QRS 波群时间及形态正常。每一个窦性搏动之后均可见 1 次提前的 P′波,P′R 间期 0.20s,下传的 QRS 波群与窦性下传的 QRS 波群形态不同,呈右束支及左束支阻滞交替图形。呈右束支阻滞时的偶联间期为 0.52s;呈左束支阻滞时的偶联间期为 0.56s。

　　心电图诊断　①窦性搏动;②房性期前收缩伴交替性左右束支阻滞。

　　讨论　本例房性期前收缩下传的 QRS 波群出现了形态改变,为心室内差异性传导。发生差异性传导的 QRS 波群形态符合右束支及左束支交替阻滞图形,故差异性传导交替性发生在右束支及左束支内。束支阻滞的发生使得两侧束支不能同步除极。当右束支阻滞时,左束支首先除极,然后激动穿过室间隔引起右心室除极,最后激动逆向性隐匿地引起右束支除极。当在房性期前收缩的长代偿间歇后出现窦性搏动时,左及右束支均已经脱离了不应期,激动得以通过两侧束支同步下传心室,引起正常的 QRS 波群。下次房性期前收缩出现时,因右束支出现了短的前周期,故不应期缩短(短于左束支),激动得以通过右束支下传,最后激动引起左束支除极,使左束支具有了短的前周期,其不应期缩短(短于右束支),激动得以通过左束支下传,这样交替性的变化形成了左右束支阻滞交替的心电图改变。出现左及右束支阻滞时的 RR 间期分别为 0.56s 及 0.52s,说明左及右束支的不应期已有延长,提示已经出现了潜在性病变。交替性左右束支阻滞的发生与束支间逆向性隐匿性传导有关。

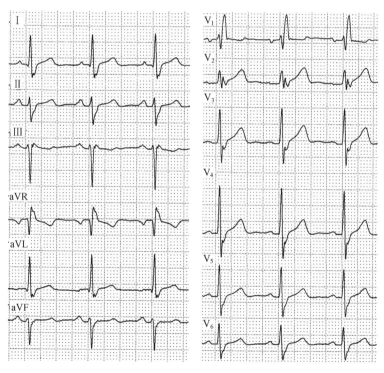

图 16-9　男性,57 岁

　　心电图特征　窦性 PP 间期规则。PR 间期 0.16s。心电轴－56°。QRS 波群时间增宽为 0.12s,QRS 波群形态改变,在 Ⅱ、aVF 导联呈 rS 型、Ⅲ 导联呈 rSr′型、Ⅰ 及 aVL 导联呈 qRs 型,V$_1$ 导联呈 rSR′型,Ⅰ、aVL、V$_5$ 及 V$_6$ 导联 S 波增宽,Ⅲ、aVR 导联终末的 r 波增宽。

　　心电图诊断　①窦性心律;②完全性右束支阻滞及左前分支阻滞。

讨论 当完全性右束支阻滞与左前分支阻滞同时存在时,心电图上可以出现两者的特点。在双支阻滞中,这种组合较为常见。

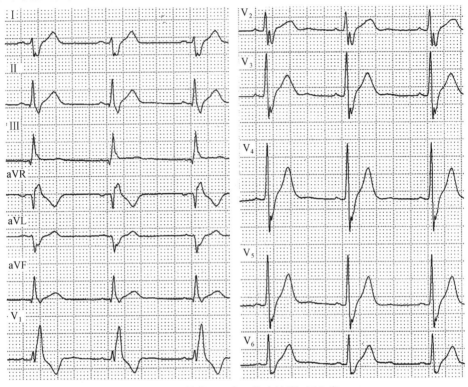

图 16-10 男性,53 岁。临床诊断:冠心病

心电图特征 窦性 PP 间期规则。PR 间期 0.14s。心电轴+107°。QRS 波群时间增宽为 0.16s,QRS 波群形态改变,在 Ⅰ、aVL 导联呈 rS 型,Ⅱ、aVF 导联呈 qRs 型,Ⅲ 导联呈 qR 型,V₁ 导联呈 rsR′型,Ⅰ、aVL、V₅ 及 V₆ 导联出现宽 s 波,aVR 导联出现终末增宽的 R 波。T 波与 QRS 波群终末延缓部分方向相反。

心电图诊断 ①窦性心律;②完全性右束支阻滞及左后分支阻滞。

讨论 当完全性右束支阻滞与左后分支阻滞合并存在时,心电图上可以同时出现两者的特点。在双支阻滞中,这种组合不常见,诊断时应排除合并右心室肥大等情况。

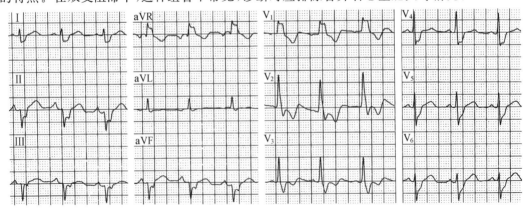

图 16-11 女性,37 岁

心电图特征　窦性 P 波规律出现。PR 间期 0.16s。心电轴－90°。QRS 波群时间增宽为 0.15s,QRS 波群形态改变,在 Ⅱ、Ⅲ、aVF 导联呈 rS 型,Ⅰ 导联呈 rs 型,aVL 导联呈 Rs 型且 R_{aVL}＞R_I,V_1 导联呈 R 型且顶端出现切迹,V_2 导联呈 Rs 型,V_5 及 V_6 导联呈 rS 型,R_{V_2}＞R_{V_6},左心导联 q 波消失,QRS 波群终末部增宽。

心电图诊断　①窦性心律;②完全性右束支阻滞;③左前分支阻滞;④左间隔分支阻滞。

讨论　本例心电图表现为心室内三支阻滞,各支阻滞均有其相应的表现,但三支同时阻滞时,可使各单支阻滞的心电图图形出现变异。

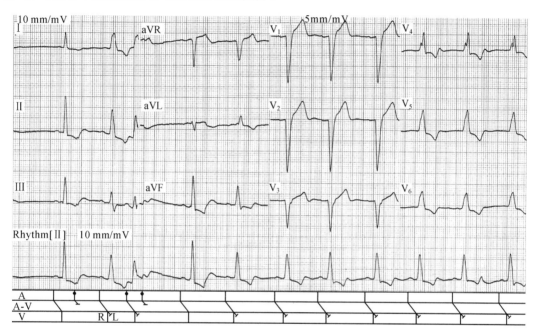

图 16-12　男性,73 岁

心电图特征　窦性 P 波规律出现。PR 间期 0.18s。心电轴正常。可见三次提前出现的 P′波,其中两次未下传,一次在两个基本的窦性周期之内出现。QRS 波群时间为 0.08s 及 0.14s,长 RR 间期的 QRS 波群时间缩短,恢复正常形态。增宽的 QRS 波群形态改变,在 Ⅰ、aVL、V_5 及 V_6 导联呈 R 型且伴有切迹;aVR、V_1 及 V_2 导联呈 QS 型。T 波与 QRS 波群主波方向相反。

心电图诊断　①窦性心律;②房性期前收缩(部分未下传,部分呈插入性,部分成对出现);③3 相左束支阻滞。

讨论　本例在正常的窦性频率范围内出现了左束支阻滞,当频率突然变慢(房性期前收缩的代偿间歇)时左束支阻滞消失,使左束支阻滞呈间歇性出现,符合 3 相左束支阻滞的诊断。这种心电现象说明左束支已出现潜在性病变,导致了左束支不应期病理性延长。

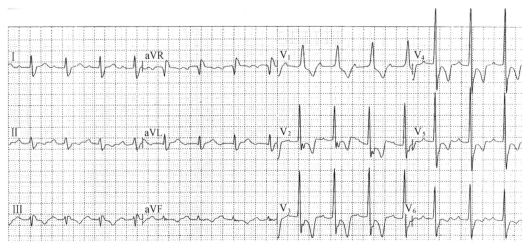

图 16-13 男性,65 岁。临床诊断:冠心病

心电图特征 窦性 PP 间期规则。PR 间期 0.28s。心电轴＋30°。QRS 波群时间增宽为 0.14s,QRS 形态改变,在 V_1 导联呈宽大的 R 型,Ⅲ 及 aVR 导联出现终末增宽的 r 波,Ⅰ、aVL、V_5 及 V_6 导联出现增宽的 S 波。ST 段在 $V_1 \sim V_6$ 导联呈斜型压低 0.10 ～ 0.20mV。T 波在 Ⅱ、Ⅲ、aVF、$V_1 \sim V_5$ 导联倒置,在 V_6 导联呈负正双向,倒置的 T 波在 $V_1 \sim V_5$ 导联呈冠状 T 波。

心电图诊断 ①窦性心律;②一度房室阻滞;③完全性右束支阻滞;④ST 段压低及冠状 T 波。

讨论 本例出现了完全性右束支阻滞,同时又出现了房室阻滞,此时房室阻滞的阻滞部位通常在左束支,即左束支出现了一度阻滞,故为心室内双支阻滞。ST 段呈斜型压低及冠状 T 波的出现考虑为心肌缺血所致。

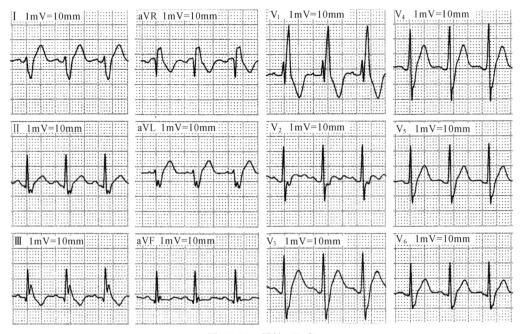

图 16-14 男性,40 岁

　　心电图特征　窦性 PP 间期 0.55s,频率 109 次/min。PR 间期 0.16s。心电轴+120°。QRS 波群时间增宽为 0.14s,QRS 波群形态改变,在 V_1 导联呈 rsR′ 型,且 R′ 波振幅为 1.7mV;Ⅲ、aVR 导联出现终末增宽的 R 波;Ⅰ、aVL、V_5 及 V_6 导联出现终末增宽的 S 波,V_5 导联的 S 波振幅为 0.7mV。T 波与 QRS 波群终末增宽部分的方向相反。

　　心电图诊断　①窦性心动过速;②完全性右束支阻滞合并右心室肥大。

　　讨论　当完全性右束支阻滞合并右心室肥大时,除具备完全性右束支阻滞的特点外,还同时具备 V_1 导联的 R′ 波振幅>1.5mV 及心电轴右偏,本例符合这一特点。

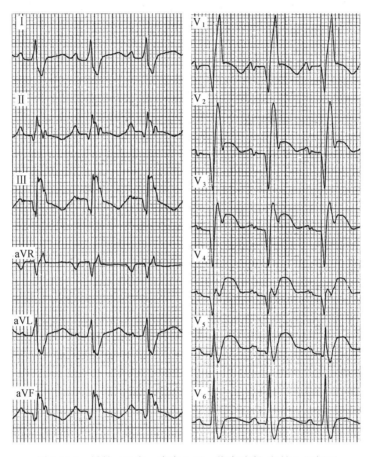

图 16-15　男性,55 岁。胸痛 2 天。临床诊断:急性心肌梗死

　　心电图特征　窦性 P 波规律出现。PR 间期 0.18s。心电轴+66°。QRS 波群时间增宽为 0.16s,QRS 波群形态改变,在 V_1～V_3 导联呈 QR 型,V_4 导联呈 Qr 型,Ⅰ、aVL、V_5 及 V_6 导联出现终末增宽的 S 波,Ⅲ 及 aVR 导联出现终末增宽的 R(r)波,Ⅱ、Ⅲ、aVF 导联出现病理性 Q 波。ST 段在 V_1～V_6 导联呈弓背型抬高,最大达 0.5mV。Ⅱ、Ⅲ、aVF、V_1 及 V_2 导联 T 波倒置。

　　心电图诊断　①窦性心律;②完全性右束支阻滞;③符合急性前间壁及前壁心肌梗死;④提示下壁心肌梗死。

　　讨论　心肌梗死时影响 QRS 波群的起始向量,形成病理性 Q 波;右束支阻滞时影响终末向量,出现 QRS 波群终末增宽的 R 波或 S 波,两者合并存在时其特征互不影响。由于前间壁心肌梗死存在,导致 V_1 导联 r 波消失,使 V_1 导联的 QRS 波群呈 QR 型。本例在Ⅱ、Ⅲ、aVF 导联出现了病理性 Q 波,说明下壁也存在心肌梗死,因无以前心电图作对比,使分期出现困难。

八、思考(图 16-16、图 16-17)

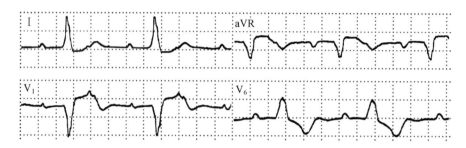

图 16-16　男性,70 岁。临床诊断:冠心病

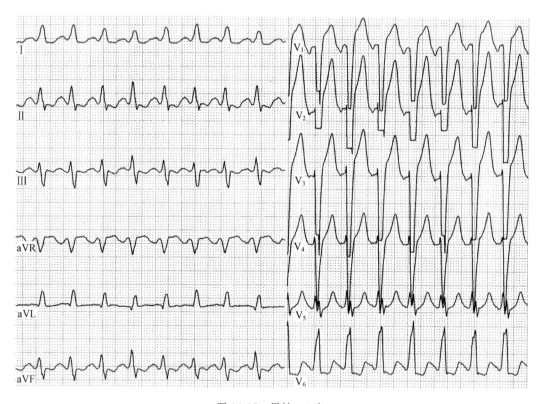

图 16-17　男性,69 岁

(潘大明)

第十七章　文氏现象

心脏传导系统中任何部位的传导逐搏减慢,最后发生传导中断的现象称为文氏现象(Wenckebach phenomenon),又称为二度Ⅰ型传导阻滞。文氏现象由多个文氏周期(Wenckebach cycle)构成。文氏周期是指激动的传导逐搏延缓直至中断,出现先后两个长间歇的第一个下传或逆传搏动之间的距离。文氏现象要求激动来自同一个起源点。

一、房室交接区的文氏现象

房室交接区的文氏现象又称为二度Ⅰ型房室阻滞,是最常见的文氏现象。主要表现为PR间期的逐搏延长,最后P波下传受阻,导致QRS波群脱落而结束一个文氏周期。

二、窦房交接区的文氏现象

窦房结至心房之间的文氏现象称为窦房交接区的文氏现象,即二度Ⅰ型窦房阻滞。表现为窦房结的激动向心房传导的时间逐渐延长,最后传导中断,使PP间期出现特征性的逐渐缩短,最后突然延长的文氏现象。因窦房结的激动不能被常规心电图记录,故诊断只能根据PP间期的改变特征来推断。

三、束支及分支内的文氏现象

(一)束支内文氏现象

1.直接显示性束支内文氏现象　QRS波群呈现正常→不完全性束支阻滞→完全性束支阻滞→正常序列。

2.不完全隐匿性束支内文氏现象　QRS波群呈现不完全性束支阻滞(或正常)→完全性束支阻滞→完全性束支阻滞→正常序列。

3.完全隐匿性束支内文氏现象　QRS波群一开始即表现为完全性束支阻滞图形,与真正的完全性束支阻滞不易区别。

束支内文氏现象心电图表现:①PP与PR间期规则固定;②周期性出现外形基本正常的QRS波群;③如果后继的QRS波群显示束支阻滞逐搏加重,可诊断为直接显示性束支内文氏现象;④除第1心搏外,后继的QRS波群均显示完全性束支阻滞,应考虑是不完全隐匿性束支内文氏现象。

(二)左束支分支内文氏现象

心电图表现:①PP与PR间期规则固定;②周期性出现心电轴基本正常的QRS波群;③如果后继的QRS波群显示心电轴左偏或右偏程度逐搏加重,则为直接显示性分支内文氏现象;④除第1心搏外,如后继的QRS波群均显示固定而明显的心电轴左偏或右偏,常为不完全隐匿性分支内文氏现象。左间隔分支内文氏现象不引起心电轴偏移,以 V_1、V_2 导联的QRS波群形态的周期性改变为主,表现为rS→RS→Rs→rS型序列。

四、折返径路中的文氏现象

心电图表现:由折返引起的期前收缩其偶联间期逐搏延长直至折返中断后无期前收缩而结束一个文氏周期,呈周期性出现。

五、异位起搏点的文氏型传出阻滞

心电图表现:P′P′或 R′R′间期由长逐渐缩短最后再突然延长,长间期小于最短间期的两倍,呈周期性出现。

六、心房内文氏现象

心电图表现:①PP 间期规则;②P 波振幅逐搏增高或增宽直至恢复正常;③呈周期性出现。右心房内文氏现象为 P 波逐搏增高,左心房内文氏现象为 P 波逐搏增宽。

七、心室内文氏现象

不能归纳为右束支阻滞或左束支及其分支阻滞的心室内文氏型阻滞称为心室内文氏现象。心电图表现:①PP 及 PR 间期规则固定;②QRS 波群逐搏增宽直至恢复正常;③呈周期性出现。

八、房室结双径路的文氏现象

心电图表现:正常的 PR 间期 →显著(成倍)延长的 PR 间期→P 波下传受阻导致 QRS 波群脱落,呈周期性出现。房室结的快、慢径路也可以先后出现文氏传导,形成双文氏现象。

九、反文氏现象

心电图表现:激动的传导时间由延长逐搏缩短直至恢复正常。

十、逆行文氏现象

心室或交接区的激动逆传入心房的过程中出现的文氏现象。心电图表现:RP⁻间期逐搏延长,直至 P⁻波脱落或该次激动折回心室而结束一个文氏周期。

十一、图例(图 17-1～图 17-11)

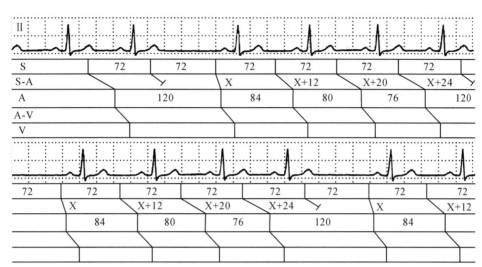

图 17-1 男性,70 岁。上下两条为 II 导联连续记录

心电图特征 窦性 PP 间期由长逐渐缩短,表现为 0.84、0.80、0.76s,之后突然延长至 1.20s,呈周期性变化。一个文氏周期 3.60s,梯形图示窦房结发放激动的间期为 0.72s (3.60/5)。文氏周期第一个窦房传导时间为 X,此后窦房传导时间逐渐延长为 X+12、X+20、X+24,最后传导中断,脱落一个 P 波,形成 1.20s 的长 PP 间期而结束一个文氏周期。在一个文氏周期中,窦房传导时间延长的增量逐渐减小,由 0.12→0.08→0.04s,故造成窦性 PP 间期逐渐缩短,长 PP 间期小于最短 PP 间期的两倍。

心电图诊断 ①窦性心律;②二度 I 型窦房阻滞(文氏型窦房阻滞,呈 5:4 窦房传导)。

讨论 本例窦性 PP 间期呈现有规律的渐短突长改变,长 PP 间期小于最短 PP 间期的两倍,并呈周期性出现,符合文氏型窦房阻滞的特征,这也是与窦性心律不齐的主要鉴别点。

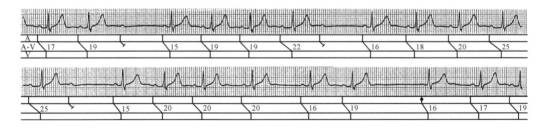

图 17-2 女性,46 岁。上下两条为 II 导联连续记录

心电图特征 窦性 PP 间期不规则,互差>0.12s。PR 间期逐渐延长,直至脱落一个 QRS 波群而结束一个周期。在延长的 PR 间期中有连续相等的出现,形成不典型文氏现象。在长达 1.60s 的长间歇后出现 1 次 P′波,形态与 P 波不同,为房性逸搏。在 PR 间期逐渐延长的过程中,也可见到无 QRS 波群脱落即恢复正常的 PR 间期(0.16s)。

心电图诊断 ①窦性心律不齐;②窦性停搏;③房性逸搏;④不典型二度 I 型房室阻滞。

讨论 本例虽然出现 PR 间期逐渐延长,但是在一个文氏周期中有相等的 PR 间期,也有 QRS 波群的脱落,符合不典型二度 Ⅰ 型房室阻滞。该图在逐渐延长的 PR 间期中,也见到无 QRS 波群脱落即恢复正常的房室传导现象。造成这种现象的原因可能与显著的窦性心律不齐及窦性停搏有关,这也是造成不典型房室文氏现象的主要原因之一。

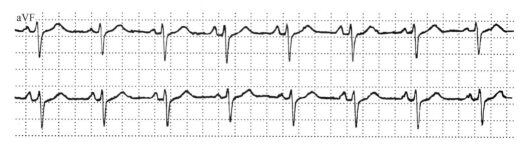

图 17-3　男性,53 岁。临床诊断:慢性支气管炎急性发作期。两条为 aVF 导联连续记录

心电图特征　P 波形态不固定,振幅高者呈尖峰型,振幅低者呈圆钝型,振幅范围自 0.1～0.25mV 不等。可见 P 波振幅由低变高再变低,周而复始,变化中 P 波频率不变,PP 间期规则,频率 75 次/min。QRS 波群及 T 波形态不变。

心电图诊断　①窦性心律;②右心房内文氏及反文氏现象。

讨论　文氏现象可发生在心脏的不同部位,但发生在心房内者较为少见。本例发生 P 波形态及振幅的周期性改变时,无 PP 间期的变化,可见 P 波由低(正常)逐渐增高变尖,符合右心房内的文氏现象。但还可见到 P 波由高尖再逐渐变低(正常),符合右心房内的反文氏现象。文氏现象说明传导阻滞程度逐渐加重,而反文氏现象说明传导阻滞程度逐渐改善。虽然 P 波振幅最高时达到 0.25mV,但却周期性出现形态正常的 P 波,故可排除右心房扩大。

右心房内的文氏现象是分布在右心房内的结间束逐搏传导延缓,引起右心房逐搏除极稍有推后,从而使其与左心房除极向量叠加,造成窦性 P 波逐搏增高。心房内文氏传导的心电图表现要求 PP 间期、PR 间期、RR 间期恒定。心房内文氏现象的传导障碍常发生在结间束,属于结间束的二度 Ⅰ 型阻滞。

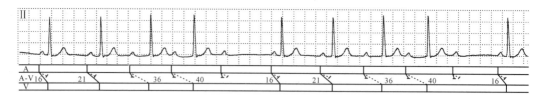

图 17-4　男性,21 岁。体检

心电图特征　窦性 PP 间期平均 0.88s,频率 68 次/min。PR 间期逐渐延长,最后引起 QRS 波群脱落,结束 1 个周期。在每个周期的第 3 个 PR 间期较第 2 个延长 0.15s。QRS 波群正常。ST 段及 T 波正常。

心电图诊断　①窦性心律;②顺向性房室结双径路伴双文氏现象(快径路及慢径路传导比例均为 3∶2,房室传导比例 5∶4)。

讨论　本例 PR 间期逐渐延长,最后引起 QRS 波群脱落而结束 1 个周期,符合文氏现象。每个文氏周期的前 2 个 PR 间期为 0.16s 及 0.21s,说明激动经快径路呈文氏型下传,第

3 个 PR 间期为 0.36s,较第 2 个 PR 间期延长 0.15s(跳跃现象),此时快径路传导中断,激动在快径路传导的文氏现象结束(快径路传导比例为 3∶2),并开始转为慢径路传导,形成第 3 及第 4 个明显延长的 PR 间期,分别为 0.36s 及 0.40s,说明激动经慢径路呈文氏型下传,第 5 个 P 波为激动在慢径路也出现了传导中断,引起 QRS 波群的脱落,慢径路传导的文氏现象结束(慢径路传导比例为 3∶2),由此形成了双径路内的双文氏现象,并共同形成了 5∶4 文氏型房室传导的心电图表现。

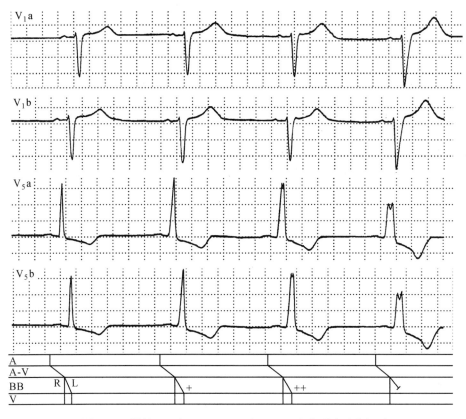

图 17-5　男性,56 岁。V_1a、V_1b 及 V_5a、V_5b 分别为连续记录

心电图特征　窦性 PP 间期规则,频率 42 次/min。PR 间期固定为 0.19s。QRS 波群呈正常→逐渐增宽→正常的周期性变化,时间由 0.08s 逐渐延长至 0.14s。QRS 波群在 V_5 导联呈 R 型,可见顶部出现切迹,T 波倒置逐渐加深;在 V_1 导联呈 rS 型,T 波直立且逐渐增高。

心电图诊断　①窦性心动过缓;②直接显示性左束支内文氏现象。

讨论　本例 QRS 波群的变化具备了由正常至不完全性左束支阻滞、最后为完全性左束支阻滞图形的演变过程,呈周期性出现,在变化过程中 PP 间期规则,PR 间期固定,符合直接显示性左束支内文氏现象。由于激动在左束支内传导时间逐渐延长,出现了 QRS 波群时间的逐渐增宽,最后激动在左束支内传导中断,形成了这种特殊的文氏现象。

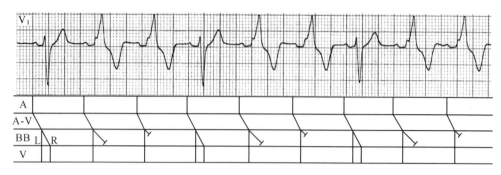

图 17-6　男性,67 岁

心电图特征　窦性 PP 间期规则,频率 94 次/min。PR 间期固定为 0.16s。QRS 波群呈正常→完全性右束支阻滞→完全性右束支阻滞→正常的周期性变化,QRS 波群时间为 0.10s 时呈 rS 型,T 波直立;QRS 波群时间为 0.16s 时呈 R 型,起始部有切迹,T 波倒置。

心电图诊断　①窦性心律;②不完全隐匿性右束支内文氏现象。

讨论　本例属于间歇性右束支阻滞,其心电图表现符合不完全隐匿性右束支内文氏现象。发生机制是第一次正常的 QRS 波群表明左、右束支传导正常;第二次完全性右束支阻滞是因为激动在右束支内传导延缓,当左束支的激动引起左心室完全除极并且该激动穿过室间隔引起右心室完全除极后,右束支的激动还没有传出;第三次完全性右束支阻滞为真正的阻滞。当右束支真正完全阻滞后,右束支得以充分休息而恢复正常传导,使下一次 QRS 波群恢复正常。

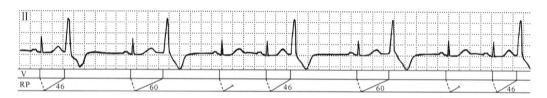

图 17-7　女性,24 岁。临床诊断:病毒性心肌炎。RP:心室内折返径路;
虚线:窦性搏动进入折返径路前的心室内传导;实线:心室内折返径路

心电图特征　窦性 PP 间期规则,频率 71 次/min。PR 间期 0.16s。可见频发的室性期前收缩,其偶联间期逐渐延长,由 0.46s 至 0.60s,最后引起一次室性期前收缩的消失而结束一次周期,此种现象反复出现。

心电图诊断　①窦性心律;②室性期前收缩伴折返径路内的文氏现象。

讨论　折返性期前收缩在其折返径路内可以出现文氏现象,表现为偶联间期的逐渐延长,最后导致期前收缩消失,并呈周期性出现,本例符合这一表现,激动在折返径路内呈 3:2 的文氏型传导。期前收缩的偶联间期不等还应考虑并行心律,但是本例的偶联间期不等具有规律性且周期性出现,因而不同于并行心律。

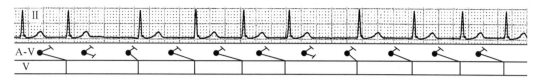

图 17-8　女性,34 岁

心电图特征　P 波消失。QRS 波群时间及形态正常,R′R′间期不规则,可见由长至短再至长的周期性变化,长 R′R′间期小于最短 R′R′间期的两倍。一个周期为 2.90s,起搏点周期为 0.58s(2.90/5),心室率 103 次/min。R′R′间期由 0.95→0.72→0.63→0.60→0.95s 周期性变化。

心电图诊断　①窦性停搏;②交接性心动过速伴逆传阻滞及文氏型前传阻滞。

讨论　若 P 波消失及 RR 间期不规则应与伴有极小 f 波的心房颤动相鉴别。后者 RR 间期不规则且没有规律性,而交接性心动过速伴文氏型前传阻滞具有文氏周期的规律性,本例为 5:4 的文氏型前传阻滞。由于交接性心动过速伴逆传阻滞,窦性 P 波却没有出现,应考虑存在窦性停搏。

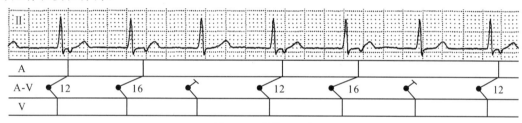

图 17-9　男性,58 岁

心电图特征　窦性 P 波消失。QRS 波群时间及形态正常,R′R′间期规则,心室率 86 次/min,QRS 波群之后间断出现 P⁻波,R′P⁻间期逐渐延长呈 0.12s、0.16s 及 P⁻波消失的周期性变化,出现 3:2 的文氏型逆传阻滞。

心电图诊断　加速性交接性心律伴 3:2 文氏型逆传阻滞。

讨论　R′P⁻间期呈长短变化时应与逆向性房室结双径路相鉴别。本例 R′P⁻间期互差小于 60ms,故不符合逆向性房室结双径路。

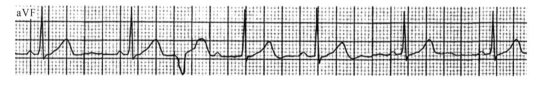

图 17-10　男性,50 岁

心电图特征　窦性 P 波规律出现,频率 60 次/min。窦性的 QRS 波群时间及形态正常。R₃ 提前出现且位于两个相邻的且下传的窦性 P 波之间,QRS 波群宽大畸形,主波与 T 波方向相反,其后窦性的 PR 间期由延长至逐渐缩短,最后恢复正常,PR 间期由 0.32s 至 0.16s,最后恢复为 0.13s。

心电图诊断　①窦性心律;②插入性室性期前收缩伴房室交接区的反文氏现象。

讨论　本例室性期前收缩发生在两个相邻的且下传的窦性 P 波之间,故为插入性室性期前收缩。其后的窦性 PR 间期由长逐渐缩短,直至恢复正常,表现出房室交接区的传导在逐渐改善,符合房室交接区的反文氏现象。

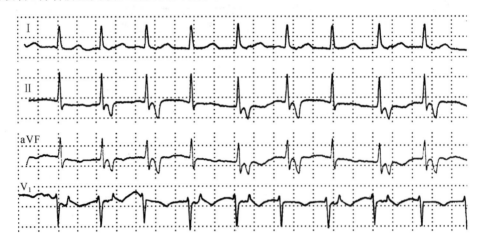

图 17-11　女性,66 岁。V_1 与其他三个导联非同步记录

心电图特征　窦性 P 波消失。QRS 波群时间及形态正常,$R'R'$ 间期基本规则为 0.45s,频率 133 次/min。每 3 个 QRS 波群后面出现 2 个逆行 P 波,$R'P^-$ 间期分别为 0.08s 及 0.10s,P^- 波形态不同,在 Ⅱ 及 aVF 导联 P^- 波倒置,Ⅰ 导联 P^- 波低平,为中心型 P^- 波。在 V_1 导联 P^- 波直立。

心电图诊断　①交接性心动过速伴 3∶2 逆向传导;②假性房室交接区逆传文氏现象。

讨论　通常文氏现象要求起搏点及传导径路均相同。本例 P^- 波形态不同,考虑是激动在房室交接区逆传心房时有两个出口,导致传导径路发生了改变,由此引起 $R'P^-$ 间期的不同,形成假性文氏现象。

十二、思考(图 17-12、图 17-13)

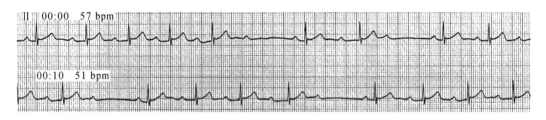

图 17-12　女性,44 岁

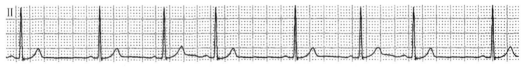

图 17-13　男性,68 岁

(潘医歌　潘大明)

第十八章　干扰与干扰性脱节

心脏传导系统或心肌处于前一次激动引起的生理性不应期时，对下一次到达的激动不再应激或应激迟缓的现象称为干扰（interference）。心脏两个独立的起搏点出现连续 3 次或 3 次以上的绝对干扰称为干扰性脱节（interference dissociation）。绝大部分的心律失常存在干扰现象。

18-1 干扰与
干扰性脱节

一、干扰现象

（一）窦房结内干扰

期前收缩的激动逆行传入窦房结使其节律重整而形成的不完全性代偿间歇。

（二）窦房交接区干扰

1. 绝对干扰　窦性激动与期前收缩的逆传激动在窦房交接区发生绝对干扰引起完全性代偿间歇。

2. 相对干扰　窦性激动与期前收缩的逆传激动在窦房交接区发生相对干扰引起窦性激动延迟传到心房。

（三）心房内干扰

1. 绝对干扰　表现为房性融合波，是由于两个激动点各自激动一部分心房肌而形成。此种 P 波的形态介于两个激动点各自形成的 P 波形态之间。

2. 相对干扰　表现为心房内差异性传导，在房性期前收缩或房性心动过速后出现窦性 P 波变形。

（四）房室交接区干扰

1. 绝对干扰　表现为心房激动下传受阻引起房室传导中断；房室交接性或室性激动逆传受阻引起室房传导中断。这种现象是由于激动落在了房室交接区的生理性有效不应期所致。

2. 相对干扰　表现为干扰性 P(P′)R 间期延长，是由于激动落在了房室交接区的生理性相对不应期所致。

（五）心室内干扰

1. 绝对干扰　表现为室性融合波，是由于两个激动点各自激动一部分心室肌而形成。此种 QRS 波群的形态介于两个激动点各自形成的 QRS 波群形态之间。

2. 相对干扰　表现为心室内差异性传导，是由于激动提前出现或频率较快时，落在心室内传导系统的生理性相对不应期所致。

二、干扰性脱节

（一）干扰性窦房脱节

可以表现为加速性房性心律与窦性心律交替出现时，加速性房性心律前后两个长窦性

PP 间期是基本的窦性 PP 间期的倍数。

（二）干扰性心房内脱节

表现为两个节律点的激动连续 3 次或 3 次以上形成房性融合波。

（三）干扰性房室脱节

表现为：①心房由窦性或房性节律点控制；②心室由交接区或心室节律点控制；③心室率稍快于心房率。若全部心房激动不能下传心室则称为完全性房室脱节；若间断性出现心房激动下传心室（心室夺获）则称为不完全性房室脱节。

（四）干扰性心室内脱节

表现为两个节律点的激动连续 3 次或 3 次以上形成室性融合波。

三、图例（图 18-1～图 18-9）

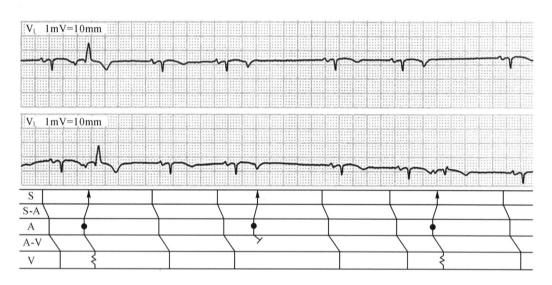

图 18-1　女性，84 岁。临床诊断：慢性支气管炎。两条为 V_1 导联连续记录

心电图特征　窦性 PP 间期 0.96s，频率 63 次/min，PR 间期 0.16s，QRS 波群时间 0.06s，QRS 波群形态正常。可见每 2 个窦性 P 波伴随 1 个提前出现的倒置 P′波，偶联间期为 0.46s 时不能下传、偶联间期为 0.51s 及 0.54s 时能够下传，下传的 P′R 间期为 0.16s，伴随宽大畸形的 QRS 波群，偶联间期越短 QRS 波群畸形越明显，呈 qR 型或 qr 型，起始向量与窦性的 QRS 波群一致，时间为 0.09～0.11s，代偿间歇不完全。

心电图诊断　①窦性搏动；②频发性房性期前收缩呈三联律伴心室内差异性传导（心室内相对干扰）；③未下传的房性期前收缩（房室交接区绝对干扰）；④窦房结内干扰。

讨论　房性期前收缩伴心室内差异性传导说明该次激动落在心室内传导系统的相对不应期而出现了相对干扰现象。未下传的房性期前收缩是由于激动出现过早，落在房室交接区的生理性有效不应期而出现了绝对干扰现象。由于房性期前收缩的代偿间歇不完全，说明房性激动逆传至窦房结内并使其节律重整，此为窦房结内的干扰现象。

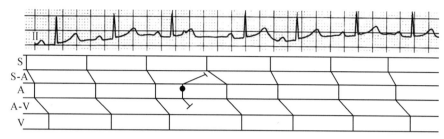

图 18-2　女性,54 岁。临床诊断:高血压病

心电图特征　窦性 PP 间期 0.74～0.84s,频率约 75 次/min,PR 间期 0.24s,QRS 波群时间及形态正常。在 P_3 之后可见 1 次提前出现的直立 P′波,位于 T 波升支上,不伴随 QRS 波群,导致其后第一个 PP 间期缩短,随后恢复正常的窦性 PP 间期。

心电图诊断　①窦性心律;②插入性房性期前收缩伴窦房交接区相对干扰及房室交接区绝对干扰;③一度房室阻滞。

讨论　插入性房性期前收缩的逆传激动只侵入窦房交接区并使其除极,当窦性激动传至该区时若遇到相对不应期则出现相对干扰现象,使激动缓慢传出,P 波延迟出现,而下一次窦性激动则能够正常传出,因此导致插入性房性期前收缩之后的第一个 P 波延迟出现,并引起第一个 PP 间期的缩短。

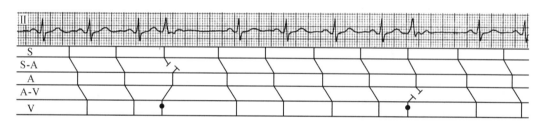

图 18-3　男性,32 岁。体检

心电图特征　窦性 P 波规律出现,频率 75 次/min,PR 间期 0.16s,QRS 波群时间及形态正常。可见 2 次提前出现的宽大畸形的 QRS 波群,呈 Rs 型,时间 0.12s,偶联间期相等,代偿间歇完全。在第一个宽大畸形的 QRS 波群之后出现 1 个 P⁻波,在第二个宽大畸形的 QRS 波群之后出现 1 个未下传的窦性 P 波。

心电图诊断　①窦性心律;②室性期前收缩伴室房传导及窦房交接区绝对干扰;③室性期前收缩伴房室交接区绝对干扰。

讨论　室性期前收缩伴有 P⁻波时说明该激动已经逆传至心房,若出现代偿间歇完全说明该激动未侵入窦房结,只在窦房交接区形成一次绝对干扰。室性期前收缩的 QRS 波群终末部出现的窦性 P 波,在房室交接区遇到室性期前收缩逆传而形成的有效不应期,引起绝对干扰导致激动不能下传。

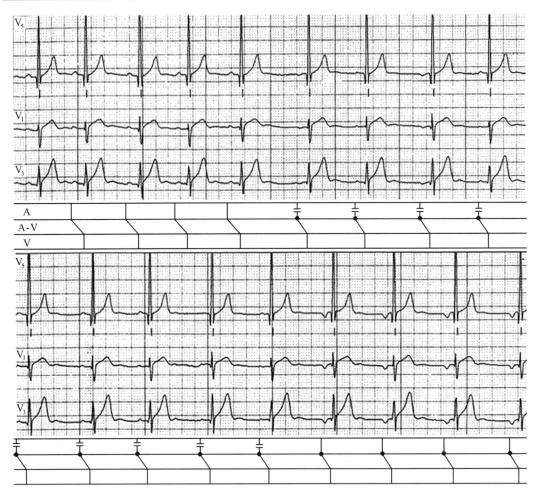

图 18-4　女性，15 岁。临床诊断：心肌病。上下两条为连续记录

心电图特征　开始的 5 个 P 波直立，为窦性 P 波，PP 间期不规则（0.72～0.84s），平均频率 77 次/min，PR 间期 0.18s。最后 4 个 P 波倒置，P′P′间期基本规则，为 1.0s，频率 60 次/min，P′R 间期 0.14s，为房性逸搏心律。中间的 9 个 P 波形态介于窦性与房性 P 波之间，形态多样，可见直立、低平及倒置的形态，平均频率 63 次/min，为连续出现的不同程度的房性融合波。QRS 波群在 V₁ 导联呈 qrS 型，在 V₃ 及 V₅ 导联呈 qRs 型，V₅ 导联的 q 波达到 0.4mV。QRS 波群时间正常，ST 段及 T 波正常。

心电图诊断　①窦性心律不齐；②房性逸搏心律；③房性融合波（干扰性心房内脱节）；④异常 q 波。

讨论　本例出现了窦性 P 波、房性 P 波及两者之间的 P 波形态。根据 P 波的形态特征及出现的时间特点符合房性融合波。由于一系列的心房内绝对干扰形成了不同程度的房性融合波，引起了干扰性心房内脱节。本例在 V₁、V₃ 及 V₅ 导联均出现了 q 波，在 V₅ 导联异常 q 波以深为主，故符合心肌病的心电图表现。

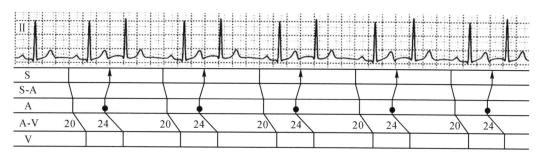

图 18-5 男性,29 岁。发作性心悸 1 周

心电图特征 窦性 PP 间期为 0.80s,频率 75 次/min,PR 间期 0.20s。从第二个窦性 P 波开始,其后的窦性搏动的 T 波终末部均可见提前出现的倒置 P' 波,偶联间期相等,代偿间歇不完全,P'R 间期 0.24s,形成二联律。

心电图诊断 ①窦性搏动;②房性期前收缩呈二联律;③窦房结内干扰;④房室交接区相对干扰。

讨论 本例房性期前收缩的 P'R 间期 0.24s,大于窦性的 PR 间期,为房性激动落在了房室交接区的相对不应期而形成的相对干扰现象。房性期前收缩出现了不完全性代偿间歇,是由于房性激动侵入并重整了窦房结的节律点所致,为窦房结内干扰现象。

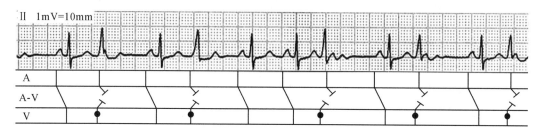

图 18-6 男性,80 岁。临床诊断:冠心病

心电图特征 窦性 P 波规律出现,频率 97 次/min,PR 间期 0.16s,QRS 波群时间及形态正常。可见 5 次提前出现的宽大畸形的 QRS 波群,时间 0.12s,其前无 P 波,偶联间期不等,代偿间歇完全,为室性期前收缩。在大部分室性 QRS 波群终末部可见未下传的窦性 P 波。

心电图诊断 ①窦性心律;②频发室性期前收缩伴房室交接区绝对干扰。

讨论 由于室性期前收缩与窦性 P 波重叠部位不同,造成室性的 QRS 波群形态的差异。这种出现在室性期前收缩的 QRS 波群终末部的窦性 P 波,在房室交接区遇到生理性有效不应期而产生绝对干扰导致激动不能下传。

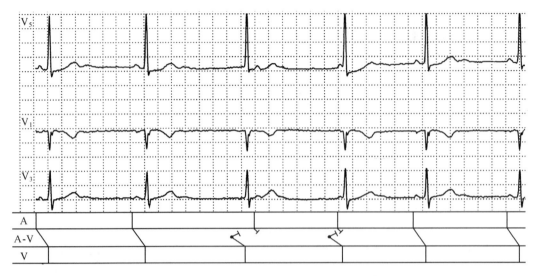

图 18-7　女性,60 岁。临床诊断:冠心病

心电图特征　窦性 PP 间期不规则,为 1.10~1.74s,频率约 42 次/min,PR 间期 0.16s。QRS 波群时间及形态正常。RR 间期不规则,R_3 之前无 P 波,其 ST 段上可见未下传的 P 波,R_4 之前可见 P 波,PR 间期 0.08s,也为未下传的 P 波。P_5 下传心室形成心室夺获。ST 段在 V_5 导联呈水平型压低 0.1mV,T 波正常。

心电图诊断　①窦性心动过缓伴不齐;②窦性停搏;③房室交接性逸搏伴房室交接区绝对干扰;④ST 段压低。

讨论　本例窦性 PP 间期最长达到 1.74s,提示存在窦性停搏。窦性 P 波延迟出现给交接性逸搏的产生创造了条件。两次交接性逸搏在房室交接区形成的生理性有效不应期都对窦性激动的下传造成了绝对干扰,使其不能传至心室。

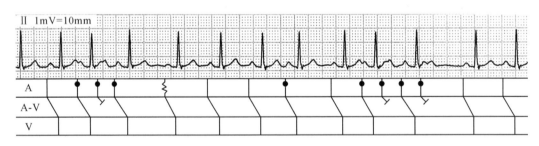

图 18-8　男性,26 岁。发作性心悸 2 周

心电图特征　窦性 P 波间断出现,PP 间期 0.62s,频率 97 次/min,PR 间期 0.16s。QRS 波群时间及形态正常。RR 间期不规则。可见提前出现的与窦性 P 波形态不同的 P′ 波,代偿间歇完全。这种提前的 P′ 波有时连续 3 次或 4 次出现,P′R 间期 0.16s,部分 P′ 波未下传。P_5 振幅较低。

心电图诊断　①窦性心律;②房性期前收缩伴窦房交接区绝对干扰;③短阵性房性心动过速伴房室交接区绝对干扰;④心房内差异性传导。

讨论　当快速的房性激动下传心室时,若在房室交接区遇到前一次下传激动形成的生理性有效不应期则可以出现绝对干扰而使此次激动下传受阻,导致传导中断。本例的房性期前收缩伴有完全性的代偿间歇,说明房性期前收缩的激动未侵入窦房结,只在窦房交接区形成了绝对干扰现象。P_5振幅较低考虑是在房性心动过速之后窦性 P 波出现的心房内差异性传导,即心房内的相对干扰现象。

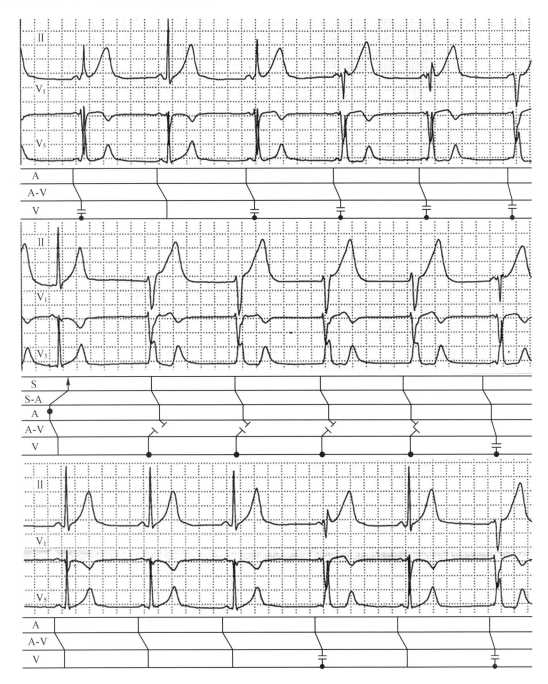

图 18-9 男性,53 岁。头晕 1 周。上、中、下三图为连续记录

心电图特征 窦性 PP 间期不规则,互差为 0.16s,频率 45 次/min,PR 间期 0.08～0.14s。当 PR 间期为 0.14s 时 QRS 波群时间及形态正常,在 Ⅱ 导联呈 Rs 型,在 V_1 导联呈

rS 型,在 V₅ 导联呈 qRs 型;当 PR 间期消失(QRS 波群前无 P 波)时 QRS 波群宽大畸形,时间 0.14s,在 V₅ 导联呈顶端有切迹的 R 型,在 Ⅱ 及 V₁ 导联呈 rS 型,R′R′间期规则,频率 48次/min;当 PR 间期小于 0.14s 时 QRS 波群时间及形态介于两种 QRS 波群之间。中图的第1 个 P′波与窦性 P 波不同,提前出现,PR 间期 0.13s,代偿间歇不完全。

　　心电图诊断　①窦性心动过缓伴不齐;②房性期前收缩伴窦房结内干扰;③加速性室性心律伴房室交接区绝对干扰及干扰性房室脱节;④室性融合波(心室内绝对干扰);⑤干扰性心室内脱节。

　　讨论　本例在窦性心动过缓的基础上出现了加速性室性心律,由于两种心律的频率相近,故出现了不同部位及不同程度的干扰现象。当窦性心律的频率稍慢于室性心律时,即出现了房室交接区的绝对干扰现象,形成了干扰性房室脱节;当两种频率基本相等时则连续出现室性融合波,形成了心室内绝对干扰现象,导致干扰性心室内脱节。本例房性期前收缩的代偿间歇不完全说明是窦房结内的干扰现象,即房性期前收缩的激动侵入窦房结并使其节律重整的结果。

四、思考(图 18-10～图 18-12)

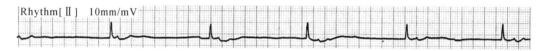

图 18-10　女性,85 岁。临床诊断:病态窦房结综合征

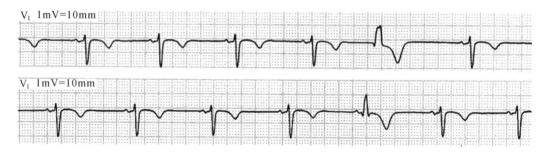

图 18-11　男性,39 岁。体检。两条为不连续记录

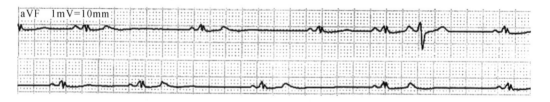

图 18-12　男性,38 岁。发作性心悸 1 年

(潘医歌　潘大明)

第十九章 隐匿性传导

窦性或异位激动在心脏特殊传导系统中传导时,发生了传导受阻,未走完全程,不能被体表心电图记录,但由于被激动的部分产生了新的不应期,可对下一次能被体表心电图记录的激动的传导或形成造成干扰,这种现象称为隐匿性传导(concealed conduction)。隐匿性传导是造成干扰现象的原因之一。

一、房室交接区的隐匿性传导

(一)房室交接区的顺(前)向性隐匿性传导

1.在房性心动过速、心房扑动及成对房性期前收缩发生时,前面未下传的房性激动在房室交接区产生了顺向性隐匿性传导,使其后本应下传的房性激动不能下传或下传延迟。

2.心房颤动时极快的心房率使许多激动在房室交接区发生顺向性隐匿性传导而造成RR间期的极不规则。当心房扑动或室上性心动过速转为心房颤动时,由于隐匿性传导增多,心室率反而减慢。

3.二度房室阻滞时房室交接区发生顺向性隐匿性传导 可表现为:①传导比例改变:由2:1传导突然变为3:1或4:1传导;②文氏型二度房室阻滞时,QRS波群脱落后的PR间期未恢复正常;③2:1房室阻滞时,下传的PR间期长短交替。

(二)房室交接区的逆向性隐匿性传导

1.室性期前收缩在房室交接区产生的逆向性隐匿性传导 可表现为:①室性期前收缩后窦性P波不下传呈完全性代偿间歇及插入性室性期前收缩后窦性PR间期延长;②心房颤动时室性期前收缩之后的类代偿间歇;③心房颤动伴交接性或室性逸搏心律时,出现比逸搏周期更长的RR间期。

2.二度房室阻滞时合并室性期前收缩或室性逸搏产生的逆向性房室交接区隐匿性传导可使房室传导比例下降或传导时间延长。

3.房室结双径路传导中的蝉联现象 PR间期由正常突然跳跃式或成倍延长,并保持多次延长。

4.房室传导的韦金斯基现象 在高度顺向性房室阻滞时,阻滞区以下出现了交接性或室性搏动使得随后的一次室上性激动下传心室,称为韦金斯基易化作用;若随后连续多个室上性激动下传心室,即为韦金斯基效应,两者总称为韦金斯基现象。

(三)房室交接区的双向性隐匿性传导

房室交接性期前收缩在房室交接区发生顺向及逆向性隐匿性传导,可使随后的窦性P波不能下传心室或以缓慢的速度下传心室。前者产生假性二度房室阻滞,后者产生突然延长的PR间期。心电图同时存在显性房室交接性期前收缩时,才能诊断为隐匿性房室交接性期前收缩。确诊需结合希氏束电图。

二、窦房交接区的隐匿性传导

窦房结与心房之间的传导组织也可以产生类似于房室交接区的顺向性与逆向性隐匿性传导。

1.顺向性隐匿性传导 二度窦房阻滞时窦房传导比例突然改变,表现为阻滞程度增加。

2.逆向性隐匿性传导 房性及逆传心房的房室交接性期前收缩出现完全性代偿间歇。

三、束支及分支内的隐匿性传导

左右束支及分支内的隐匿性传导可使束支或分支阻滞出现或消失。

1.心房颤动、心房扑动或室上性心动过速时产生与不应期规律相矛盾的心室内差异性传导提示有束支或分支的隐匿性传导。

2.心室内差异性传导的蝉联现象。

3.房性期前收缩二联律呈左、右束支阻滞交替的心室内差异性传导或正常传导与束支阻滞交替。

四、房室旁路的隐匿性传导

1.顺向性隐匿性传导 心室预激伴心房颤动或心房扑动时出现正常的 QRS 波群。

2.逆向性隐匿性传导 心室预激伴室性期前收缩或未经旁路下传的房性期前收缩,其后出现正常的 QRS 波群。

五、隐匿性期前收缩

隐匿性期前收缩(concealed extrasystoles)是一种特殊类型的隐匿性传导,是由于期前收缩的折返径路内发生了传导阻滞。

1.隐匿性期前收缩二联律 各显性期前收缩之间的窦性搏动数目呈奇数,符合公式 $2n+1$ 的规律,n 为从零起的任何正整数。n 实际代表隐匿性二联律中隐匿性期前收缩的数目。如无隐匿性期前收缩,则 n 为零。

2.隐匿性期前收缩三联律 各显性期前收缩之间的窦性搏动数目可以呈奇数、也可以呈偶数,符合公式 $3n+2$ 的规律。

六、图例(图 19-1~图 19-10)

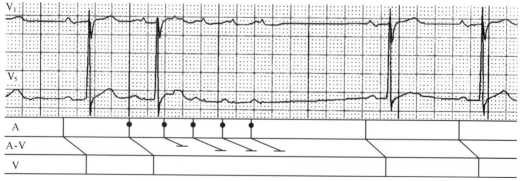

图 19-1 男性,40 岁。发作性心悸 1 月

心电图特征　窦性 PP 间期 1.02s,频率 59 次/min。PR 间期 0.24s。$P_2 \sim P_6$ 为提前出现的 P′波,P′P′间期规则为 0.34s,频率 176 次/min,$P_3 \sim P_6$ 均未下传。QRS 波群、ST 段及 T 波均正常。

心电图诊断　①窦性心动过缓;②一度房室阻滞;③短阵性房性心动过速(5∶1 房室传导)伴房室交接区顺向性隐匿性传导及房室交接区绝对干扰。

讨论　本例房性心动过速发作时呈 5∶1 房室传导,图示发生在 ST 段上的 P′波未下传是因为落在了房室交接区的有效不应期,而其后 3 个 P′波均出现在 T 波之后,此时房室交接区应该已脱离不应期,但这 3 个 P′波仍未下传是因为其前 P′波虽未下传,但激动已隐匿性地侵入了房室交接区,使其形成新的不应期,造成其后房性激动不能下传心室,形成房室交接区绝对干扰现象。这种现象连续发生,则连续造成 P′波不能下传。

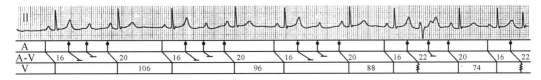

图 19-2　男性,21 岁。临床诊断:病毒性心肌炎

心电图特征　窦性 P 波间断出现,PR 间期 0.16s,每个窦性 P 波之后均见提前出现的 P′波,其偶联间期相同,形态与窦性 P 波不同,为房性期前收缩,呈 3 个一组出现,P′P′间期 0.40s,频率 150 次/min,形成房性心动过速。大部分 P′波未下传。前四组的最后 1 个 P′波以 P′R 间期 0.20s 下传心室。R_8 及 R_{11} 的 P′波均以 P′R 间期 0.22s 下传心室,是因为它们均具有较短的前 RR 间期(0.88 及 0.74s)。R_8 及 R_{11} 距其前的 QRS 波群较近,形态畸形,为心室内差异性传导。

心电图诊断　①窦性搏动;②短阵性房性心动过速(3∶1～3∶2 房室传导)伴房室交接区顺向性隐匿性传导(房室交接区绝对及相对干扰);③心室内差异性传导。

讨论　本例每 3 个一组的 P′波频率 150 次/min,为房性心动过速。每一组第 1 个落在 T 波顶峰上的 P′波有两次下传心室,是因为该 P′波的前 RR 间期较短,故其后心搏引起房室交接区的有效不应期也相应缩短,导致该 P′波得以下传心室。前三组的第 2 个 P′波距其前 QRS 波群较远,但也未下传心室是因为第 1 个未下传的 P′波顺向性隐匿地侵入房室交接区较深的部位,使该处形成了新的不应期而干扰了其后 P′波的下传,形成房室交接区绝对干扰现象。前三组第 3 个 P′波下传,其 PR 间期均 0.20s,说明其前的 P′波虽没有下传,但激动也隐匿地侵入了房室交接区,侵入的部位较浅,当其后 P′波激动到达时,该部位处于相对不应期,故该次激动得以缓慢下传心室,形成房室交接区相对干扰现象。

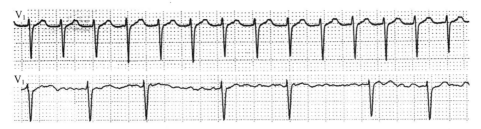

图 19-3　女性,30 岁。反复心悸发作 1 年。附图为 V_1 导联同次不同时段的两次记录

心电图特征　上图示窦性 P 波消失，QRS 波群形态及时间正常，RR 间期规则，频率 158 次/min。下图示窦性 P 波消失，出现形态、间期、振幅不等的 f 波，QRS 波群形态及时间正常，RR 间期绝对不规则，平均心室率约 80 次/min。

心电图诊断　①阵发性室上性心动过速；②心房颤动伴房室交接区顺向性隐匿性传导。

讨论　本例当室上速发作时心室率 158 次/min 且规则，一旦转为心房颤动，心房率突然加快，使大量的颤动波在房室交接区发生不规则的顺向性隐匿性传导，产生不同程度的干扰现象，造成较多的房性激动不能通过房室交接区，使得能够下传心室的激动明显减少且不规则，表现为 RR 间期的绝对不齐及心室率的突然减慢。

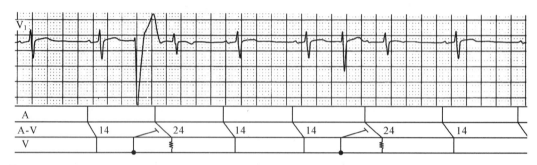

图 19-4　男性，53 岁

心电图特征　窦性 PP 间期基本规则（为 0.96s），频率 63 次/min。PR 间期 0.14s，窦性的 QRS 波群时间及形态正常。可见两次提前出现的宽大畸形的 QRS 波群，发生在两个下传的窦性 P 波之间，其后的 PR 间期延长至 0.24s，提前的 QRS 波群形态不同，偶联间期相同，QRS 波群主波与 T 波方向相反。R₄ 及 R₈ 形态与窦性下传者不同，为心室内差异性传导。

心电图诊断　①窦性心律；②插入性多形性室性期前收缩伴房室交接区逆向性隐匿性传导及房室交接区相对干扰；③心室内差异性传导（心室内相对干扰）。

讨论　本例两次室性期前收缩发生在两个下传的窦性 P 波之间且偶联间期相同、形态不同，故为插入性多形性室性期前收缩。其后的 PR 间期延长是由于室性期前收缩隐匿性逆传至房室交接区，导致该处形成新的不应期，下一次窦性激动到达时遇到该处的相对不应期而使 PR 间期延长，形成房室交接区相对干扰现象。本例出现两次心室内差异性传导，为心室内相对干扰现象。

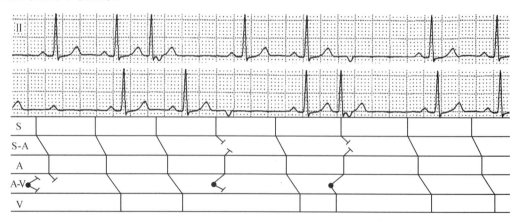

图 19-5　女性，22 岁。心悸胸闷 1 周。上下两条为 Ⅱ 导联连续记录

心电图特征　窦性 PP 间期规则,频率 83 次/min。PR 间期 0.16s,QRS 波群形态及时间正常。ST 段及 T 波正常。可见偶尔不下传的窦性 P 波。图中见两次提前出现的 QRS 波群,其形态与窦性 QRS 波群相同,其前无 P 波,其后有 P⁻波,RP⁻ 间期 0.08s,偶联间期相同,代偿间歇完全。图中还可见到提前出现的 P⁻波,其形态及出现位置与前述的 QRS 波群之后的 P⁻波相同。

心电图诊断　①窦性心律;②显性房室交接性期前收缩;③隐匿性房室交接性期前收缩引起房室交接区绝对干扰;④逆向性窦房交接区隐匿性传导引起窦房交接区绝对干扰现象。

讨论　本例提前出现的 QRS 波群符合房室交接性期前收缩的特点,并在其 QRS 波群之后出现了 P⁻波,且代偿间歇完全,说明该 P⁻波逆传心房时,又逆向性隐匿地侵入了窦房交接区,造成该处新的不应期,此时窦性激动已形成,但遇到窦房交接区的有效不应期而不能传至心房,形成了交接性期前收缩的完全代偿间歇。本例出现了显性房室交接性期前收缩,并出现未下传的窦性 P 波,故可诊断为隐匿性房室交接性期前收缩,这种期前收缩虽然不能传至心房及心室,但在房室交接区形成了新的不应期,并与窦性激动在该区形成绝对干扰而使 P 波下传受阻,引起假性二度房室阻滞。图中 P⁻波形态及出现部位均与显性房室交接性期前收缩之后出现的 P⁻波相同,故为显性房室交接性期前收缩伴下传阻滞。

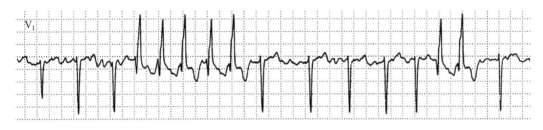

图 19-6　女性,37 岁。临床诊断:风湿性心脏病

心电图特征　窦性 P 波消失,代之以形态、大小、间期不一致的 f 波,f 波振幅最高为 0.4mV。RR 间期绝对不等,平均心室率 115 次/min。QRS 波群形态及时间有正常、宽大畸形两种类型。宽大畸形的 QRS 波群时间为 0.13s,以终末部增宽为主,V₁ 导联呈 rsR′型。宽大畸形的 QRS 波群与其前正常的 QRS 波群的间期短,它们之后均无类代偿间歇。

心电图诊断　①快室率心房颤动;②房室交接区顺向性隐匿性传导;③右束支阻滞型心室内差异性传导及蝉联现象。

讨论　本例发生心房颤动时下传的心室率为 115 次/min,为快室率心房颤动。由于快速的房颤波在房室结发生较多的隐匿性传导,产生不同程度的干扰现象,造成大部分房性激动不能下传,而隐匿性传导的程度及时间不固定,导致 RR 间期绝对不等。宽大畸形的 QRS 波群是在一个最短的 RR 间期时出现,起始向量与正常 QRS 波群相同,符合心室内差异性传导。因宽大畸形的 QRS 波群符合右束支阻滞图形,故为右束支阻滞型心室内差异性传导。由于发生较早的室上性激动遇到了右束支的不应期,激动则从左束支下传激动左心室,然后激动穿过室间隔引起右心室除极并逆向性隐匿地引起右束支的除极,造成右束支新的不应期,当室上性激动再次下传时,又不能通过右束支。此种情况连续发生,即可引起右束支连续阻滞,形成右束支蝉联现象,故束支间逆向性隐匿性传导是造成束支蝉联现象的原因。

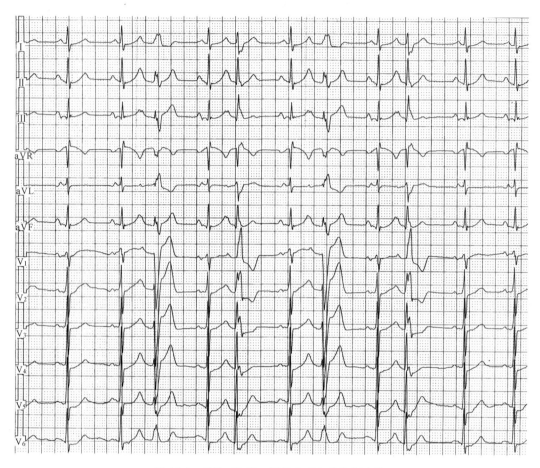

图 19-7　男性,62 岁。反复出现心悸胸闷症状

心电图特征　窦性 PP 间期 0.82s,频率 73 次/min。窦性 PR 间期及 QRS 波群形态及时间正常,ST 段在 V_4 导联呈斜型压低 0.10mV,在 V_5 及 V_6 导联呈水平型压低 0.10~0.15mV。可见提前出现的 P′波,形态不同于窦性 P 波,偶联间期相等,代偿间歇不完全,为房性期前收缩,多呈二联律。$R_{3,5,7,9}$ 为房性期前收缩下传的 QRS 波群,呈宽大畸形。R_3 及 R_7 时间 0.13s,呈完全性左束支阻滞图形,P′R 间期 0.22s;R_5 及 R_9 时间 0.12s,呈完全性右束支阻滞图形,P′R 间期 0.16s。

心电图诊断　①窦性搏动;②房性期前收缩伴左、右束支交替性心室内差异性传导(束支间的逆向性隐匿性传导);③前侧壁 ST 段压低。

讨论　本例呈现频发的房性期前收缩且下传心室,QRS 波群宽大畸形,呈左、右束支阻滞交替图形。其原因是当提前的房性期前收缩下传时,遇到左束支的不应期,激动经右束支下传,引起右心室除极,然后激动穿过室间隔引起左心室除极,最后激动逆向性隐匿地引起左束支除极,造成左、右束支不同步除极,心电图上表现为左束支阻滞。在一次长的代偿间歇后,左、右束支均恢复了应激,表现为窦性激动经左、右束支同步下传而形成的正常 QRS 波群。此时对左、右束支而言,具有了不同的前周期,该次激动结束后的时间是右束支长于左束支,故右束支形成的不应期也长于左束支。下一次房性激动到达左、右束支时,遇到右束支的不应期,激动则沿左束支下传,引起左心室除极,然后激动穿过室间隔引起右心室除极,最后激动逆向性隐匿地引起右束支除极,造成左、右束支不同步除极,心电图上表现为右束支阻滞。这种情况持续出现,即形成了左、右束支阻滞交替发生。房性期前收缩发生较早时,即可以出现心室内差异性传导(心室内相对干扰现象),引起 QRS 波群宽大畸形,可表现为左或右束支阻滞图形。本例 ST 段压低应结合临床判断其意义。

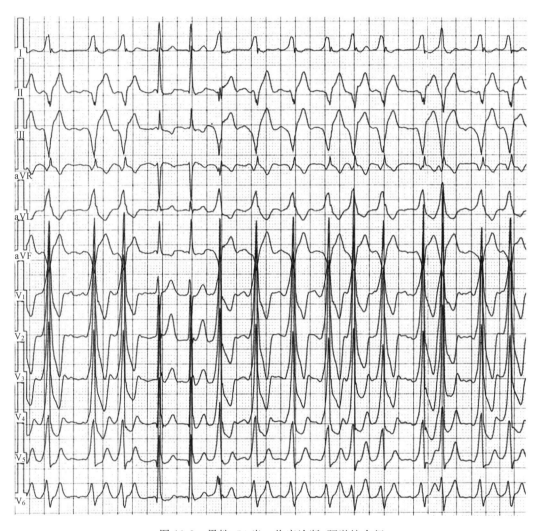

图 19-8　男性,54 岁。临床诊断:预激综合征

心电图特征　P 波消失,出现大小、振幅、间期不同的 f 波,f 波振幅最高为 0.1mV。RR 间期绝对不等,最短的 RR 间期 0.28s,即最快心室率达 214 次/min;最长 RR 间期 0.62 s,平均心室率为 135 次/min,QRS 波群时间不一致,为 0.08～0.16s,QRS 波群形态不同,可见正常的 QRS 波群(R_4、R_5)。部分 QRS 波群起始部可见 δ 波,这种 δ 波在 V_1～V_6 导联正向并伴 QRS 波群主波正向。大部分增宽的 QRS 波群的主波方向与 ST 段及 T 波方向相反。

心电图诊断　①心室预激 A 型伴心房颤动;②房室交接区顺向性隐匿性传导;③房室旁路顺向性隐匿性传导。

讨论 本例 P 波消失,出现 f 波,f 波振幅最高为 0.1mV,RR 间期绝对不等,为细波型心房颤动。房颤时由于快速的房性激动在房室交接区出现较多不规则的顺向性隐匿性传导,导致 RR 间期绝对不齐。伴有 δ 波的 QRS 波群在 $V_1 \sim V_6$ 导联主波及 δ 波正向,符合心室预激 A 型的心电图表现。伴有 δ 波的 QRS 波群宽窄不一说明心室预激程度不同,为房性激动通过房室交接区正路及房室旁路共同激动心室而形成的室性融合波。最短 RR 间期通常代表旁路的前向有效不应期,该间期越短心室率越快,危险性也越大。δ 波消失及 QRS 波群恢复正常说明房室旁路发生了顺向性隐匿性传导,使旁路处于不应期,激动不能由此下传,而只能通过正路下传。

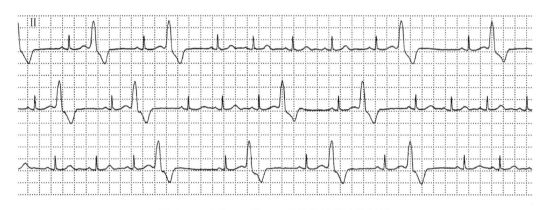

图 19-9 女性,38 岁。三条为 II 导联连续记录

心电图特征 窦性 PP 间期不规则,为 0.60～0.76s,平均频率 88 次/min。可见形态相同的室性期前收缩与窦性心律间断性形成二联律,各显性室性期前收缩之间的窦性搏动数目均为奇数,可以见到的是 1、3、5、7 个,符合公式 $2n+1$ 的规律。

心电图诊断 ①窦性心律不齐;②显性室性期前收缩呈二联律;③隐匿性室性期前收缩呈二联律。

讨论 本例间断性出现显性室性期前收缩二联律,其他未呈现二联律的室性期前收缩之间的窦性搏动数均呈奇数,符合 $2n+1$ 的规律,故为隐匿性室性期前收缩二联律。该图可见到显性室性期前收缩之间的窦性搏动数目最多为 7 次,符合 $2 \times 3 + 1 = 7$ 的规律,公式中 n 为 3,故其间应有 3 次室性期前收缩未表现出来而呈隐匿性。这种心电现象属于特殊的隐匿性传导。

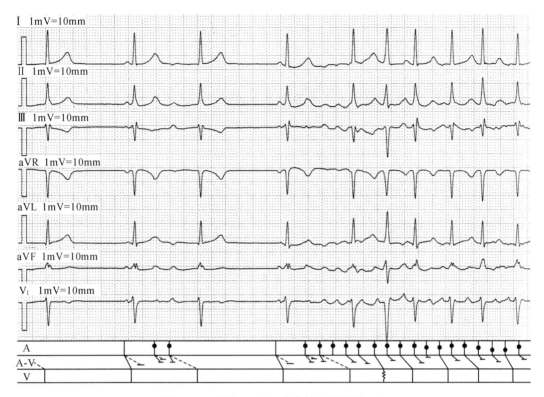

图 19-10 男性,38 岁。发作性心悸胸闷 2 年

心电图特征 R_2 及 R_4 之前的 P 波在 I、II、aVF 导联直立,在 V_1 导联呈正负双向,符合窦性 P 波。PR 间期 0.12s。其后均见提前出现的 P′波,开始为成对出现,第 1 个 P′波发生过早未下传,第 2 个 P′波下传,其 P′R 间期 0.40s。第 2 次窦性 P 波之后的 1 次过早的 P′波诱发出一串 F 波,F 波间期稍有不同,平均为 0.20s,频率 300 次/min,F 波振幅稍不相同。RR 间期不规则,$R_4 \sim R_5$ 较长,其后 $R_5 \sim R_6$ 较短,形成了长-短周期的变化,导致 R_6 宽大畸形。

心电图诊断 ①窦性搏动;②成对的房性期前收缩;③房性期前收缩诱发不纯性心房扑动;④房室交接区顺向性隐匿性传导;⑤房室结双径路传导;⑥心室内差异性传导。

讨论 本例可见成对提前出现的 P′波与窦性 P 波不同,为房性期前收缩。第 1 个 P′波未下传,但激动顺向性隐匿地侵入到房室交接区,使该处形成不应期,当下 1 个 P′波提前出现时,快径路处于有效不应期,激动则沿慢径路缓慢下传,使得 P′R 间期明显延长。此后未下传的房性期前收缩诱发了心房扑动,但 F 波振幅及间期稍有不同,为不纯性心房扑动。由于扑动在房室交接区形成的顺向性隐匿性传导的程度不同,使得 RR 间期不规则,并使双径路传导的特征不易判断。RR 间期呈长-短周期的变化是形成心室内差异性传导的主要原因(Ashman 现象)。

七、思考(图 19-11、图 19-12)

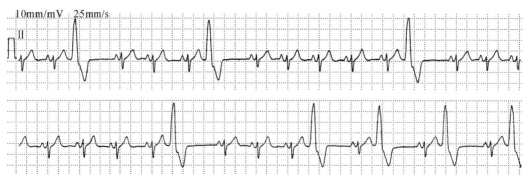

图 19-11　女性,41 岁

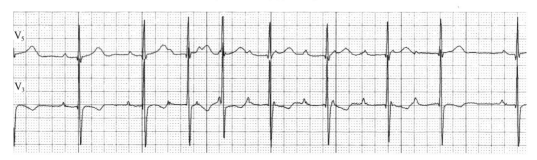

图 19-12　女性,52 岁

（潘医歌　潘大明）

第二十章　差异性传导

差异性传导(aberrant conduction)是指心脏传导系统某个部位的激动未能按正常途径、正常顺序和正常速度传导(除外心室预激、双径路等)的一种心电现象,分为时相性及非时相性两种。通常所指的差异性传导是时相性的,代表心脏的一种生理性干扰现象。差异性传导可发生在窦房交接区、心房内、房室交接区及心室内等,其中以心室内差异性传导最多见。

一、心室内差异性传导

(一)时相性心室内差异性传导(phasic aberrant ventricular conduction)

室上性激动发生过早或其前有一长的 RR 间期时,使下传心室的激动落在前一心搏的生理性相对不应期而发生传导障碍,导致 QRS 波群及 T 波的形态异常,称为时相性心室内差异性传导。

心电图表现:(1)提前出现的室上性 QRS 波群宽大畸形,在宽大畸形的 QRS 波群前通常具有相关的心房波(P、P′、P⁻、F 波),提前程度越明显,QRS 波群变化越显著。

(2)在提前出现的室上性 QRS 波群之前有一长的 RR 间期时,更易导致 QRS 波群畸形(此为阿什曼现象)。

(3)QRS 波群多呈右束支阻滞图形,也可呈左前分支阻滞、左束支阻滞或左后分支阻滞图形。

(4)心室内差异性传导若连续出现即形成蝉联现象。

(二)非时相性心室内差异性传导(nonphasic aberrant ventricular conduction)

交接性逸搏的 QRS 波群形态出现与时相无关的轻度改变时称为非时相性心室内差异性传导。

心电图表现:交接性逸搏或逸搏心律的 QRS 波群及 T 波形态出现轻度的畸形,QRS 波群时间通常小于 0.11s。

二、其他部位的差异性传导

(一)窦房交接区差异性传导

心电图表现为干扰性的窦房传导时间延长,即 SA 间期延长。

(二)心房内差异性传导

通常见于房性期前收缩或房性心动过速终止后的第 1 个或连续数个窦性 P 波形态改变,此种 P 波的位置是窦性激动应该出现的部位。

(三)房室交接区差异性传导

心电图表现为干扰性房室或室房传导时间的延长,即 PR 或 P′R 间期延长及 R′P⁻ 间期延长。

三、图例(图 20-1～图 20-8)

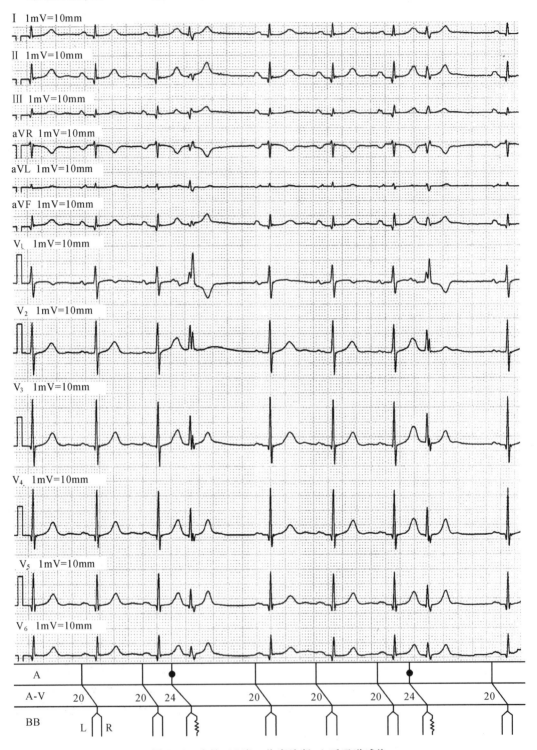

图 20-1　女性,67 岁。临床诊断:上呼吸道感染

心电图特征　窦性 PP 间期 0.86s,频率 70 次/min,PR 间期 0.20s,QRS 波群时间 0.08s,

形态正常。可见两次提前出现的 P′波,偶联间期相同,代偿间歇不完全。P′R 间期 0.24s,QRS
波群畸形,时间 0.11s,形态呈右束支阻滞图形,起始向量与窦性 QRS 波群相同。

　　心电图诊断　①窦性心律;②房性期前收缩伴心室内差异性传导;③房室交接区差异性传导。

　　讨论　本例房性期前收缩的 P′R 间期长于窦性的 PR 间期,说明激动在房室交接区遇
到了相对不应期,导致激动在房室交接区产生了相对干扰现象,即在该部位出现了差异性传
导。由于提前的房性期前收缩落在了右束支的相对不应期,导致激动在右束支产生了相对
干扰现象,形成了右束支差异性传导。房性期前收缩的代偿间歇不完全,为房性激动侵入了
窦房结使其节律重整而形成的窦房结内干扰现象。

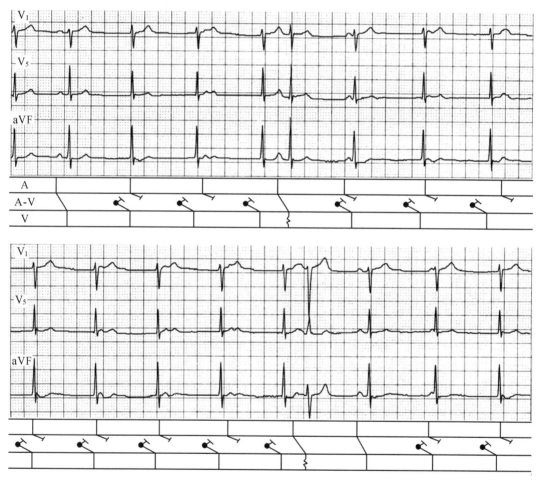

图 20-2　男性,50 岁。临床诊断:冠心病。上下两图为连续记录

　　心电图特征　窦性 PP 间期 1.0~1.20s,频率约 55 次/min,PR 间期 0.08~0.16s。PR 间
期为 0.16s 的下传心室,大部分 P 波位于 QRS 波群终末部或 ST 段上而未下传心室。QRS 波
群时间 0.08s,形态正常。大部分 RR 间期规则,频率 64 次/min。当 PR 间期为 0.16s 时出现短
的 RR 间期,为窦性夺获心室。可见两次明显缩短的 RR 间期出现了 QRS 波群的畸形,而且
RR 间期越短 QRS 波群畸形程度越明显。ST 段正常,T 波在 V_1 导联大于 V_5 导联。

　　心电图诊断　①窦性心动过缓伴窦性心律不齐;②加速性交接性心律伴干扰性房室脱
节;③心室夺获伴心室内差异性传导;④$T_{V_1} > T_{V_5}$。

讨论　由于窦性 P 波连续落在了房室交接区的生理性有效不应期而在该部位连续多次出现了绝对干扰现象,形成了干扰性房室脱节。个别脱离了不应期的窦性 P 波能够下传心室而形成心室夺获。心室夺获出现得越早,QRS 波群畸形越明显,这符合心室内差异性传导的特点。本例落在 T 波上而下传心室的窦性 P 波看似提前出现,实为出现在窦性周期应该出现的位置。

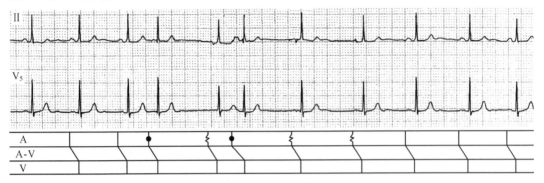

图 20-3　男性,70 岁。头晕 1 年

心电图特征　窦性 PP 间期 0.74～0.90s,频率约 73 次/min,PR 间期 0.14s,QRS 波群时间 0.07s,形态正常。可见 2 次提前出现的 P′波,偶联间期不相同,代偿间歇不完全,P′R 间期约 0.12s,QRS 波群形态与窦性的 QRS 波群形态基本相同,为房性期前收缩。在房性期前收缩后可见第 1 个或连续 2 个窦性 P 波变形。

心电图诊断　①窦性心律不齐;②房性期前收缩;③心房内差异性传导。

讨论　本例房性期前收缩之后出现了第 1 个或连续 2 个 P 波变形,该变形的 P 波位置是窦性 P 波应该出现的部位,因此考虑为心房内差异性传导。此种差异性传导较为少见,往往出现在器质性心脏病病人。

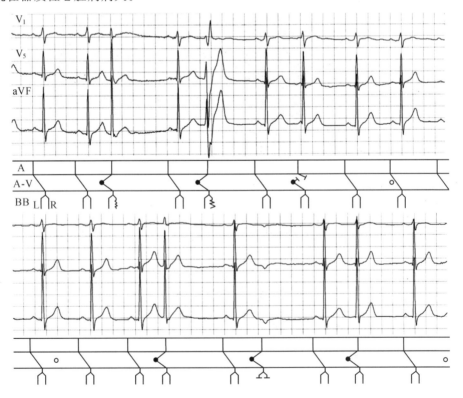

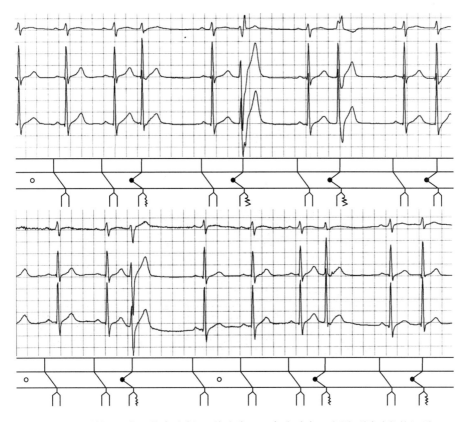

图 20-4 男性,41 岁。临床诊断:心律失常。四条为动态心电图不同时段的记录

心电图特征 窦性 PP 间期 0.76～0.88s,频率约 73 次/min,PR 间期 0.17s,QRS 波群时间 0.09s,形态正常。可见提前出现的 QRS 波群(R′),形态不同,时间为 0.09～0.14s,偶联间期不等,其前无相关 P 波,个别出现在窦性 P 波的顶峰而 QRS 波群形态正常。偶联间期长时 QRS 波群时间及形态与窦性 QRS 波群相同,偶联间期越短或/和其前的 RR 间期越长,QRS 波群畸形越明显,大部分的代偿间歇完全。图中可见提前出现的 P⁻波,第二条图中可见一次其前后不伴随 QRS 波群的 P⁻波,有的 P⁻波与提前出现的 QRS 波群重叠或重叠在其终末部。提前出现的 QRS 波群的节律规则,为 1.76s 或具有倍数关系。

心电图诊断 ①窦性心律不齐;②房室交接性并行心律伴心室内差异性传导及间歇性下传阻滞。

讨论 并行心律是以期前收缩的形式而表现的,具有不相等的偶联间期,并行灶之间的节律规则或具有倍数关系。本例提前出现的 QRS 波群符合这些特点,故为并行心律。提前出现的正常形态 QRS 波群其前无相关 P 波,个别出现在窦性 P 波的顶峰,这种 QRS 波群可以排除房性期前收缩,为房室交接性期前收缩。其他提前出现的畸形的 QRS 波群其前也无相关 P 波,与房室交接性期前收缩具有相同的频率关系,这些 QRS 波群的偶联间期越短或/和其前的 RR 间期越长,QRS 波群畸形越明显,而且呈右束支阻滞型,符合房室交接性期前收缩伴心室内差异性传导,而室性期前收缩不具有这些特点。P⁻波与提前出现的 QRS 波群完全重叠或重叠在其终末部也是交接性期前收缩可以出现的特点,而室性期前收缩不具有这种特点。本例推测提前出现的宽大畸形的 QRS 波群中具有 P⁻波,是因为在 T 波较低

的 V_1 导联未见应该出现的窦性 P 波,而其后的窦性 P 波仍然按照规律出现。当交接性期前收缩出现下传阻滞时则 P^- 波不伴随 QRS 波群。根据上述特征,本例的交接性期前收缩实为房室交接性并行心律的表现形式。

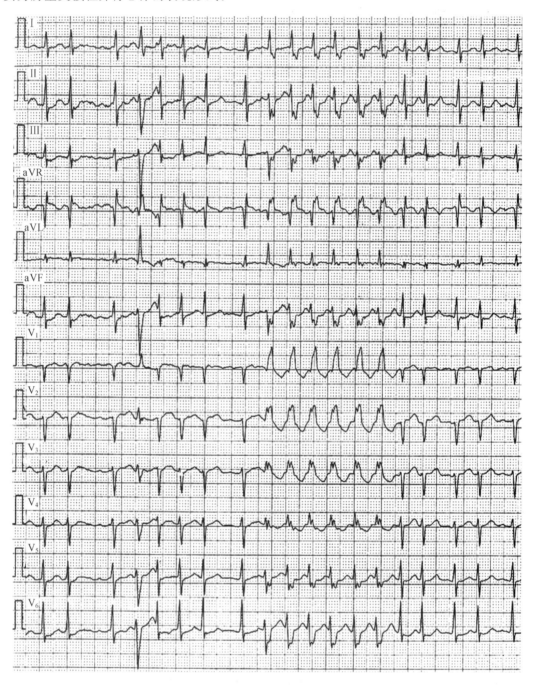

图 20-5　男性,78 岁。反复心悸胸闷 10 年

心电图特征　P 波消失,出现 f 波。QRS 波群既有正常形态又有宽大畸形形态,RR 间期绝对不规则,平均心室率 158 次/min。在两个长 RR 间期之后可见 1 个或连续 6 个宽大畸形的 QRS 波群,形态呈右束支及左前分支阻滞图形,其起始向量与正常的 QRS 波群的起始向量相同,宽大

畸形的 QRS 波群之间的形态也有所不同,此种畸形的 QRS 波群消失后无类代偿间歇出现。

心电图诊断　①快室率心房颤动;②右束支及左前分支差异性传导伴蝉联现象。

讨论　快室率心房颤动之所以容易出现心室内差异性传导,是由于快速的室上性激动下传时容易遇到尚处于生理性不应期的束支或分支,导致该部位差异性传导的发生。心房颤动时的 RR 间期绝对不规则容易造成长短 RR 间期的出现,也是导致发生差异性传导的一个重要原因。当激动下传心室时,若遇到右束支的不应期,激动则从左束支下传引起左心室的除极并穿过室间隔引起右心室除极,最后隐匿性引起右束支除极;当下一次室上性激动到达时,右束支仍然处于不应期而不能下传,这样的情况连续发生即形成了束支间的蝉联现象,导致出现连续的差异性传导。这种连续的差异性传导类似于室性心动过速,两者须做出鉴别。当心房颤动伴室性心动过速发生时,起始向量与正常的 QRS 波群的起始向量不相同,宽大畸形的 QRS 波群之间的形态通常相同,常表现为左束支阻滞图形,宽大畸形的 QRS 波群消失后往往出现类代偿间歇。

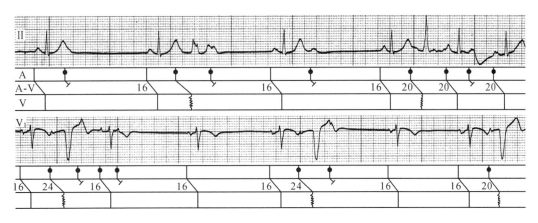

图 20-6　女性,54 岁。临床诊断:病窦综合征

心电图特征　窦性 PP 间期 1.20～1.36s,频率约 47 次/min,PR 间期 0.16s,QRS 波群时间 0.08s,形态正常。可见提前出现的 P′波,偶联间期不相同,代偿间歇不完全,有时 P′波连续 2 次出现,有时连续 4 次出现,频率约 158 次/min。P′R 间期约 0.20～0.24s,部分 P′波未下传,下传的 QRS 波群形态多样,可见正常及宽大畸形的 QRS 波群。

心电图诊断　①窦性心动过缓伴不齐;②频发性房性期前收缩伴心室内差异性传导,部分房性期前收缩未下传;③成对的房性期前收缩;④短阵性房性心动过速;⑤房室交接区的差异性传导。

讨论　本例房性期前收缩有时连续 2 次出现,形成了成对的房性期前收缩;连续 4 次出现时频率约为 158 次/min,形成短阵性房性心动过速。宽大畸形的 QRS 波群均提前出现,其前有与其相关的 P′波,偶联间期短的或其前 RR 间期长的 QRS 波群畸形明显,符合心室内差异性传导的表现。大部分房性期前收缩下传的 P′R 间期大于窦性的 PR 间期,说明激动在房室交接区发生了差异性传导。

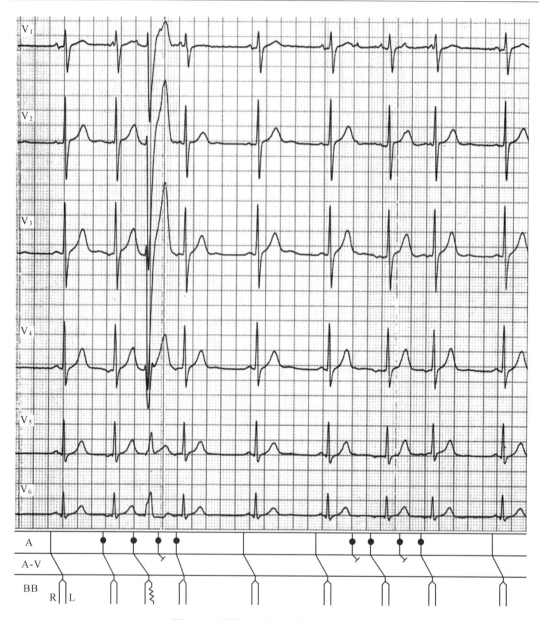

图 20-7　男性,37 岁。发作性心悸 1 月

心电图特征　窦性 PP 间期 1.0s,频率 60 次/min,PR 间期 0.14s,QRS 波群时间 0.08s,形态正常。可见两阵提前出现的 P′波,偶联间期不相同,连续 4 次出现,频率约 190 次/min。R_2R_3 间期较短,R_3 宽大畸形,呈左束支阻滞图形,起始向量与窦性的 QRS 波群相同,其前有与之相关的 P′波。部分 P′波未下传。

心电图诊断　①窦性搏动;②短阵性房性心动过速伴左束支差异性传导及部分房性激动未下传。

讨论　本例提前出现的 P′波连续 4 次出现时频率约为 190 次/min,形成短阵性房性心动过速。RR 间期缩短时出现宽大畸形的 QRS 波群,形态呈左束支阻滞图形,其前有与其相关的 P′波,起始向量与窦性的 QRS 波群相同,符合左束支差异性传导的表现。

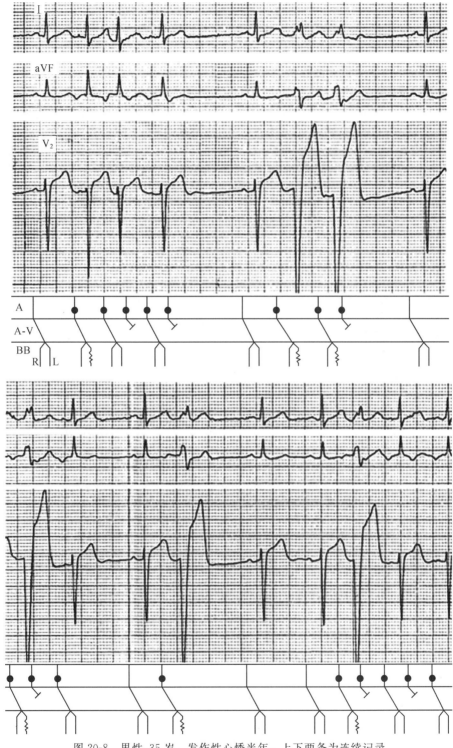

图 20-8　男性,35 岁。发作性心悸半年。上下两条为连续记录

心电图特征　窦性 PP 间期 0.76s,频率 79 次/min,PR 间期 0.16s,QRS 波群时间 0.09s,形态正常。可见提前出现的 P′波,偶联间期不相同,有时出现 1 次,有时连续 3 及 5

次出现,频率约 200 次/min。RR 间期较短时 QRS 波群宽大畸形,RR 间期越短 QRS 波群宽大畸形越明显,QRS 波群时间为 0.09～0.14s,呈左束支阻滞图形。这些宽大畸形的 QRS 波群起始向量与窦性的 QRS 波群相同,其前有与之相关的 P′波,部分 P′波未下传。

心电图诊断 ①窦性搏动;②房性期前收缩伴心室内差异性传导;③短阵性房性心动过速及部分房性激动未下传。

讨论 本例提前出现的 P′波连续 3 及 5 次出现时频率约为 200 次/min,形成短阵性房性心动过速。RR 间期短时出现宽大畸形的 QRS 波群,形态呈左束支阻滞图形,其前有与其相关的 P′波,起始向量与窦性的 QRS 波群相同,QRS 波群时间不等,符合左束支差异性传导的表现。在宽大畸形的 QRS 波群中,上图的 R_2 畸形程度最轻,是因为 R_1R_2 间期最长。R_6R_7 间期长于 R_2R_3 间期,R_7 出现了差异性传导,R_3 却没有发生差异性传导,是因为 R_6 出现的差异性传导较重,导致右束支的激动引起右心室除极完毕后穿过室间隔引起左心室除极,再隐匿性激动尚未除极的左束支(束支间的隐匿性传导),使其产生新的不应期,当下一次激动以较长的时间到达时,左束支仍然没有脱离不应期,故出现差异性传导。R_2 的差异性传导最轻,说明左束支能以稍慢于右束支的速度传出并激动左心室,使其不能再出现束支间的隐匿性传导,故其后激动到达时左右束支均处于应激期而不发生差异性传导。

四、思考(图 20-9、图 20-10)

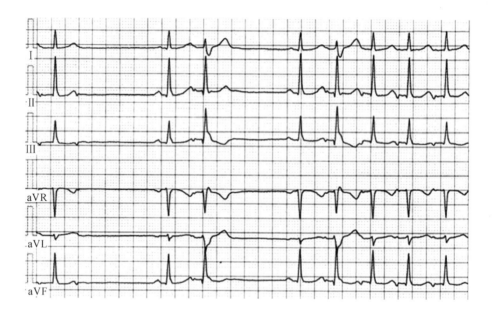

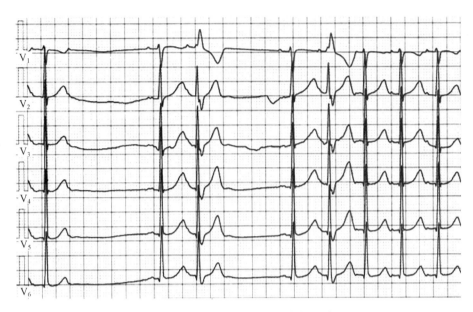

图 20-9　女性,62 岁。心悸胸闷 1 周

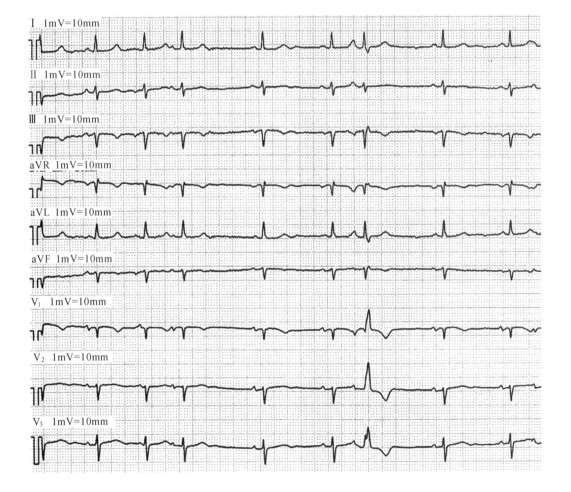

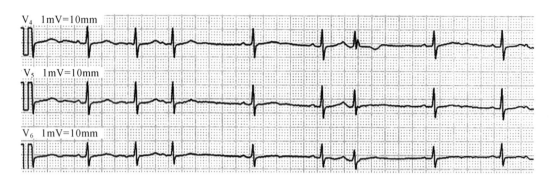

图 20-10　女性,86 岁。临床诊断:胆囊炎

（潘大明　潘医歌）

第二十一章　分层阻滞

心脏传导系统的不同层次存在不同的不应期及传导特性，由此引起的程度和方式不同的传导障碍称为分层阻滞（multilevel block），也称为多层阻滞。

一、房室交接区的分层阻滞

（一）交替性文氏周期

1. A 型　房室结上层为 2∶1 阻滞，下层为文氏周期，长间歇中有连续 3 个心房搏动未下传到心室而结束一次文氏周期。公式：$X=(n÷2)-1$（X 为心室搏动数，n 为心房搏动数）。

2. B 型　房室结上层为文氏周期，下层为 2∶1 阻滞，有 1 个或连续 2 个心房搏动未下传到心室而结束一次文氏周期。①心房搏动为奇数时，上层终止一个文氏周期时有连续 2 个心房搏动未下传。公式：$X=(n-1)÷2$。一个文氏周期中如果有 5 个心房搏动，那么在长间歇中有连续 2 个心房搏动未下传。②心房搏动为偶数时，上层终止一个文氏周期时仅有一个心房搏动未下传，即使这个心房搏动能传导至房室结下层，也将遇到 2∶1 阻滞区，仍不能下传心室。

（二）非交替性文氏周期的分层阻滞

1. 一度伴二度Ⅰ型房室阻滞　在房室交接区的两个层面分别发生一度及二度Ⅰ型阻滞，两者合并出现时即可表现为伴有 PR 间期延长（无正常 PR 间期）的二度Ⅰ型阻滞。

2. 房室交接区的空隙（裂隙）现象　房室结上层相对不应期延长，为传导延缓区；下层有效不应期延长，为传导阻滞区，这样的组合可表现为较早及较晚的房性期前收缩能够下传心室，而处于两者之间的某个时段的房性期前收缩却不能下传心室的心电现象。

二、房室交接区之外的分层阻滞

（一）束支或分支的分层阻滞

心电图表现：①PP 间期规则；②一侧束支和/或分支完全阻滞；③2∶1 房室阻滞；④下传的 PR 间期逐渐延长，并连续 2～3 个 P 波未下传，心房搏动为偶数时仅有 1 个 P 波未下传。

（二）折返径路中的分层阻滞

心电图表现为期前收缩的偶联间期逐搏延长，直至期前收缩消失，连续出现 3 个其后无折返性期前收缩的窦性激动（A 型）或连续出现 2 个其后无折返性期前收缩的窦性激动（B 型），呈周期性出现。

三、图例(图 21-1～图 21-7)

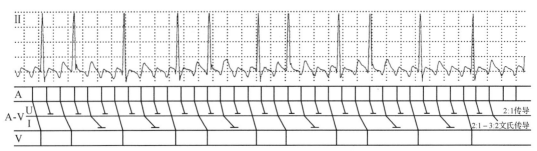

图 21-1　男性,69 岁

心电图特征　窦性 P 波消失,出现尖端负向的 F 波,F 波振幅相等,FF 间期规则,频率 333 次/min,呈 2∶1 或 4∶1 的房室传导。下传的 FR 间期为 0.15s 及 0.20s,最后连续 3 个 F 波不下传而结束一个周期。QRS 波群形态及时间正常。RR 间期不规则。

心电图诊断　Ⅰ 型心房扑动合并房室结交替性文氏周期 A 型。

讨论　本例 F 波在 2∶1 下传的基础上出现 FR 间期逐渐延长,最后以连续 3 个 F 波不下传结束一次周期,符合房室结交替性文氏周期 A 型。此时,房室结上层为 2∶1 阻滞区(呈 2∶1 传导),房室结下层为文氏阻滞区(呈 2∶1 或 3∶2 文氏传导),两层传导特性组合构成了房室结交替性文氏周期 A 型。心房扑动时出现这种心电现象,往往是生理性的。

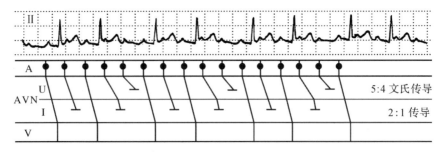

图 21-2　男性,32 岁

心电图特征　窦性 P 波消失,出现 P′波,P′P′间期 0.28s,频率 214 次/min。P′波在 2∶1 下传的基础上,P′R 间期逐渐延长,由 0.18s 延长至 0.22s,最后连续两个 P′波不下传结束一个周期。QRS 波群正常,RR 间期不规则,呈长-短交替改变。

心电图诊断　房性心动过速合并房室结交替性文氏周期 B 型。

讨论　该患者心房率达到 214 次/min,已超出窦性频率范围,故为房性心动过速。P′波在 2∶1 下传的基础上 P′R 间期逐渐延长,最后以连续两个 P′波不下传结束一个周期,符合房室结交替性文氏周期 B 型的心电图改变。此时,房室结上层为 5∶4 文氏传导,下层为 2∶1 传导,两层传导特性组合构成了这种心电现象。

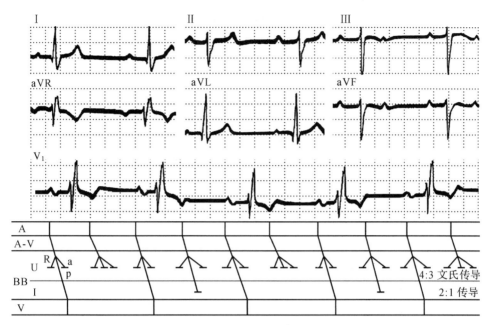

图 21-3 男性,60 岁

心电图特征 窦性PP间期规则,频率97次/min。每2个P波下传心室1次,下传的PR间期为0.26s及0.30s,且交替出现。QRS波群时间增宽为0.15s,QRS波群形态在Ⅱ、Ⅲ、aVF导联呈rS型,在Ⅰ、aVL导联呈qRs型且s波增宽,在V₁导联呈rSR′型,心电轴-60°。T波在aVR及V₁导联倒置。

心电图诊断 ①窦性心律;②完全性右束支及左前分支阻滞合并左后分支交替性文氏周期B型;③一度房室阻滞。

讨论 根据QRS波群时间增宽、形态改变特点及心电轴显著左偏可诊断为完全性右束支阻滞及左前分支阻滞。PR间期最短为0.26s,说明有一度房室阻滞。由于右束支及左前分支已经阻滞,考虑一度房室阻滞的部位在左后分支。窦性P波2∶1下传心室,且频率97次/min,为二度房室阻滞,但下传的PR间期逐渐延长,最后传导中断,呈周期性变化,每个周期内有4个窦性P波,符合左后分支交替性文氏周期B型。左后分支上下两层形成不同的阻滞区,其上层为文氏型阻滞区,呈4∶3传导,下层为2∶1阻滞区。一部分P波在上层已阻滞,未传至下层,若传至下层,将在下层遇到2∶1阻滞区也不能下传。本例窦性心律的频率为97次/min,在正常范围内,故出现的交替性文氏周期应考虑为病理性的。

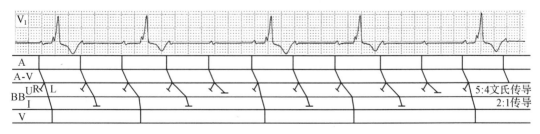

图 21-4 男性,74 岁

心电图特征 窦性P波规律出现,频率94次/min,可见每2~3个P波下传心室一次。

下传的 PR 间期为 0.20s 及 0.28s,两者交替出现,直至连续两个 P 波不下传而结束一个周期。QRS 波群时间增宽为 0.12s,在 V₁ 导联 QRS 波群呈 R 型,起始部有切迹,RR 间期呈长-短交替性变化,T 波倒置。

心电图诊断 ①窦性心律;②完全性右束支阻滞合并左束支交替性文氏周期 B 型。

讨论 本例窦性心律的频率 94 次/min 时出现每 5 个 P 波下传两次,下传的 PR 间期逐渐延长,直至连续两次 P 波不下传而结束一个周期,符合交替性文氏周期 B 型。本例是完全性右束支阻滞合并二度房室阻滞,因此考虑二度房室阻滞的阻滞部位在左束支。左束支上层形成文氏阻滞区,呈 5∶4 的传导;左束支下层形成 2∶1 阻滞区,两者组合构成了左束支交替性文氏周期 B 型。因本例是在正常窦性心率情况下出现的交替性文氏周期,故这种现象符合病理性的。

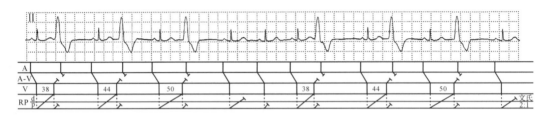

图 21-5　女性,38 岁。RP:折返径路,P:近端 2∶1 阻滞区,d:远端文氏阻滞区,虚线表示窦性激动进入折返径路前的心室内传导

心电图特征 窦性 PP 间期平均为 0.69s,频率 87 次/min。大部分窦性激动后面出现 1 次形态相同的室性期前收缩,其偶联间期逐渐延长,分别为 0.38、0.44 及 0.50s,以连续出现 3 次无折返性室性期前收缩的窦性激动而结束 1 个周期,上述现象周期性出现。

心电图诊断 ①窦性心律;②室性期前收缩呈二联律;③室性期前收缩伴折返径路内交替性文氏周期 A 型。

讨论 本例室性期前收缩的偶联间期逐渐延长,以连续 3 次无折返性室性期前收缩的窦性激动结束 1 个周期,符合室性期前收缩伴折返径路内交替性文氏周期 A 型。发生机制是折返径路内发生了分层阻滞,其近端形成了 2∶1 阻滞区,远端形成了文氏阻滞区(呈 4∶3 文氏传导),两者组合即在室性期前收缩的折返径路内形成了交替性文氏周期 A 型。

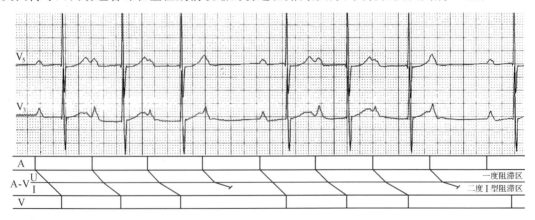

图 21-6　女性,54 岁

心电图特征　窦性 PP 间期规则,频率 68 次/min,PR 间期逐渐延长为 0.40、0.48 及 0.52s,最后出现 1 次窦性 P 波不下传,引起 QRS 波群脱落而结束 1 个周期,此种现象反复出现。QRS 波群时间正常,形态基本正常。

心电图诊断　①窦性心律;②一度及二度 I 型房室阻滞(房室结分层阻滞)。

讨论　本例 PR 间期均大于 0.20s,说明存在一度房室阻滞。PR 间期表现为逐渐延长,最后传导中断的文氏现象,故存在二度 I 型阻滞。当房室结上层出现一度阻滞,下层出现二度 I 型阻滞时,即形成了分层阻滞,表现为一度及二度 I 型房室阻滞合并存在的心电现象。

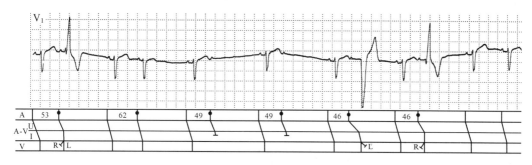

图 21-7　男性,50 岁

心电图特征　窦性 PP 间期 0.74s,频率 81 次/min。PR 间期 0.15s,窦性 QRS 波群时间及形态正常。可见提前出现的 P′波,P′波形态与窦性 P 波形态稍有不同,呈二联律,偶联间期不等,代偿间歇在前 3 次完全,在后 3 次不完全。当偶联间期为 0.46s 及大于或等于 0.53s 时则下传心室,介于两者之间时(0.49s)则不能下传心室,形成未下传房性期前收缩。$R_{2,8,10}$ 为房性期前收缩伴心室内差异性传导,其中 $R_{2,10}$ 为右束支阻滞型,R_8 为左束支阻滞型。

心电图诊断　①窦性搏动;②房性期前收缩呈二联律伴心室内差异性传导及房室结空隙现象;③未下传的房性期前收缩。

讨论　本例偶联间期较短及较长时房性期前收缩能够下传心室,介于两者之间时却不能下传心室,符合房室结的空隙现象。产生这种现象的原因是房室结的分层阻滞造成房室结上、下层不应期的不一致,上层相对不应期延长,形成传导延缓区;下层有效不应期延长,形成传导阻滞区,两者组合即构成了房室结的分层阻滞。当较早的房性期前收缩在房室结上层遇到相对不应期时即以缓慢的速度下传至房室结下层,这样有利于下层脱离有效不应期,使激动得以下传,表现为一次延长的 P′R 间期;当激动发生较晚时,房室结上层相对不应期即将结束,激动在上层下传虽然加快,但传至下层时,下层有效不应期已结束,故激动得以下传心室,表现为一次正常的或稍有延长的 P′R 间期;当激动的发生介于两者之间时,在上层传导速度也介于两者之间,该次激动传至下层时,即能遇到下层的有效不应期而不能下传,形成未下传的房性期前收缩。

四、思考(图 21-8~图 21-10)

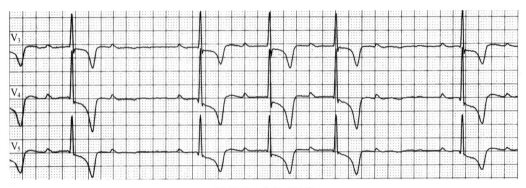

图 21-8　女性,78 岁

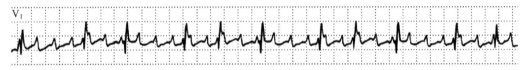

图 21-9　男性,50 岁

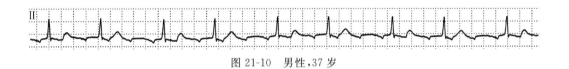

图 21-10　男性,37 岁

(潘医歌　潘大明)

第二十二章　房室结双径路传导

房室结存在着两条或多条传导性能不同、不应期不一致的径路,激动在这些径路内传导时出现的不同心电现象称为房室结双径路或多径路传导(dual atrioventricular nodal pathway or multiple atrioventricular nodal pathway)。心脏电生理检查时,当 S_1S_2 心房程控刺激缩短 10ms 时,出现房室传导时间(S_2R_2 间期)突然跳跃延长 60ms 以上,可以诊断为房室结双径路。房室结双径路的体表心电图有如下的表现形式。

一、顺向性房室结双径路

1.重复出现反复搏动　如为窦性反复搏动可表现为窦性 P 波—窦性 QRS 波群—逆行 P 波—室上性 QRS 波群组合。反复搏动亦见于房室间双径路(旁路参与)。

2.在心律规则或相对规则的情况下,出现 PR 间期长、短交替,即与 P 波频率无关的 PR 间期长短交替,也可以是一串长 PR 与一串短 PR 交替,长短 PR 间期互差>60ms。

3.1∶2 房室传导现象　即 1 个 P 波,同时沿快、慢两条径路下传并先后激动心室两次,出现两个室上性 QRS 波群。

4.出现慢-快型房室结折返性心动过速　此时激动沿慢径路下传、快径路逆传。

5.不典型文氏现象　频率相近的 PR 间期突然跳跃式或成倍增加,是激动由快径路传导转入慢径路传导的表现。也可表现为 PR 间期延长后不经 QRS 波群脱落就缩短,PR 间期延长量以脱落前一次为最大。

二、逆向性房室结双径路

1.重复出现室性反复搏动　表现为 QRS 波群(室性)—P^-—QRS 波群(室上性)或 QRS 波群(室性)—QRS 波群(室上性)的室性反复搏动(未逆传心房即无 P^- 波);

2.出现快-慢型房室结折返性心动过速;

3.交接性心律有两种明显不等的 RP^- 间期,相差>60ms;

4.一次室性搏动伴有两种固定的 RP^- 间期,相差>60ms,此为 1∶2 室房传导。

三、图例(图 22-1～图 22-10)

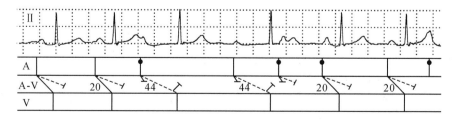

图 22-1　男性,21 岁。心肌炎

心电图特征　窦性 PP 间期 0.70s,频率 86 次/min。窦性 PR 间期分别为 0.20s 及 0.44s。可见提前出现的 P′波与窦性 P 波不同,偶联间期相等,个别连续出现两次。下传的 P′R 间期分别为 0.20s 及 0.44s,P_5 为发生过早的 P′波,故未下传,P_8 为落在 T 波上的 P′波。QRS 波群、ST 段及 T 波均正常。

心电图诊断　①窦性搏动;②房性期前收缩(个别未下传,个别成对出现);③顺向性房室结双径路。

讨论　本例房性期前收缩发生过早时不下传,表现为未下传的房性期前收缩;发生较晚时以正常 PR 间期下传;发生较早时以明显延长的 PR 间期下传,这些表现符合顺向性房室结双径路传导现象。在正常窦性频率情况下,激动沿房室结快、慢两条径路下传心室,因快径路传导速度快,激动能以较快的速度传至心室,引起心室的除极,从而掩盖了慢径路的传导。房性期前收缩发生较早时,快径路处于不应期,激动可沿慢径路传导,导致 PR 间期的明显延长,同时激动再隐匿性逆向沿快径路传导,造成快径路新的不应期,可使随后而至的窦性激动再次不能经过快径路下传,而沿慢径路下传,出现 PR 间期的明显延长。当房性期前收缩发生过早时,房室结快、慢径路均处于不应期,使 P 波不能下传。

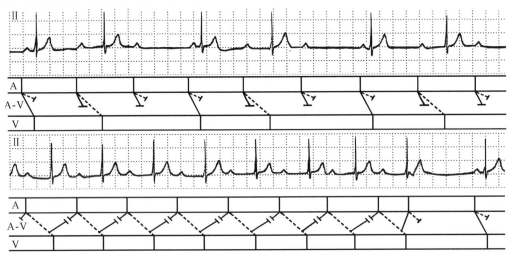

图 22-2　男性,26 岁。上下两条为 Ⅱ 导联不同时段的记录

心电图特征　上图示窦性 PP 间期规则,频率 71 次/min,PR 间期 0.14s 及 0.40s,PR 间期呈正常、延长及消失周期性变化,表现为 3:2 房室传导的文氏现象。下图示窦性 PP 间期规则,频率 75 次/min,连续出现 0.40s 的长 PR 间期,以一次反复搏动终止了长 PR 间期,恢复 0.14s 的 PR 间期。QRS 波群、ST 段及 T 波均正常。

心电图诊断　①窦性心律;②不典型文氏现象(3:2 房室传导);③顺向性房室结双径路;④房室结慢径路下传型蝉联现象;⑤窦性反复搏动。

讨论　本例在窦性 PP 间期规则时,出现了 PR 间期由正常至延长,最后 P 波不下传而导致 QRS 波群脱落的文氏现象。由于前后 PR 间期相差显著,为房室结内双径路传导的特征。本例的 PR 间期有正常的,也有连续明显延长的,表现为间歇性一度房室阻滞。其形成机制是由于激动沿慢径路下传时,又隐匿性地逆向激动部分快径路,使快径路形成新的不应期,造成激动连续不能从快径路下传而连续沿慢径路下传的蝉联现象,引起假性一度房室阻滞。本例的双径路由窦性激动下传表现出来,故为顺向性房室结双径路。本例的反复搏动是源于一次窦性搏动,故为窦性反复搏动。

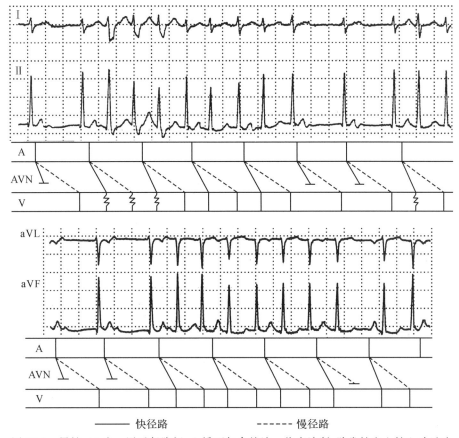

图 22-3 男性,44 岁。因反复胸闷、心悸两年余就诊。临床诊断:阵发性室上性心动过速

心电图特征 窦性 P 波规律出现,频率为 94 次/min,P 波后跟随 1~2 个 QRS 波群,PR_1 间期为 0.14~0.18s,PR_2 间期为 0.48s。部分 P 波后只有 1 个 QRS 波群的 PR 间期分别为 0.18s 或 0.48s,QRS 波群时间及形态大部分正常。RR 间期不规则,平均心室率 170 次/min。在同步的 Ⅰ 及 Ⅱ 导联可见 $R_{3,4,5}$ 及 R_{13} 宽大畸形,时间为 0.10~0.12s。T 波在 Ⅱ 及 aVF 导联低平,但在宽大畸形的 QRS 波群之后者则增高。

心电图诊断 ①窦性心律;②非折返性室上性心动过速;③顺向性房室结双径路伴 1:2 房室传导;④心室内差异性传导。

讨论 1:2 房室传导是指 1 次心房激动同步不等速分别沿两条应激性和传导性不同的径路下传至心室,并引起两次心室激动的现象,也称为双重心室反应。形成 1:2 房室传导需满足以下三个条件:①房室间存在功能或解剖上的两条传导径路;②两条径路传导时间差足够大;③逆向传导阻滞。此病例为窦性激动在房室结分别沿着快和慢两条径路下传,先后达到心室,引起 2 次心室激动,使心室率成倍增加,表现为 PR_1 间期、PR_2 间期基本固定及 RR 间期不规则,故不符合折返性室上性心动过速。图中出现了 1:1 房室传导,表现为长或短的 PR 间期,其长 PR 间期与 PR_2 间期相同,其短 PR 间期与 PR_1 间期相近,故不符合交接性期前收缩二联律。1:2 房室传导为少见的心电现象,通常在电生理检查时发现。发生 1:2 房室传导时心室率成倍地增加,形成非折返性室上性心动过速,提高迷走神经张力可引起慢径路逆向传导阻滞及前向传导延缓,有利于形成 1∶2 房室传导,而阿托品降低迷走神经张力可消除 1∶2 房室传导。目前采用导管消融慢径路是有效的根治方法。本例由于心室内差异性传导的程度不同,导致 T 波振幅不一致。

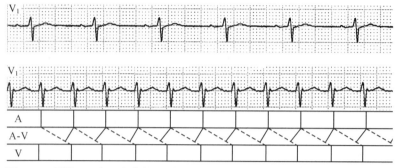

图 22-4　男性,30 岁。发作性心悸 1 年。临床诊断:心律失常(阵发性室上速)

　　心电图特征　上行 V₁ 导联示窦性 P 波规律出现,频率 75 次/min,PR 间期 0.16s,QRS 波群时间及形态正常,ST 段及 T 波正常。下行 V₁ 导联示窦性 P 波消失,QRS 波群时间正常,其形态呈 rSr′ 型,RR 间期规则,频率 150 次/min,ST 段及 T 波正常。

　　心电图诊断　①窦性心律;②慢-快型房室结折返性心动过速;③顺向性房室结双径路。

　　讨论　本例在窦性心律时的 QRS 波群形态正常,在心动过速发作时 QRS 波群在 V₁ 导联呈现 rSr′ 型,该 r′ 波应为负正双向的逆行性 P 波的正向部分重叠在 QRS 波群终末部的表现,故为假性 r′ 波。室上性心动过速伴有这种形态的 QRS 波群是慢-快型房室结折返性心动过速的特征之一。这种心动过速是顺向性房室结双径路的一种表现形式。

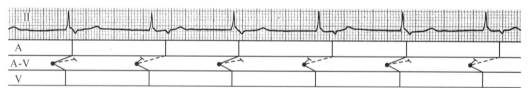

图 22-5　男性,72 岁。临床诊断:病窦综合征

　　心电图特征　窦性 P 波消失,QRS 波群时间及形态正常,其后见 1 个 P⁻ 波,RP⁻ 间期分别为 0.10s 及 0.24s 且交替出现,P⁻ 波形态相同。RR 间期 1.14s,心室率 53 次/min。ST 段及 T 波正常。

　　心电图诊断　①交接性逸搏心律;②逆向性房室结双径路。

　　讨论　本例未见窦性 P 波,交接区起搏点以 53 次/min 的频率形成规则的逸搏心律,其 QRS 波群之后呈现两种 RP⁻ 间期,互差 0.14s,且交替出现,符合逆向性房室结双径路的心电图特征。由于 P⁻ 波形态相同,说明该房室结双径路的上部只有一个共同出口进入心房。

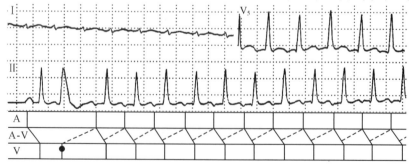

图 22-6　女性,43 岁

心电图特征 偶见窦性 P 波,PR 间期 0.16s。QRS 波群在Ⅰ导联呈 rs 型,在Ⅱ及 V₅ 导联呈 qR 型,时间正常,ST 段无偏移,T 波大致正常。在窦性的 QRS 波群之后见一提前出现的宽大畸形的 QRS 波群,呈 R 型,时间 0.13s,QRS 波群主波与 T 波方向相反,其前无 P 波,其后连续出现 P⁻波及室上性 QRS 波群,逆 P⁻在Ⅰ导联低平,在Ⅱ及 V₅ 导联倒置。P⁻R 间期 0.13s,RP⁻间期 0.25s。室上性的 RR 间期规则,频率 158 次/min。

心电图诊断 ①窦性搏动;②室性期前收缩;③室性期前收缩诱发的快-慢型房室结折返性心动过速;④逆向性房室结双径路。

讨论 本例在室性期前收缩之后出现了伴有 P⁻波的室上性心动过速,且 P⁻R 间期小于 RP⁻间期,RR 间期规则,符合快-慢型房室结折返性心动过速。此种心动过速是由室性期前收缩诱发,激动自心室沿慢径路逆传至心房,形成 P⁻波,导致长的 RP⁻间期,并在房室结上部共同通道内折入快径路下传心室形成较短的 P⁻R 间期。若这种折返连续发生即形成快-慢型房室结折返性心动过速,这也是逆向性房室结双径路的一种表现形式。这种室上速发作时的心电图表现不易与起源于心房下部的房性心动过速鉴别,但若为室性期前收缩诱发时,则有助于快-慢型房室结折返性心动过速的诊断。

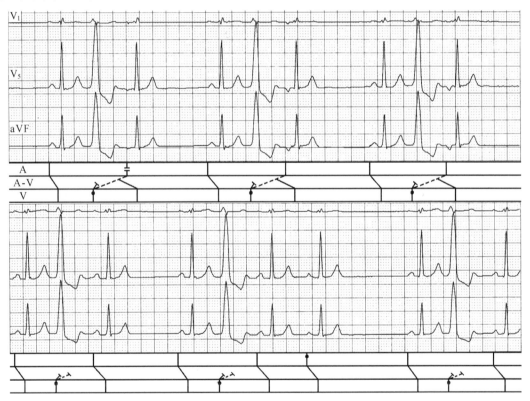

图 22-7 男性,50 岁。临床诊断:冠心病

心电图特征 窦性 PP 间期约 1.22s,频率 49 次/min,PR 间期 0.16s。可见提前出现的宽大畸形的 QRS 波群,QRS 波群主波与 T 波方向相反,其前无 P 波,为室性期前收缩。室性期前收缩的偶联间期相等,无代偿间歇,且均在 PP 或 PP⁻间期之间出现,R'P⁻间期 0.52s,P⁻R 间期 0.13s,上图出现 3 次 P⁻波,第一个 P⁻波较浅,为与窦性 P 波形成的房性融合波。下图 P₅ 提前出现,其形态不同于窦性 P 波,为房性期前收缩,其 P'R 间期 0.16s,

代偿间歇不完全。

　　心电图诊断　①窦性心动过缓;②插入性室性期前收缩;③室性反复搏动;④逆向性房室结双径路;⑤房性期前收缩;⑥房性融合波。

　　讨论　本例在窦性心动过缓的基础上出现了室性期前收缩,且发生在两个相邻且下传的窦性 PP 之间,故为插入性室性期前收缩。部分室性期前收缩之后出现 1 个 P⁻ 波,且具有固定的 R′P⁻ 及 P⁻R 间期,P⁻ 波之后有一正常的 QRS 波群,这符合室性反复搏动的特征,也是逆向性房室结双径路的特征之一。固定的 R′P⁻ 间期有助于排除房性期前收缩。本例第 1 个 P⁻ 波较浅,而该部位也是窦性 P 波应该出现的位置,故符合房性融合波,后者属于心房内绝对干扰的表现。本例提前出现 1 次 P′ 波,符合房性期前收缩的表现。

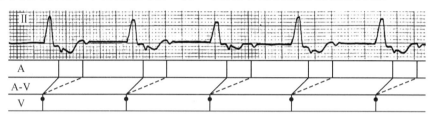

图 22-8　男性,58 岁。临床诊断:冠心病

　　心电图特征　窦性 P 波消失。可见宽大畸形的 QRS 波群,时间 0.14s,呈 R 型,QRS 波群主波与 T 波方向相反。每个 QRS 波群之后均见连续 2 个形态不同的 P⁻ 波,R′P⁻ 间期分别为 0.18s 及 0.48s,相差 0.30s。R′R 间期规则,频率 60 次/min。

　　心电图诊断　①加速性室性心律伴 1∶2 室房传导;②逆向性房室结双径路。

　　讨论　本例加速性室性心律出现时,每个 QRS 波群之后的固定部位均连续出现 2 个 P⁻ 波,它们的 R′P⁻ 间期互差为 0.30s,符合逆向性房室结双径路的特征。由于 2 个 P⁻ 波形态不同,说明该双径路的上部有两个出口至心房。图中 2 个 P⁻ 波与其前的 QRS 波群有固定关系,故可以排除房性期前收缩。室性 QRS 波群在 Ⅱ 导联正向,说明激动起源于心室的上部。

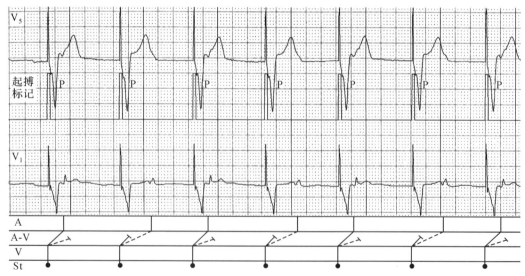

图 22-9　男性,78 岁。因病窦综合征安装 VVI 心脏起搏器

心电图特征　在每一次起搏脉冲后均出现一次宽大畸形的 QRS 波群,时间 0.16s,QRS 波群主波与 T 波方向相反,为心室有效起搏。在 QRS 波群后的 0.16s 或 0.38s 出现 1 个 P^- 波。该 P^- 波在 V_1 导联呈负正双向或直立。

心电图诊断　①VVI 起搏器起搏功能正常;②起搏源性室房传导;③逆向性房室间双径路。

讨论　本例在心室起搏时出现了室房传导,该室房传导出现的 $R'P^-$ 间期呈长短交替性变化,互差为 0.22s,符合逆向性房室双径路的特征。短的 $R'P^-$ 间期出现在 QRS 波群的终末部,在心室除极完毕后即刻出现,不符合房室结逆传的特征,考虑该次激动是通过旁路逆传至心房;长的 $R'P^-$ 间期考虑是通过房室结逆传至心房。两种不同的传导径路交替传导引起 $R'P^-$ 间期长短交替及 P^- 波的形态不同,形成逆向性房室间双径路传导现象。

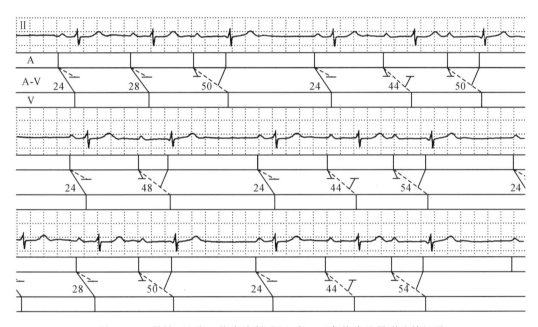

图 22-10　男性,81 岁。临床诊断:冠心病。三条均为 Ⅱ 导联连续记录

心电图特征　窦性 PP 间期约 0.98s,频率 61 次/min。PR 间期 0.24~0.54s。可见连续 2~3 次逐渐延长的 PR 间期,以一次出现在 QRS 波群之前的 P^- 波而结束一次周期。PR 间期的延长有 0.24、0.28、0.50s 及 0.24、0.44、0.50(0.54)s 等表现形式。QRS 波群形态及时间基本正常。ST 段及 T 波正常。

心电图诊断　①窦性心律;②一度房室阻滞;③不典型二度 Ⅰ 型房室阻滞(不典型文氏现象);④顺向性房室结双径路伴快径路及慢径路内的文氏现象。

讨论　本例所有 PR 间期均延长,大于 0.20s,故存在一度房室阻滞。PR 间期呈 0.24、0.28、0.50s 传导时,是在快径路内出现了文氏现象,PR 间期 0.50s 是激动在快径路内阻滞后而经慢径路传导所致,最后出现了窦性反复搏动形成 P^- 波而结束一次文氏周期,造成了不典型的文氏现象。PR 间期呈 0.24、0.44、0.50(0.54)s 传导时,第 1 次经快径路传导,第 2、3 次是快径路阻滞后激动经慢径路传导而出现了明显延长的 PR 间期,这种 PR 间期仍然逐渐延长,说明激动在慢径路内出现了文氏现象,并也以出现 1 次 P^- 波而结束一次文氏周期,同样形成了不典型的文氏现象。本例心电图是在房室结双径路基础上形成的双文氏现象。P⁻波与QRS波群重叠并在其前显露形成假性Q波,由于两者重叠时间稍有不同,使显露的P⁻波时间及振幅也有所不同。

四、思考(图22-11~图22-13)

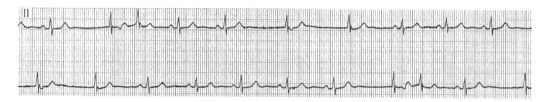

图 22-11　男性,56 岁。临床诊断:冠心病

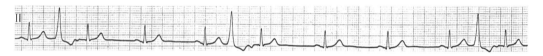

图 22-12　女性,48 岁。临床诊断:冠心病

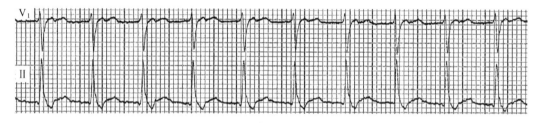

图 22-13　男性,23 岁。阵发性心悸 2 年

(潘医歌　潘大明)

第二十三章　宽 QRS 波群心动过速

QRS 波群时间≥0.12s 的心动过速称为宽 QRS 波群心动过速（wide QRS complex tachycardia）。这种类型的心动过速最常见于室性心动过速（室速），占 70%～80%，也见于室上性心动过速（室上速）。当室上速出现了 QRS 波群增宽时，其心电图表现与室速易于混淆，并时常可导致错误诊断。

宽 QRS 波群心动过速可见于室性及非室性心动过速。后者包括：①窦性心动过速、阵发性室上性心动过速、心房颤动或心房扑动伴心室内差异性传导或伴原已存在的左或右束支阻滞；②阵发性室上性心动过速经旁路下传而形成的逆向型房室折返性心动过速；③心室预激合并心房颤动（心房颤动经旁路下传）。以下介绍几种宽 QRS 波群心动过速的鉴别方法。

一、Brugada 四步诊断法

1. 全部胸导联均无 RS 波形诊断为室性心动过速，否则进行下一步。

2. 至少一个胸导联呈 RS 波形且 RS 间期＞100ms 诊断为室性心动过速，否则进行下一步。

3. 存在房室分离诊断为室性心动过速，否则进行下一步。

4. $V_{1～2}$ 和 V_6 导联 QRS 波群形态符合室性心动过速的图形诊断为室性心动过速，否则为室上性心动过速。

RS（Rs 或 rS）波形不包括 QR、QRS、R 或 rsR′波形。RS 间期指 R 波的起点至 S 波的最低点的水平距离，而不是 S 波的终点。

$V_{1～2}$ 和 V_6 导联 QRS 波群形态符合室性心动过速的图形表现为：右束支阻滞图形（V_1 导联的 QRS 主波正向）时 V_1 或 V_2 导联呈 qR、R、双峰 R（兔耳型，前峰＞后峰），QR 或 RS 型，V_6 导联的 R/S＜1。左束支阻滞图形（V_1 导联的 QRS 主波负向）时 V_6 导联呈 QR 或 QS 型。

二、Brugada 三步诊断法

室性心动过速与预激型心动过速（室上性心动过速通过旁路下传）难以鉴别，而 Brugada 三步诊断法则有助于两者的鉴别。若具备三步中任何一步，则有助于室性心动过速的诊断，否则为预激型心动过速。

1. V_4～V_6 导联 QRS 波群主波负向。

2. V_2～V_6 导联中至少有一个导联呈 QR 型。

3. 房室分离。

由于预激型心动过速与室性心动过速有相同的心电图表现，故往往需要窦性心律时心电图对比或通过有关电生理检查来确定诊断。

三、Vereckei 的 aVR 导联新的四步诊断法

1. QRS 波群起始为 R 波诊断为室性心动过速,否则进行下一步。

2. QRS 波群起始为 r 或 q 波时间大于 40ms 诊断为室性心动过速,否则进行下一步。

3. QRS 波群呈 QS 型时,前支出现顿挫诊断为室性心动过速,否则进行下一步。

4. Vi/Vt 值小于或等于 1 诊断为室性心动过速,否则诊断为室上性心动过速。

Vi/Vt 比值:Vi 是心室开始除极 40ms 时的振幅值,Vt 是心室结束除极前 40ms 的振幅值,对于测得的 Vi 和 Vt 的值取绝对值。该方案不适用于分支型室性心动过速及旁路下传的心动过速。

四、其他诊断法

1. 具备以下任意一条有助于室性心动过速的诊断

(1)QRS 波群时间>0.14s:QRS 波群时间越宽越有助于室性心动过速的诊断。需在窦性心律时无束支阻滞的心电图或近来未应用抗心律失常药。

(2)QRS 波群电轴极右偏(无人区心电轴)。

(3)心室夺获:可表现为完全性夺获或不完全性夺获(室性融合波)。

(4)窦性心律时室性期前收缩的形态与心动过速的 QRS 波群形态相同。

2. 具备以下任意一条有助于非室性心动过速的诊断

(1)心动过速的宽 QRS 波群形态与窦性心律时的 QRS 波群形态相同,例如原已存在束支阻滞或心室预激等。出现这种心电图表现时可以排除室性心动过速。

(2)心动过速的节律绝对不齐,这种情况通常见于心室预激伴心房颤动,此时可见到宽 QRS 波群起始部的 δ 波,宽 QRS 波群形态不一致,频率通常>200 次/min。

(3)心动过速的宽 QRS 波群形态与室上性心律时窄的 QRS 波群的起始向量相同,常见于房性心动过速、心房扑动或心房颤动伴心室内差异性传导的蝉联现象。

五、图例(图 23-1~图 23-8)

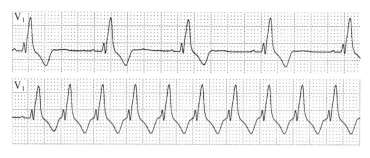

图 23-1　男性,55 岁。临床诊断:冠心病

心电图特征　上图示窦性 P 波规律出现,频率 64 次/min。PR 间期正常。QRS 波群宽大畸形,时间 0.14s,形态呈 rsR′型,T 波倒置。下图示在窦性的 QRS 波群之后出现一阵宽大畸形的 QRS 波群,形态与窦性的 QRS 波群相同,RR 间期规则,频率 150 次/min,未见 P 波,T 波倒置。

心电图诊断　①窦性心律;②完全性右束支阻滞;③室上性心动过速。

讨论　本例在窦性心律时存在完全性右束支阻滞,发生宽 QRS 波群心动过速时的 QRS 波群形态与窦性的 QRS 波群形态相同,心动过速的频率为 150 次/min,发生心动过速时未见 P 波,故这种宽 QRS 波群心动过速符合室上性心动过速。

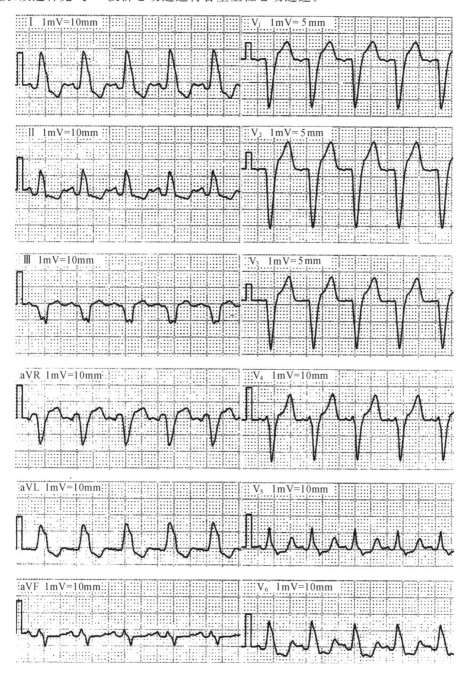

图 23-2　男性,48 岁。临床诊断:心肌病

心电图特征　窦性 P 波规律出现,频率 111 次/min。PR 间期正常。QRS 波群宽大畸形,时间 0.16s,形态在 Ⅰ、Ⅱ、aVL、V₅ 及 V₆ 导联呈 R 型(aVL 导联的 R 波可见较明显的切

迹);Ⅲ、aVR、V₁ 及 V₂ 导联呈 QS 型(Ⅲ导联的 QS 波可见较明显的切迹)。在Ⅰ、Ⅱ、aVL、V₅ 及 V₆ 导联的 ST 段呈斜型或水平型压低,T 波倒置或直立;在Ⅲ、aVR、V₁ 及 V₂ 导联的 ST 段呈斜型抬高,T 波直立。

　　心电图诊断　①窦性心动过速;②完全性左束支阻滞。

　　讨论　本例的窦性心率 111 次/min,为窦性心动过速。宽 QRS 波群心动过速发生时 QRS 波群形态呈完全性左束支阻滞图形,每一个宽大畸形的 QRS 波群之前均有一个与其相关的 P 波,PR 间期固定,故这种宽 QRS 波群心动过速符合室上性心动过速,为窦性心动过速合并完全性左束支阻滞。

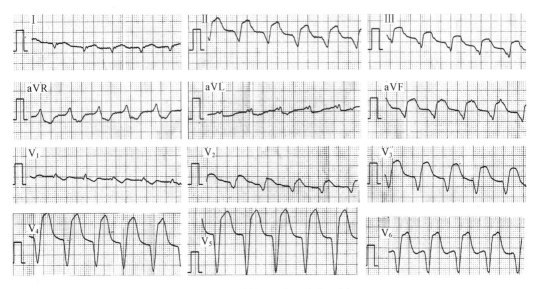

图 23-3　男性,86 岁。胸痛 1 周

　　心电图特征　未见 P 波。心电轴—109°。QRS 波群时间增宽为 0.16s,QRS 波群形态改变,在Ⅰ、Ⅱ、Ⅲ、aVF、V₂～V₆ 导联呈 QS 型,在 aVR 导联呈 R 型,在 V₁ 导联呈 qr 型。R′R′间期规则,频率 107 次/min。在Ⅱ、Ⅲ、aVF、V₂～V₆ 导联 ST 段明显抬高,在 aVR 及 aVL 导联 ST 段压低。T 波不能明视。

　　心电图诊断　单形性室性心动过速。

　　讨论　本例为宽 QRS 波群心动过速,具备室性心动过速的诊断依据是 QRS 波群时间增宽为 0.16s、心电轴极右偏(无人区心电轴)、QRS 波群在 aVR 导联呈 R 型、在胸导联的 QRS 波群没有 RS 型出现,故支持室性心动过速。本例的 ST 段抬高明显且伴有胸痛病史,应该考虑急性心肌损伤或急性心肌梗死,因缺乏详细的临床资料而使诊断困难。

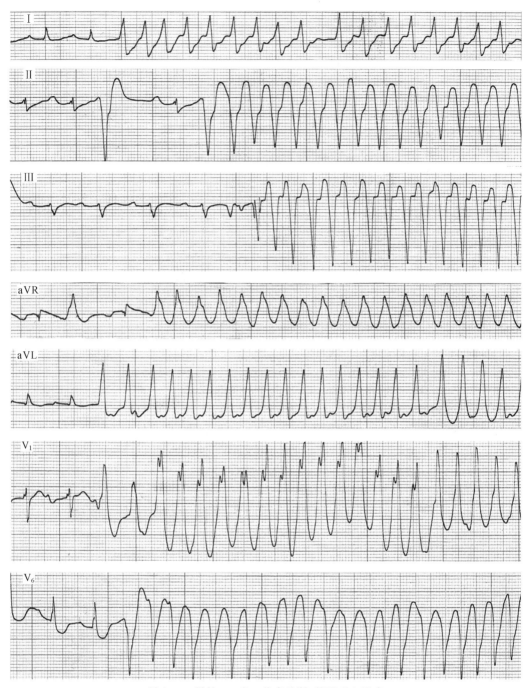

图 23-4　男性,59 岁。临床诊断:扩张型心肌病

心电图特征　窦性 P 波规律出现,频率 95 次/min。P 波在 V_1 导联呈正负双向,$PtfV_1$ 为 −0.06mm·s。PR 间期 0.28s。在窦性 QRS 波群之后可见提前出现的宽大畸形的 QRS 波群,时间为 0.16s,aVR 导联呈 R 型、V_6 导联呈 QS 型,T 波与 QRS 波群主波方向相反,偶联间期大部分相同,为室性期前收缩。大部分室性期前收缩均诱发了宽 QRS 波群心动过速,QRS 波群形态不同,在一阵发作的心动过速中呈梭形改变,$R'R'$ 间期 0.20～0.48s,平均心室率 240 次/min。ST 段在 V_6 导联压低。大部分导联 T 波不能明视,QT 间期 0.34s。

心电图诊断　①窦性心律；②一度房室阻滞；③室性期前收缩；④多形性室性心动过速；⑤PtfV₁负值增大；⑥ST段压低。

讨论　本例为室性期前收缩诱发的宽QRS波群心动过速，具备室性心动过速诊断的依据是心动过速发作时宽QRS波群形态与室性期前收缩时的形态基本相同、aVR导联呈R型、V₆导联呈QS型、QRS波群时间为0.16s。因室性心动过速发作时QRS波群形态变化呈梭形，频率达240次/min，QT间期正常，故符合多形性室性心动过速的心电图特征。

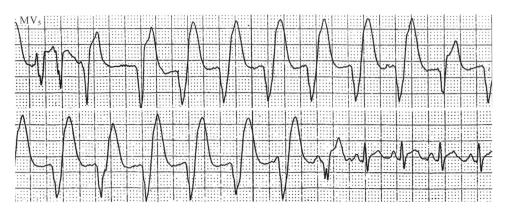

图23-5　男性，24岁。临床诊断：病毒性心肌炎。上下两图为模拟V₅导联连续记录

心电图特征　窦性P波间断出现，PP间期0.48s，频率130次/min。PR间期0.06～0.14s。QRS波群有正常及宽大畸形多种形态。窦性的QRS波群时间及形态正常，ST段抬高0.15mV，T波直立。宽大畸形的QRS波群呈rS及QS型，时间为0.11～0.12s，QRS波群主波与T波方向相反。R′R′间期不规则，开始的3个QRS波群形态不一，R′R′间期0.24～0.30s，平均心室率220次/min，提示为多形性室性心动过速。其后的QRS波群形态稍有不同，R′R′间期相同，频率107次/min，为室性心动过速。上图的R₁₀及下图的R₆其前有一个P波，PR间期0.10s及0.06s，为未下传的P波，形成了房室分离。上图R₁₁的PR间期为0.14s，下图的R₇之前也有一个P波，PR间期0.12s，上图R₁₁及下图R₇的形态介于正常与宽大畸形的QRS波群之间，故为室性融合波。

心电图诊断　①窦性心动过速；②室性心动过速；③房室分离；④室性融合波；⑤ST段抬高。

讨论　本例的宽QRS波群心动过速出现了房室分离及室性融合波，故支持室性心动过速的诊断。在窦性心动过速及室性心动过速时，可见明显抬高的ST段，结合临床考虑是病毒性心肌炎引起了心肌的明显损伤所致。综合判断本例心电图的改变符合病毒性心肌炎的心电图变化。

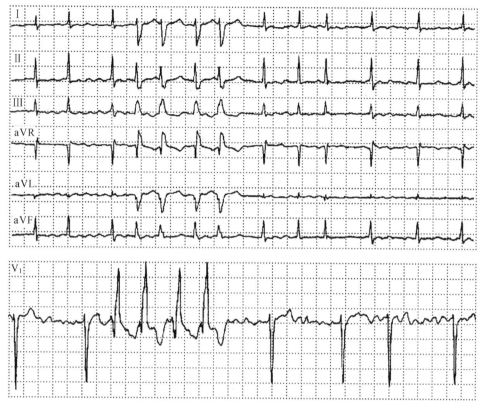

图 23-6　女性,68 岁。临床诊断:冠心病

心电图特征　P 波消失,出现振幅不等、形态不同、间期不一的 f 波,最高 f 波振幅为 0.25mV。QRS 波群形态有正常及宽大畸形两种。RR 间期不等,平均心室率约 110 次/min。宽大畸形的 QRS 波群时间 0.12s,呈完全性右束支阻滞图形,并且连续出现,RR 间期不等,平均心室率约 150 次/min,QRS 波群起始向量与正常形态的 QRS 波群相同。

心电图诊断　快室率心房颤动伴心室内差异性传导及蝉联现象。

讨论　本例 P 波消失,出现不规则的 f 波,f 波振幅最高达 0.25mV,符合粗波型心房颤动,由于心室率达 110 次/min,为快室率心房颤动。发生宽大畸形的 QRS 波群时,频率加快,起始向量与正常的 QRS 波群相同,故符合心室内差异性传导。此种现象连续发生,形成了差异性传导的蝉联现象。室性心动过速的起始向量往往与正常的室上性 QRS 波群的起始向量不同。

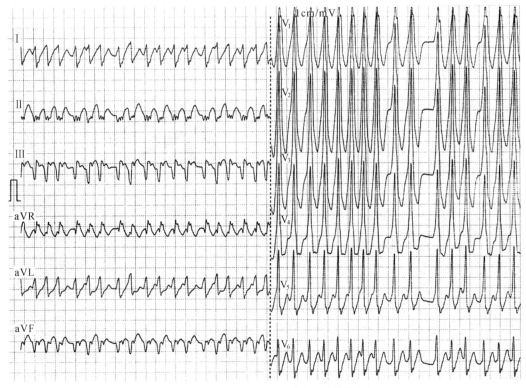

图 23-7　男性,50 岁。临床诊断:预激综合征

心电图特征　P 波消失。QRS 波群时间不一致,为 0.12 ~0.16s,QRS 波群形态不同。部分 QRS 波群起始部可见 δ 波,这种 δ 波在 V_1~V_6 导联正向并伴 QRS 波群主波正向。大部分增宽的 QRS 波群的主波方向与 ST 段及 T 波方向相反。RR 间期绝对不等,最短的 RR 间期 0.20s(最快心室率达 300 次/min),最长 RR 间期 0.50s,平均心室率为 210 次/min。

心电图诊断　心室预激 A 型伴心房颤动。

讨论　本例 P 波消失,出现 RR 间期绝对不等,应考虑为心房颤动。伴有 δ 波的 QRS 波群在 V_1~V_6 导联主波及 δ 波正向,符合心室预激 A 型的心电图表现。最短 RR 间期通常代表旁路的前向有效不应期,该间期越短心室率越快,危险性也越大。本例最短 RR 间期为 0.20s(最快心室率达 300 次/min),是房室结传导不能完成的,也说明该患者具有旁路传导。

房颤时由于快速的房性激动在房室交接区及旁路均出现较多不规则的顺向性隐匿性传导,导致 RR 间期绝对不齐。伴有 δ 波的 QRS 波群宽窄不一说明心室预激程度不同,为房性激动通过房室交接区正路及房室旁路共同激动心室而形成的室性融合波。

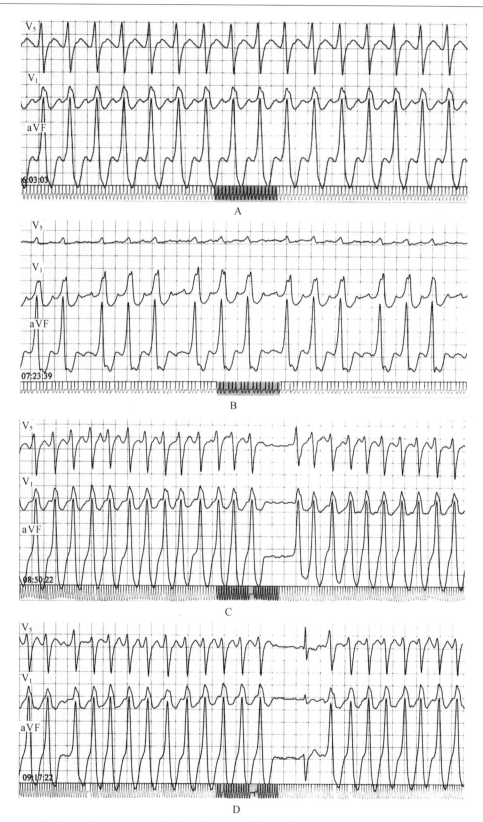

图 23-8　男性,45 岁。发作性心悸 1 年。附图为不同时段动态心电图的 4 次记录

心电图特征

图 A 示出现规则的宽 QRS 波群心动过速，QRS 波群时间 0.19s，RR 间期 0.44s，频率 136 次/min。在 aVF 导联 QRS 波群的起始部粗钝，在同一导联 QRS 波群形态相同。QRS 波群形态在 aVF 及 V₁ 导联呈 R 型，T 波倒置；在 V₅ 导联呈 RS 型，T 波直立。在 RR 间期中可见一小的正向突起，似 T 波。

图 B 可见清晰的 F 波，FF 间期规则，为 0.22s，频率 273 次/min，呈 2∶1～3∶1 的房室传导，QRS 波群呈现有规律的长短交替，为 0.44s 及 0.66s，表现为每 3 个一组的宽 QRS 波群心动过速。QRS 波群的起始部粗钝，QRS 波群时间 0.19s，在同一导联 QRS 波群形态基本相同。

图 C 示 F 波消失，出现 f 波。QRS 波群的起始部可见 δ 波，在同一导联 QRS 波群形态稍有不同，QRS 波群时间 0.14～0.18s。RR 间期不规则，为 0.28～0.80s。

图 D 示仍然存在 f 波。QRS 波群有两种形态，一种为时间正常的，在一个长间歇时出现；另一种仍然是宽大畸形的 QRS 波群，在 QRS 波群的起始部可见 δ 波，在同一导联 QRS 波群形态稍有不同，QRS 波群时间 0.14～0.19s。RR 间期不规则，为 0.28～0.80s。

心电图诊断

图 A：心室预激伴心房扑动（2∶1 房室传导）。

图 B：心室预激伴心房扑动（2∶1～3∶1 房室传导）。

图 C：心室预激伴心房颤动。

图 D：心室预激伴心房颤动。

讨论　本例的宽 QRS 波群心动过速在图 A 由于 F 波呈 2∶1 传导，导致显露的一个 F 波难以辨认，似 T 波，极易误诊为室性心动过速。QRS 波群的起始部粗钝，在室性搏动也可以出现。由于图 B 的 F 波呈 2∶1～3∶1 的房室传导，使得 F 波清晰可辨，FF 间期规则，为 0.22s，图 A 的 RR 间期 0.44s，由此进一步明确了图 A 的 F 波呈 2∶1 传导，进而排除了室性心动过速。QRS 波群的起始部粗钝仍然存在，考虑为激动完全通过旁路下传心室而形成的完全性预激图形。V₅ 导联的 QRS 波群呈 r 型，较其他时段有明显的变化，考虑是由于患者体位改变时记录所致。图 C 示 F 波消失，出现 f 波。QRS 波群的起始部可见 δ 波，在同一导联 QRS 波群形态稍有不同，RR 间期明显不规则，故诊断为心室预激伴心房颤动。由于在 0.80s 的长间歇 QRS 波群仍然宽大畸形，故这种宽大畸形的 QRS 波群不符合心室内差异性传导。图 D 仍然存在 f 波，并有窄的 QRS 波群出现。在宽 QRS 波群的起始部可见 δ 波，RR 间期明显不规则，符合心室预激伴心房颤动。具有 δ 波的 QRS 波群宽窄不一，说明预激程度不同，是由于激动经房室结下传心室及经旁路下传心室的程度不固定所致，是不完全性心室预激的特征。

六、思考(图 23-9、图 23-10)

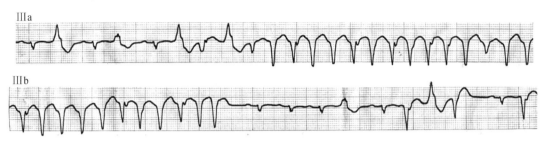

图 23-9 男性,59 岁。临床诊断:扩张型心肌病

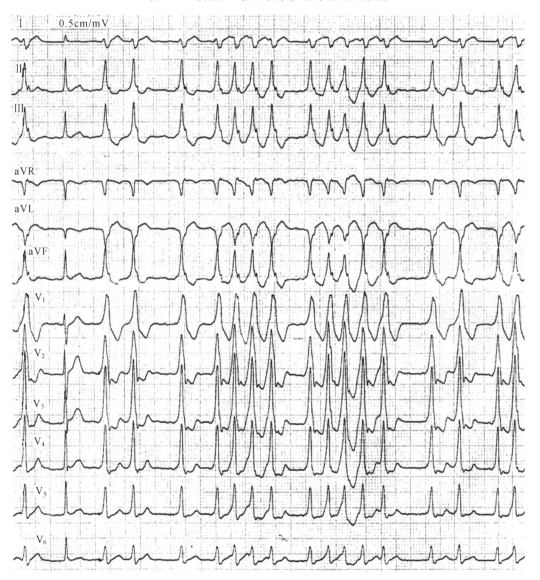

图 23-10 男性,50 岁。发作性心悸 1 年

(潘医歌 潘大明)

第二十四章　起搏心电图

通过人工心脏起搏器发放的电脉冲刺激心脏,并且引起心脏的除极及复极,经心电记录仪记录到的心电变化的图形称为起搏心电图(pacemaker electrocardiogram)。人工心脏起搏器的作用是提供人造的异位兴奋灶来激动心脏。

24-1 起搏心电图

一、起搏器类型和代码

(一)起搏器类型

1.单腔起搏器　起搏器只有一根电极导线放在心房或心室内。

2.双腔起搏器　起搏器有两根电极导线分别放在心房和心室内。

3.频率适应性起搏器　起搏器的频率随机体不同状况而改变。

4.抗心动过速起搏器　能自动识别心动过速的发作,针对不同的心动过速,发放不同的刺激脉冲程序,以终止心动过速。

5.植入型心律转复除颤器(implantable cardioverter defibrillator,ICD)　当发生室性快速心律失常时,ICD可在数秒内将其转复为正常心律。

(二)起搏器代码

目前通用的为五位字母代码,自左向右各个位置字母代表的意义为:

第一位:表示起搏的心腔。A—心房,V—心室,D—双腔,O—无起搏功能。

第二位:表示感知的心腔。A—心房,V—心室,D—双腔,O—无感知功能。

第三位:表示起搏器感知心脏自身电活动后的反应方式。T—触发型,I—抑制型,D—触发和抑制型,O—无触发和抑制功能。

第四位:表示频率适应(调节)功能。

第五位:代表抗快速心律失常功能。P—起搏(抗快速心律失常),S—电转复,D—双重(P+S),O—无抗快速心律失常功能。

二、起搏器心电图图形

(一)刺激信号

刺激信号也称钉样标记,是起搏器发出刺激心脏的电脉冲信号,其振幅与两电极间的距离成正比。根据电极导线的结构不同分为:①单极性起搏:电极导线只有一个位于顶端的电极(负极)与心内膜接触,正极是起搏器的外壳,正、负极相距远,起搏信号大;②双极性起搏:在一根电极导线上有两个电极,并都与心内膜接触,顶端为负极,正极在其近侧10mm处,两电极相距近,起搏信号很小。

（二）心房起搏心电图

在起搏信号后紧跟的是一个异位 P′ 波，表明心房被有效起搏。

（三）右心室起搏心电图

在起搏刺激信号后紧跟的是一个室性的 QRS 波群，表明右心室被有效起搏，分为右心室心尖部起搏及右心室流入道或流出道起搏。起搏的心电图类似完全性左束支阻滞图形伴电轴显著左偏。

（四）左心室起搏心电图

电极导线通过冠状窦送至靠近左心室部位或在开胸时将电极缝在左心室外膜面。起搏的心电图类似右束支阻滞图形。

（五）双心室起搏心电图

同时起搏两个心室可以产生窄的 QRS 波群。由于两个心室同步收缩，可以获得较好的血流动力学效果，有利于心功能的改善。

三、单腔起搏器

（一）心房起搏器

1. 非同步心房起搏器（AOO）　也称固定频率心房起搏器，起搏器以设置的固定频率发放电脉冲刺激心房。因无心房感知功能，故可发生房性竞争心律，引起房性心动过速、心房扑动及心房颤动。现已不用于永久性起搏，仅用于临时起搏病人。

2. 心房按需起搏器

（1）心房抑制型起搏（AAI）　在无心房自身电活动时即起搏右心房，并能感知自身心房的电活动，感知后抑制起搏脉冲的发放，向后延迟一个起搏周期。

（2）心房触发型起搏（AAT）　起搏心房，并能感知心房电活动，感知后立即发放一个落在心房不应期的电刺激。这种模式现已不用于永久性起搏。

（二）心室起搏器

1. 非同步心室起搏器（VOO）　也称固定频率心室起搏器。因其无心室感知功能，故可发生室性竞争心律，引发快速室性心律失常。目前已不再应用于临床。

2. 心室按需起搏器

（1）QRS 波群触发型起搏器（VVT）　当感知自身的 QRS 波群后 20ms 发放一个电脉冲，避免与自身心律发生竞争。此种起搏器临床已很少应用。

（2）QRS 波群抑制型起搏器（VVI）　当感知自身 QRS 波群后起搏脉冲被抑制，若抑制时间达到一个起搏周期仍无自身心律出现时起搏器重新发放电脉冲。

（三）与起搏器有关的术语

1. 起搏和夺获　起搏器发放电脉冲刺激心脏的过程称为起搏；心脏受到电脉冲刺激后引起心肌细胞除极的过程称为夺获。

2. 感知和感知灵敏度　起搏器对其接收到的电信号表现出的反应方式称为感知。通过设定，腔内心电图中可以被识别的最小的心电成分的振幅数值称为感知灵敏度。

3. 自动起搏间期（automatic pacing interval）　是指起搏器连续发放两个电脉冲信号间的距离。

4. 逸搏间期（escape interval）　是指电脉冲信号与其前的自身搏动之间的距离。

5. 融合波和伪融合波　当自身心率与起搏频率接近时，一部分心肌可被自身节律控制，另一部分心肌被起搏节律控制，即形成了融合波（fusion beat）。融合波的出现是一种正常现象。如果起搏脉冲发生较迟，落入电极周围心肌的有效不应期时该次起搏无效，而起搏电脉冲也落在了自身 QRS 波群内，这种现象称为假性融合波（pseudofusion beat），这种融合波不改变 QRS-T 波原有形态。

6. 频率滞后（hysteresis）　指起搏器的逸搏间期长于自动起搏间期。这种功能可以最大程度地利用自身心搏。

7. 磁铁频率（magnet rate）　在植入起搏器的胸壁上放置一块磁铁，起搏器即以固定频率的非同步模式工作，即称为磁铁频率。若磁铁频率较出厂时减少10%或明显不规则，通常认为是电池电量不足，需更换起搏器。

8. 起搏器的不应期　起搏器的不应期表现为：①起搏后不应期：发放一个电脉冲后出现的不应期，在这一时期内起搏器不再发放电脉冲；②感知后不应期：感知自身的心搏或人工电脉冲信号后出现的不应期，在这一时期内起搏器不再感知电信号。不应期的设置是为了防止感知起搏电脉冲本身及 T 波等。

四、双腔起搏器

（一）双腔起搏器的计时周期

1. 下限频率（lower rate limit，LRL）　指两次起搏的心房或心室电活动之间的最长间期，是最低起搏频率，也称基础频率。下限频率间期＝VA 间期＋AV 间期。

2. 上限频率（upper rate limit，URL）　指最高起搏频率。

3. AV 延迟（AV delay）　又称 AV 间期，是人工设置的 PR 间期，指从自身的或起搏的 P 波开始到其后第一个刺激心室电脉冲信号的间距。设置的 AV 延迟应稍长于自身的 PR 间期，以最大限度地利用自身心律。

4. VA 间期（VA interval）　指从自身的或起搏的 QRS 波群开始到其后第一个刺激心房电脉冲信号的间距。在一次感知的或起搏的心室事件后即启动 VA 间期的形成。

5. 心房不应期（atrial refractory period，ARP）　指在感知的或起搏的心房事件后的一段时间内不再发生心房感知。

6. 心室不应期（ventricular refractory period，VRP）　指在感知的或起搏的心室事件后的一段时间内不再发生心室感知。

7. 心室空白期（blanking period）　指心房电脉冲发生后，为避免被心室电极导线感知而在心室感知电路内设置 10～60ms 的电子不应期。

8. 交叉感知（cross talk）　指一个通道内的心电事件被另一个通道感知。

9. 非生理性 AV 延迟　在心室空白期末至心房电脉冲后 110ms 内被设置为交叉感知窗，在此期内心室有感知，但感知后的反应为触发心室电脉冲的发放，目的是防止交叉感知或感知到其他非 QRS 波群信号而引起抑制反应造成心室停搏。AV 延迟 110ms 短于正常 PR 间期，故称为非生理性 AV 延迟。

（二）双腔起搏模式及心电图

1. VAT 模式　感知心房电活动后，在预先设定的 AV 延迟结束时触发心室起搏，心室起搏的频率随窦性频率的改变而改变。VAT 模式适用于窦房结功能正常的房室阻滞患者。

因其不能感知心室的电活动,故可与室性期前收缩发生竞争,有引起室性快速心律失常的危险。

2.VDD模式 能感知心房和心室的电活动,在感知了自身心房电活动后的反应方式是发放一个电脉冲至心室,而当自身心室电活动被感知后,即抑制心室电脉冲的发放。

3.DVI模式 是房室顺序起搏器。在无心室自身电活动时即起搏心室并启动VA间期的形成,开始房室顺序起搏。DVI模式只感知心室的电活动,心室电活动被感知后的反应方式是抑制心室电脉冲的发放。

4.DDD模式 即全自动起搏器,它可以程控为不同的起搏模式,也可以在不同的自身心律情况下,自动地以 AAI、DVI、VDD 等起搏模式工作,是较理想的"生理性"起搏器。

五、与起搏器有关的心律失常

(一)心室竞争心律

可见于 VOO 起搏器或心室感知器感知功能不良(失感知)时。

(二)心房竞争心律

可见于 AOO 起搏器或心房感知器感知功能不良(失感知)时。

(三)房室分离

应用 VVI 起搏器的患者,不能感知心房电活动,对于完全性或高度房室阻滞的患者,可形成房室分离。

(四)起搏器逸搏—窦性夺获心律

植入 VVI 起搏器的患者,当窦性搏动下传时可形成起搏器逸搏—窦性夺获心律。

(五)起搏器介导的心动过速

心室起搏产生的心房回波被起搏器感知并经 AV 延迟后触发心室起搏,心室起搏的 QRS 波群又可经房室交接区逆向传导至心房产生 P$^-$ 波,如此反复则形成了起搏器介导的心动过速(pacemaker mediated tachycardia,PMT)。

六、起搏器故障

起搏器故障可表现为:①起搏停止;②间歇起搏;③起搏频率改变;④特殊功能丧失,如感知功能、AV 延迟等。

七、图例(图 24-1～图 24-14)

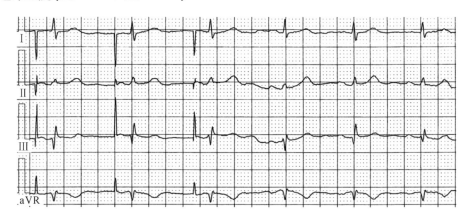

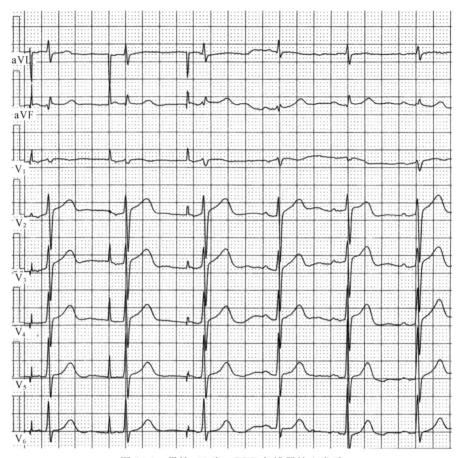

图 24-1 男性,61 岁。DDD 起搏器植入术后

心电图特征 同步 12 导联心电图示前 3 个心房起搏信号后可见异位 P 波(P′波),为心房有效起搏,起搏频率为 65 次/min。经 0.18s 的房室传导,激动下传心室,形成正常的 QRS 波群。此后,窦性频率增快重新控制了心房及心室。

心电图诊断 ①窦性心律;②DDD 起搏器转变为 AAI 起搏模式;③DDD 起搏器起搏及感知功能正常。

讨论 心房起搏的刺激信号振幅不一,为使用数字式心电图机记录所致。本例刺激信号的振幅高,为单极性起搏的特点。

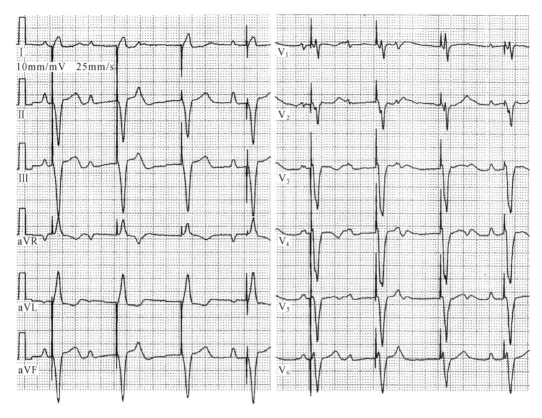

图 24-2　女性,68 岁。因三度房室阻滞而行 VVI 起搏器植入术后 2 年

心电图特征　多数导联心电图示窦性 P 波高尖,在 Ⅱ 导联最高为 0.4mV。窦性 P 波规律出现,频率 83 次/min,均未下传心室,为房室分离。每一个宽大畸形的 QRS 波群前见一刺激信号,为有效的心室起搏(心室夺获),起搏频率 60 次/min,起搏心电图的心电轴为 -77°。QRS 波群在 Ⅱ、Ⅲ、aVF 及 $V_1 \sim V_6$ 导联主波负向。

心电图诊断　①窦性心律;②肺型 P 波;③三度房室阻滞;④VVI 起搏器起搏功能正常。

讨论　本例心电图无自身心室搏动出现,因此起搏器的感知功能不能判断。根据心电图特点,判断为右室心尖部起搏,其除极方向是由下向上(QRS 波群在 Ⅱ、Ⅲ、aVF 导联主波负向)及由前向后(QRS 波群在 $V_1 \sim V_6$ 导联主波负向)。

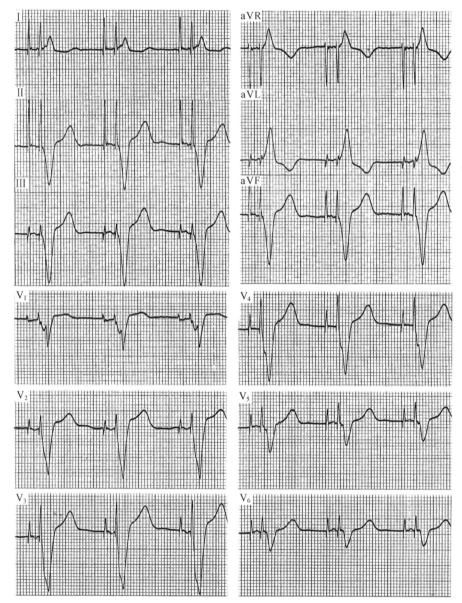

图 24-3　男性,81 岁。因病窦综合征行 DDD 起搏器植入术后 3 年

心电图特征　窦性 P 波消失。可见心房与心室顺序起搏,起搏频率 60 次/min。AV 间期 0.16s,VA 间期 0.84s,两者之和为 1.0s,此为起搏周期。每个心房刺激信号后可见一个异位 P 波,为心房有效起搏(心房夺获);每个心室刺激信号后可见一个宽大畸形的 QRS 波群,为心室有效起搏(心室夺获),心室起搏的 QRS 波群心电轴为 −76°。QRS 波群在 Ⅱ、Ⅲ、aVF 及 V_1 ~ V_6 导联主波负向。

心电图诊断　DDD 起搏器心房及心室起搏功能正常。

讨论　根据心室起搏心电图特点,判断心室除极方向是由下向上(QRS 波群在 Ⅱ、Ⅲ、aVF 导联主波负向)及由前向后(QRS 波群在 V_1 ~ V_6 导联主波负向),因此心室起搏部位在右室心尖部。本例双腔起搏的刺激信号较大,为单极性起搏。

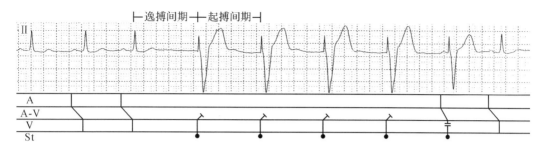

图 24-4　男性,63 岁。因病窦综合征行 VVI 起搏器植入术后 5 年。梯形图中的 St 为起搏刺激信号

心电图特征　Ⅱ 导联心电图示窦性 PP 间期呈长、短两种,窦性的 QRS 波群呈 R 型,时间及形态正常。当窦性的 QRS 波群在 1.0s 仍不出现时,起搏器开始起搏心室,出现宽大畸形的 QRS 波群,起搏频率 60 次/min。窦性心律再次出现时,开始一次的 QRS 波群形态介于窦性及起搏的 QRS 波群形态之间,为室性融合波(R_8),继之出现了窦性夺获心室(R_9)。

心电图诊断　①窦性心律;②起搏源性室性融合波;③VVI 起搏器功能正常。

讨论　长 PP 间期内出现了 4 次心室起搏,其内是否存在与其重叠的窦性 P 波不能确定,是否存在窦性停搏也不能判断。每次起搏信号均能起搏心室说明起搏功能正常,心室自身搏动出现后抑制了起搏信号的发放说明起搏器的感知功能正常。

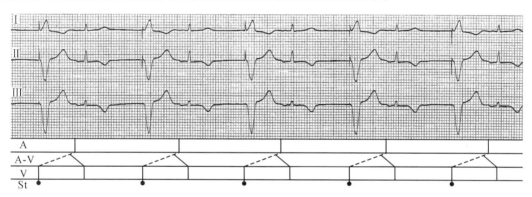

图 24-5　男性,58 岁。因病窦综合征行 VVI 起搏器植入术后 1 年

心电图特征　三个标准肢体导联同步描记可见每个心室起搏后约 0.56s 处出现一个 P⁻ 波,经过 0.14s 后再次折返至心室,形成室上性的 QRS 波群,其 T 波 在 Ⅱ、Ⅲ 导联倒置。

心电图诊断　①起搏源性室性反复搏动;②提示电张调整性 T 波改变;③VVI 起搏器功能正常。

讨论　在起搏的或自身的室性 QRS 波群后的固定位置重复出现 P⁻ 波是室房逆传的特点,此类患者易导致起搏器综合征的发生,故不宜植入 VVI 起搏器,应植入 DDD 起搏器。当右心室起搏时出现异常的除极顺序,引起 QRS 波群增宽,其方向与 T 波方向相反,为继发性的 T 波改变。此时若出现自身的室上性的 QRS 波群(如本例的反复搏动),其心室除极虽然恢复了正常,但 T 波方向与起搏时异常 QRS 波群方向一致,导致本例 T 波在 Ⅰ 导联直立,在 Ⅱ、Ⅲ 导联倒置。若恢复自身的室上性的 QRS 波群一段时间后,这种 T 波改变可以消失而恢复为正常的 T 波。出现这种 T 波改变的现象称为电张调整性 T 波改变,与心肌记忆现象有关,也可以见于间歇性束支阻滞、间歇性心室预激等,不具有病理性意义。

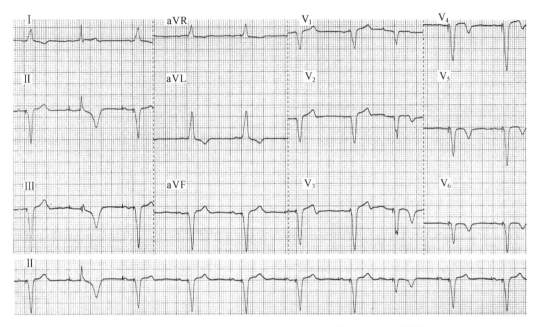

图 24-6　男性,78 岁。慢性肾炎及病窦综合征。植入 DDD 起搏器 2 年

心电图特征　大部分为房室顺序起搏(DVI 模式),此时的 AV 间期为 0.20s,起搏频率 60 次/min。长 Ⅱ 导联的 R_2 为窦性下传而引起的自身 QRS 波群,其 PR 间期为 0.26s,P 波顶峰可见一未起搏心房的刺激信号。R_3、R_4、R_6、R_8 及 R_9 的形态及振幅有所改变,为不同程度的起搏源性室性融合波,是由于起搏心房的激动下传心室与起搏心室的激动共同引起心室除极所致。R_8 是 VDD 起搏模式。Ⅱ、Ⅲ 导联窦性下传的 QRS 波群出现明显的 T 波倒置。

心电图诊断　①窦性搏动;②起搏源性室性融合波;③提示电张调整性 T 波改变;④DDD 起搏器起搏及感知功能正常。

讨论　本例 DDD 起搏器以 DVI 或 VDD 模式工作时 AV 间期为 0.20s,此种间期有较多的心房起搏的激动能下传心室,且与心室起搏的激动形成室性融合波。此时应将设置的 AV 间期适当延长,以使室上性激动完全下传并激动心室,以减少心室起搏次数。本例起搏刺激信号很小,为双腔双极性起搏。

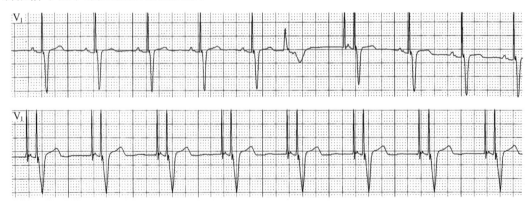

图 24-7　女性,58 岁。DDD 起搏器植入术后。病史不详。V_1 为不同时段的两次记录

心电图特征　上图开始为 VDD 起搏模式，AV 间期为 0.16s。R_6 为一次室性期前收缩，在其 ST 段上有 1 个未下传的窦性 P 波，该 P 波位于心室后的心房不应期内，故没有被心房电极感知，因此启动了 VA 间期，起搏器以 DVI 模式工作（R_7）。$R_8 \sim R_{10}$ 为窦性心律出现后起搏器转为 VDD 模式。起搏的 QRS 波群时间为 0.09～0.10s，其深度不等，为不同程度的室性融合波。下图显示无窦性 P 波出现时起搏器以 DVI 模式工作，均可见到心房及心室的有效起搏，起搏的 QRS 波群宽大畸形，时间 0.13s，振幅相同，起搏频率 60 次/min。

心电图诊断　①窦性心律；②起搏源性室性融合波；③室性期前收缩；④DDD 起搏器起搏及感知功能正常。

讨论　当窦性心率为 75 次/min 时起搏器以 VDD 模式进行 1：1 房室跟踪，此时 AV 间期为 0.16s，可以下传心室，形成了室性融合波。当窦性频率低于 60 次/min 时，起搏器转为 DVI 模式，以 60 次/min 的低限频率起搏心房及心室，此时自身房室传导延迟，激动不能下传心室，室性融合波消失，表现为心室起搏的宽大畸形的 QRS 波群，且形态固定。本例应将设置的 AV 间期适当延长，以利于室上性激动控制心室，减少心室起搏次数。图中可见很大的起搏刺激信号，为双腔单极性起搏。

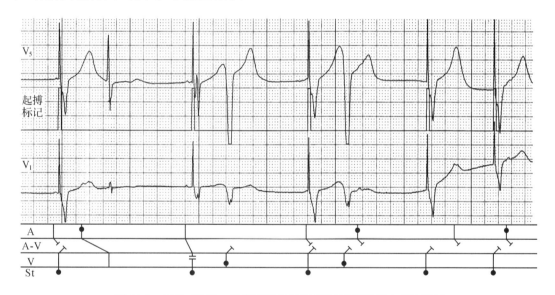

图 24-8　男性，72 岁。因病窦综合征行 VVI 起搏器植入术后半年

心电图特征　基本窦性 PP 间期为 1.74s，其余为间断出现，其中三次窦性 P 波因在房室交接区发生绝对干扰而未下传，第二个窦性 P 波下传心室与心室起搏搏动形成了室性融合波。图中出现三次房性期前收缩，并均在房室交接区发生了干扰现象，其中第一个房性期前收缩在房室交接区发生相对干扰而缓慢下传心室，引起长的 P'R 间期，后两次房性期前收缩在房室交接区发生绝对干扰而不能下传心室，引起未下传的 P' 波。$R_{1,3,5,7,8}$ 为心室起搏的宽大畸形的 QRS 波群，起搏间期为 1.0s（频率 60 次/min），逸搏间期为 1.20s（频率 50 次/min），为频率滞后现象。$R_{4,6}$ 为 R on T 型室性期前收缩。

心电图诊断　①窦性搏动；②房性期前收缩（部分未下传）；③R on T 型室性期前收缩；④房室交接区干扰现象；⑤起搏源性室性融合波；⑥VVI 起搏器功能正常（频率滞后功能已开启）。

　　讨论　频率滞后功能的开启使得起搏器感知到自身的 QRS 波群时能够延迟一定的时间发放下一次刺激信号,以等待自身搏动的再次出现,当超过滞后时间仍无自身搏动出现时,起搏器即发放起搏刺激。本例的起搏间期为 1.0s(频率 60 次/min),逸搏间期为 1.20s(频率 50 次/min),故频率滞后 0.20s,这种功能的设置能够最大程度地利用自身心律,减少起搏次数。室性融合波的出现说明心室内发生了绝对干扰现象。

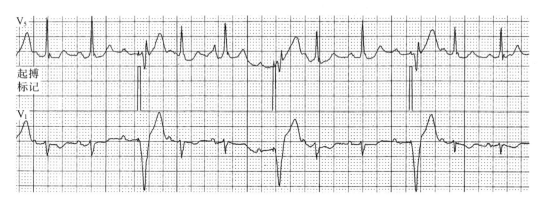

图 24-9　女性,63 岁。因高度房室阻滞行 DDD 起搏器植入术后 2 年

　　心电图特征　窦性 P 波规律出现,频率 94 次/min。PR 间期 0.18s,每 3 次 P 波有 2 次下传心室。$R_{3、6、9}$ 为心室起搏的 QRS 波群,在感知到其前的 P 波后,经过 0.24s 的 AV 间期仍没有下传心室而引起心室起搏,此时起搏器工作模式为 VDD。图中示 AV 间期大于 PR 间期。

　　心电图诊断　①窦性心律;②二度房室阻滞;③DDD 起搏器工作正常。

　　讨论　AV 间期大于 PR 间期可以最大程度地利用自身心律,减少起搏次数。本例为每 3 次 P 波有 2 次下传心室,1 次未下传心室而引起心室起搏,提示存在二度房室阻滞。下传的 2 次 P 波被感知后,经过 0.18s 即下传心室而引起正常的 QRS 波群,故这两次心室起搏均被抑制。

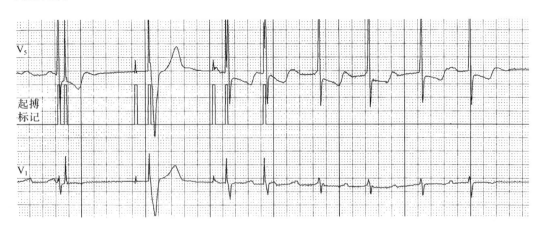

图 24-10　女性,68 岁。因病窦综合征植入 DDD 起搏器 5 年

　　心电图特征　图中见到 1 次窦性搏动(R_3),PR 间期 0.20s,QRS 波群形态及时间正常,在 V_5 导联出现 ST 段斜型压低及 T 波负正双向。可见 8 次 QRS 波群,其中 R_3 为窦性下

传,其后为一段阵发性房性心动过速,呈 2∶1 房室传导,频率约 160 次/min,除第 1 个 P′波外,其余均未被感知。图中开始的两个 P′波为房性搏动,均未被感知。第 2 个 P′波后有一个心房刺激信号,该次刺激落在心房的有效不应期而未起搏心房并与下传的 QRS 波群相重叠,在其后 110ms 处可见落在心室不应期的心室刺激信号,为心室安全起搏。此后两组起搏为 DVI 工作模式,AV 间期 0.20s,前组刺激信号未起搏心房,心室被起搏;后组刺激信号均未起搏心房及心室,心房刺激信号落在了 P 波的升支,心室刺激信号落在了 QRS 波群的升支,后者形成了假性室性融合波(R₃)。最后一次起搏为 VDD 模式,仍未起搏心室,从而形成了假性室性融合波(R₄)。随后因心房激动未被感知、心室的自身激动被感知而抑制了心室起搏刺激的释放,同时启动了 VA 间期的形成。因随后自身的 QRS 波群出现的间期短于 VA 间期而抑制了心房起搏刺激的释放,为起搏器抑制模式。正常形态的 QRS 波群在 V₅导联均出现 ST 段斜型压低及 T 波负正双向。

心电图诊断　①窦性搏动;②短阵性房性心动过速(2∶1 房室传导);③ST 段压低及 T 波负正双向;④起搏源性假性室性融合波;⑤心室安全起搏;⑥DDD 起搏器间歇性心房失感知及失夺获,心室感知及起搏功能正常。

讨论　本例 AV 间期 0.20s 与能够下传的最短的 PR 间期一致,因此假性室性融合波易于形成。R₁ 前有两次 P′波,P′₁R 为 0.52s,P′₂R 为 0.14s,由于两个 P′波相距较近,故 P′₂R 应该不能下传心室。图中的一段房性心动过速呈 2∶1 的房室传导,下传的 P′R 间期为 0.30~0.44s,均大于 AV 间期,故下传的 P′波未被感知。心室安全起搏的出现通常是心房失感知的标志。心房起搏信号后无 P′波出现称为心房失夺获(心房不起搏)。

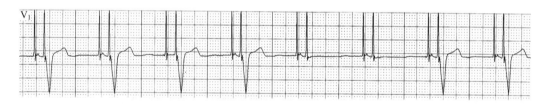

图 24-11　女性,58 岁。DDD 起搏器植入术后

心电图特征　图示起搏器以 DVI(或 DOO)模式工作,可见房室顺序起搏,AV 间期 0.16s,起搏频率 60 次/min。第 3 组刺激未起搏心房,第 5 及第 6 组刺激未起搏心室。

心电图诊断　DDD 起搏器间歇性心房及心室失夺获。

讨论　较长时间的心室失夺获(不起搏)可以导致脑缺氧的发生及一系列临床症状的出现,需要及时查明原因并迅速给予解决。本例心房及心室均无自身搏动出现,起搏器顺序起搏心房及心室,因此心房及心室的感知功能难以判断。

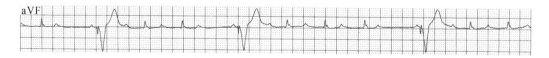

图 24-12　男性,73 岁。因反复晕厥发作行 VVI 起搏器植入术后

心电图特征　窦性 P 波规律出现,频率 94 次/min。PR 间期逐渐延长,最后 QRS 波群脱落,呈周期性改变。图中见到三次有效的心室起搏,逸搏间期固定为 1.04s,起搏的 QRS

波群前均有 P 波,PR′间期不固定。

心电图诊断 ①窦性心律;②二度 I 型房室阻滞;③VVI 起搏器功能正常。

讨论 本例起搏的 QRS 波群前均有窦性 P 波,类似于 VDD 起搏模式,但 PR′间期不固定可以与此鉴别。

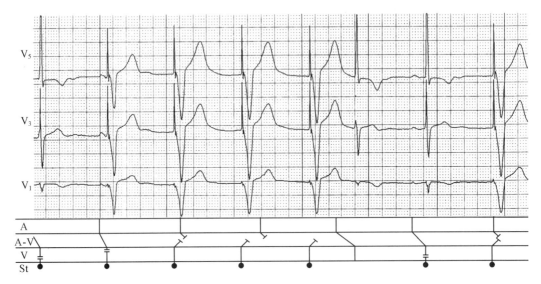

图 24-13 女性,60 岁。因病窦综合征行 VVI 起搏器植入术后

心电图特征 窦性 P 波规律出现,频率 54 次/min。R_6 为窦性下传心室而形成的自身 QRS 波群且伴有 T 波倒置,其余 QRS 波群之中或其前均见一刺激信号,$R_{1,2,7}$ 形态介于窦性下传的 QRS 波群与心室起搏的 QRS 波群之间,为室性融合波。

心电图诊断 ①窦性心动过缓;②提示电张调整性 T 波改变;③起搏源性室性融合波;④VVI 起搏器功能正常;⑤房室交接区干扰现象。

讨论 PR 间期的长短决定起搏源性室性融合波的形态,PR 间期越长,融合波的形态越接近窦性下传的 QRS 波群的形态,反之则接近起搏的 QRS 波群形态。电张调整性 T 波改变在起搏心电图出现窦性下传心室者中较为常见。

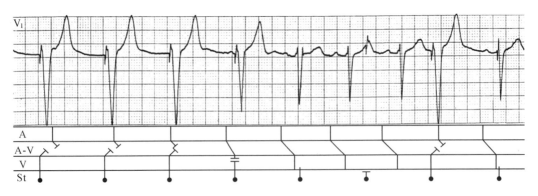

图 24-14 女性,68 岁。VVI 起搏器植入术后

心电图特征　窦性 P 波规律出现,部分与起搏的 QRS 波群重叠,频率 75 次/min。PR 间期 0.20s。QRS 波群呈三种形态,由窦性下传的呈 rS 型,起始部粗钝,QRS 波群时间 0.12s;由心室起搏的 QRS 波群呈 QS 型,QRS 波群时间 0.18s;另一种介于两者之间的呈 QS 型,QRS 波群时间 0.16s。可见 VVI 起搏器以固定频率发放起搏脉冲,起搏频率 60 次/min。第 5、6、8 个刺激信号落在了心室的有效不应期内,故未起搏心室,其中第 5 及第 8 个刺激信号重叠在窦性 QRS 波群之中而形成假性室性融合波。R_4 振幅稍小,其前有窦性 P 波,PR 间期 0.12s,为室性融合波。$R_{5,6,7,9}$ 为窦性激动下传心室而形成的 QRS 波群。

心电图诊断　①窦性心律;②起搏源性室性融合波;③起搏源性假性室性融合波;④VVI 起搏器心室失感知转为 VOO 起搏模式、起搏功能正常;⑤不定型心室内传导阻滞。

讨论　本例起搏刺激信号有三次未能起搏心室,是因为该刺激落在了心室的有效不应期所致,不属于起搏障碍。当 VVI 起搏器感知功能丧失时即转为 VOO 模式,此时起搏器以固定频率发放起搏脉冲,形成人工的室性并行心律,可发生心室竞争心律而诱发室性心动过速或心室颤动,故应及时给予处理。在 V_1 导联 QRS 波群时间增宽达到 0.12s,但是不符合左或右束支阻滞,因此考虑为不定型心室内传导阻滞。

八、思考(图 24-15～图 24-18)

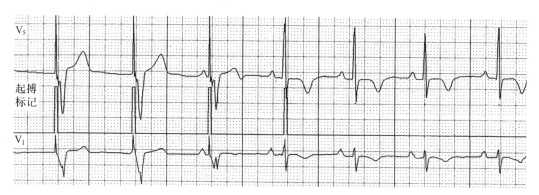

图 24-15　男性,77 岁。VVI 起搏器植入术后

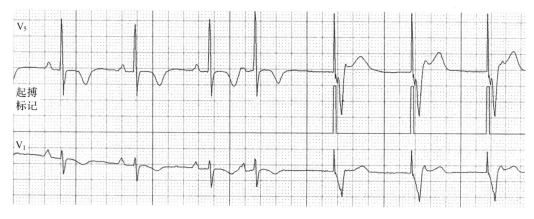

图 24-16　男性,77 岁。VVI 起搏器植入术后

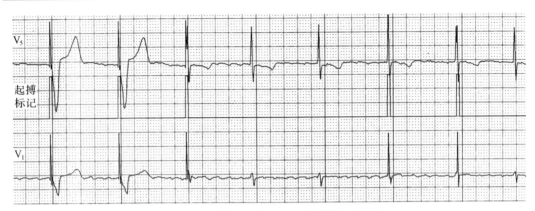

图 24-17　女性,68 岁。VVI 起搏器植入术后

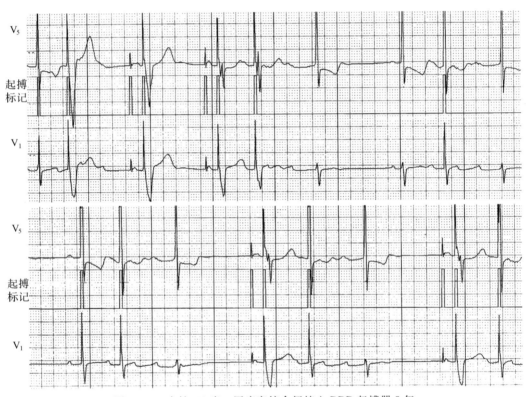

图 24-18　女性,68 岁。因病窦综合征植入 DDD 起搏器 5 年

（潘大明　潘医歌）

第二十五章　综合读片

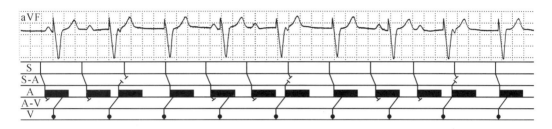

图 25-1　男性,60 岁。临床诊断:心肌病。梯形图黑色区域为心房有效不应期

心电图特征　窦性 P 波间断出现,频率 77 次/min,均未下传心室。QRS 波群宽大畸形呈 rS 型,时间 0.16s,QRS 波群主波与 T 波方向相反,R′R′间期规则,频率 60 次/min。部分 QRS 波群终末部有一逆行 P 波(P⁻波),R′P⁻间期 0.16s。P⁻波的出现与其前窦性 P 波的位置有关,若窦性 P 波距 QRS 波群近则 P⁻波消失。P⁻波的出现未打乱窦性周期。

心电图诊断　①窦性心律;②三度房室阻滞;③加速性室性心律伴室房传导及窦房交接区绝对干扰现象;④隐匿性房室旁路。

讨论　本例存在三度房室阻滞,使窦性 P 波不能通过房室交接区下传,但室房具有传导功能。一旦窦性激动引起了心房除极,心房即产生了一个固定的有效不应期,心室逆传激动遇到了这种不应期即不能逆传心房。P⁻波仅出现在 QRS 波群的终末部,即心室除极完毕 P⁻波随之出现,这种情况只能是通过预激旁路逆传才能够完成。该 P⁻波的出现未打乱窦性周期的规律性,说明激动未进入窦房结内,只是在窦房交接区产生了绝对干扰现象,导致已经形成的窦性激动不能传出。

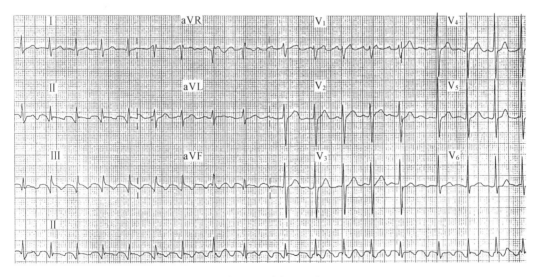

图 25-2　女性,50 岁

心电图特征　　窦性 P 波消失,出现负向的 F 波,F 波频率 250 次/min,房室呈 2∶1～3∶1 传导。QRS 波群时间及形态正常。在 Ⅱ、Ⅲ、aVF 导联的 QRS 波群起始部负向似 Q 波。

心电图诊断　　心房扑动(Ⅰ型)伴 2∶1～3∶1 房室传导。

讨论　　本例在下壁导联出现的负向的 F 波与 QRS 波群重叠,形成假性 Q 波,易误诊为下壁心肌梗死。这种假性 Q 波在长 Ⅱ 导联可见其振幅及时间变化不定,有时消失。这些特征不符合 Q 波的特点,Q 波通常是固定不变的。F 波的振幅可见深浅不一,浅的 F 波是由于与直立的 T 波重叠而引起。

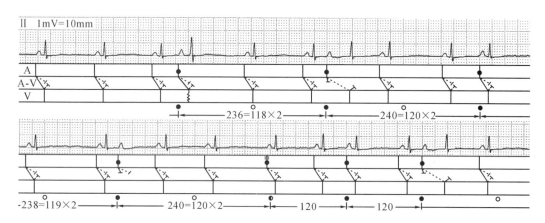

图 25-3　女性,24 岁。Ⅱ 导联连续记录

心电图特征　　窦性 PP 间期互差达 0.32s,PR 间期 0.13s。可见 7 次提前出现的 P′波,P′波形态相同,但不同于窦性 P 波,P′R 间期分别为 0.14s、0.19s、0.36s,除第 1 次 P′波之后的 QRS 波群稍宽大外,其他 QRS 波群均正常。第 4 次 P′波后无 QRS 波群。第 5 次 P′波形态介于窦性 P 波及异位 P′波之间,为房性融合波。提前出现的 P′波的偶联间期不等,最短为 0.36s,最长为 1.0s,代偿间歇不完全。长 P′P′间期与短 P′P′间期之间有倍数关系,符合房性并行心律。原始周期的平均值为 1.19s,心率 50 次/min。最短偶联间期与最短原始周期的比值为 31%。

心电图诊断　　①窦性心律不齐;②房性并行心律伴心室内差异性传导;③房性融合波;④顺向性房室结双径路。

讨论　　本例 P′波形态相同,偶联间期不同应考虑为房性并行心律,且同时还具备房性融合波,长 P′P′间期与短 P′P′间期之间有倍数关系,最短偶联间期与最短原始周期的比值小于80%,因此符合房性并行心律。梯形图显示部分落在心房应激期的并行节律点却没有传出,说明发生了并行节律点的间歇性传出阻滞。第 2 及第 7 个 P′R 间期较其前的窦性 PR 间期显著延长,为房室结慢径路传导特性。第 4 次 P′波发生过早,落在房室交接区的有效不应期而未下传。第 1 个 P′波发生较早而出现心室内差异性传导。

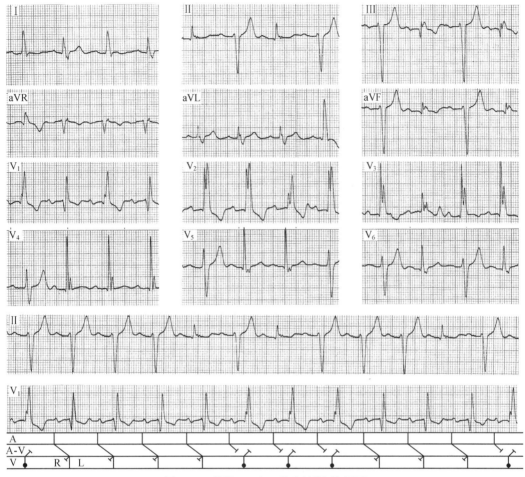

图 25-4　男性,60 岁。临床诊断:脑梗死

心电图特征　窦性 P 波规律出现,频率 79 次/min,PR 间期有 0.28s 及 0.24s 两种,QRS 波群时间增宽为 0.16s。当 PR 间期为 0.28s 时,QRS 波群呈完全性右束支阻滞图形,在 V_1 导联呈 rsR' 型,I 、V_5 及 V_6 导联呈 qRs 型且 S 波增宽,T 波与 QRS 波群终末增宽的部分方向相反。当 PR 间期为 0.24s 时,QRS 波群在 aVR、$V_1 \sim V_4$ 导联呈 qR 型且 R 波出现切迹;在 II 、III 、aVF、V_5 及 V_6 导联呈 rS 型,T 波与 QRS 波群主波方向相反(V_4 导联除外),R'R' 间期基本规则,为 0.74s,频率 81 次/min。

心电图诊断　①窦性心律;②一度房室阻滞;③完全性右束支阻滞;④加速性室性心律;⑤干扰性房室脱节。

讨论　本例 QRS 波群增宽且具备 aVR、$V_1 \sim V_4$ 导联呈 qR 型,V_5 及 V_6 导联呈 rS 型及干扰性房室脱节,故符合室性搏动的特点,这些室性搏动连续出现形成了加速性室性心律。因此,PR 间期为 0.24s 时说明窦性 P 波未下传。本例窦性心律与加速性室性心律频率相近,形成了两者竞争控制心室的现象,引起了干扰性房室脱节。由于两者的频率相近,导致了加速性室性心律出现时其最短偶联间期与最短原始周期的比值达到 100%,故不符合室性并行心律的诊断。本例发生加速性室性心律时,出现了长、短 R'R' 间期,它们之间具有倍数关系,也是由于窦性心律与加速性室性心律的频率相近所引起的。

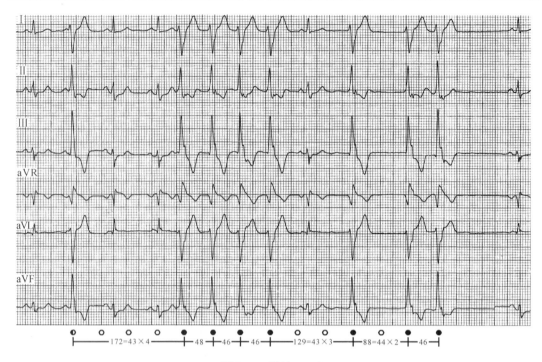

图 25-5 男性,48 岁

心电图特征 窦性 P 波间断出现,PR 间期 0.13s。QRS 波群形态有正常(0.08s)及宽大畸形(0.12 及 0.14s)三种,宽大畸形的 QRS 波群在 I、aVL 导联呈 rS 型,II、aVF 导联呈 Rs 型,III 导联呈 qR 型,aVR 导联呈 QR 型;T 波与 QRS 波群主波方向相反。R_2 时间 0.12s,为室性融合波。短 R'R' 间期基本规则,互差<0.08s,其基本周期平均为 0.46s,频率 130 次/min。间歇性出现长的 R'R' 间期,长、短 R'R' 间期有倍数关系。最短偶联间期 (0.32s)与最短原始周期(0.43s)的比值为 74%。偶联间期互差为 0.36s。

心电图诊断 ①窦性心律;②室性并行心律性心动过速伴间歇性并行节律点外出阻滞。

讨论 本例窦性 P 波间断出现,是否有与宽大畸形的 QRS 波群重叠的窦性 P 波不能确定。由于记录时间较短,全图仅看到三次偶联间期,若随着记录时间的延长,可能还会有最短偶联间期出现,根据现有的记录,已具备了并行心律的诊断。

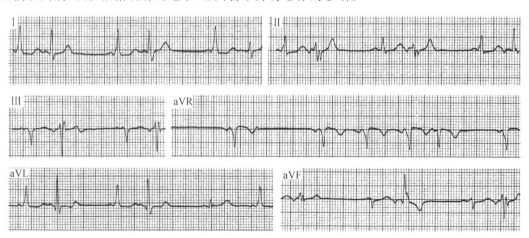

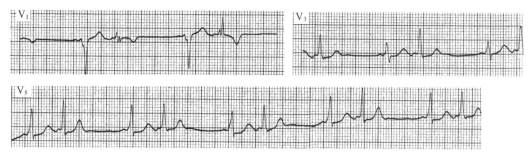

图 25-6　男性,35 岁

心电图特征　窦性 PP 间期 0.66s,频率 91 次/min。PR 间期 0.10s 及 0.14s。窦性 QRS 波群时间有正常(0.08s)及增宽(0.12s)两种,增宽的 QRS 波群起始部有 δ 波。δ 波在 V₁ 导联负向,在 V₅ 导联正向,为心室预激 B 型。ST 段在 Ⅰ、Ⅱ、V₅ 导联压低 0.05mV。T 波正常。可见提前出现的倒置 P 波(P' 波),出现在 T 波的终末部,大部分呈二联律,偶联间期相同(为 0.48s),P'R 间期 0.12s,个别 P' 波未下传,QRS 波群时间为 0.11～0.12s,形态不一,δ 波消失。在 Ⅱ 导联的 R₃ 及 aVL 导联的 R₅ 为窦性下传的正常 QRS 波群。

心电图诊断　①窦性心律;②间歇性心室预激 B 型;③房性期前收缩呈二联律伴心室内差异性传导;④个别房性期前收缩未下传。

讨论　随着心动周期的变化,造成旁路的不应期也发生变化,导致间歇性心室预激的形成。本例偶联间期固定,首先应考虑房性期前收缩,其次还应考虑窦性反复搏动。由于偶联间期较短,窦性激动引起了房室交接区及旁路的激动后,在较短的时间内难以导致折返激动的形成,而且在 aVR 及 aVL 导联窦性 P 波之后的 P' 波间断性消失,均不支持反复搏动。

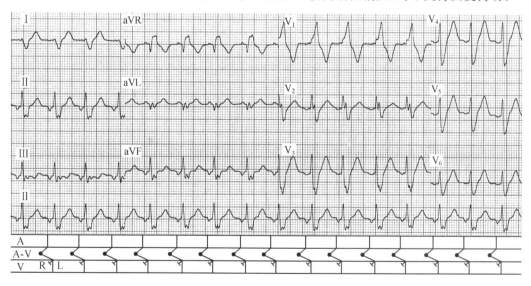

图 25-7　男性,30 岁。体检

心电图特征　窦性 P 波消失,出现 P⁻ 波。P⁻ 波在 Ⅱ、Ⅲ、aVF 导联倒置,在 Ⅰ 导联呈等电位线,为中心型 P⁻ 波。P⁻P⁻ 间期规则,为 0.52s,频率 115 次/min。P⁻R 间期 0.08s。QRS 波群时间增宽为 0.14s,QRS 波群形态改变,在 V₁ 导联呈 R 型,在 aVR 导联呈 qR 型,在 Ⅰ、V₅ 及 V₆ 导联呈 rS 型且 S 波增宽。T 波与 QRS 波群终末增宽部分的方向相反。

心电图诊断　①房室交接性心动过速;②完全性右束支阻滞。

讨论 房室交接性搏动出现的 P$^-$ 波通常是中心型 P$^-$ 波,当频率达到或超过 100 次/min 时,即形成交接性心动过速。完全性右束支阻滞在 V$_1$ 导联可以表现为 R 型。

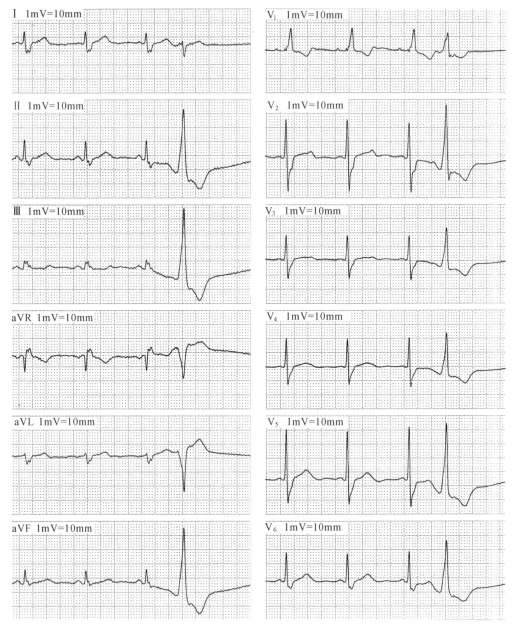

图 25-8 女性,78 岁

心电图特征 窦性 P 波规律出现,PR 间期 0.15s。QRS 波群时间增宽为 0.15s,其形态畸形,在 V$_1$ 导联呈 R 型,aVR 导联出现终末增宽的 R 波,I 、aVL、V$_5$ 及 V$_6$ 导联出现终末增宽的 S 波。肢导联及胸导联的 R$_4$ 提前出现,QRS 波群宽大畸形,在 II 、III 、aVF 导联及胸导联主波均正向,起始向量与窦性搏动的 QRS 波群的起始向量一致。

心电图诊断 ①窦性心律;②完全性右束支阻滞;③起源于左心室的期前收缩。

讨论 室性期前收缩与窦性下传的正常 QRS 波群的起始向量应该不相同,而本例的起始向量相同是因为存在右束支阻滞时,窦性激动首先引起左心室除极,再引起右心室除极,与起源于左心室的期前收缩除极顺序相同,故导致了它们起始向量的一致。室性期前收缩的 QRS 波群主波在 V₁~V₆ 导联均正向说明异位灶起源于左心室后壁,在Ⅱ、Ⅲ、aVF 导联向上说明异位灶在左心室上部。

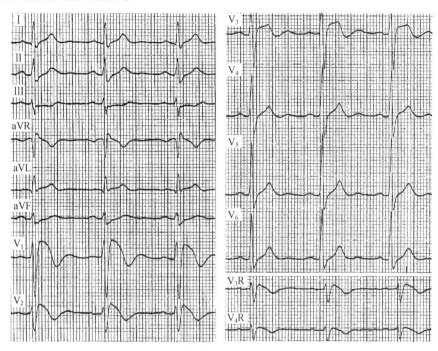

图 25-9　男性,41 岁。有晕厥史

心电图特征　窦性 P 波规律出现,PR 间期 0.18s。QRS 波群时间正常。ST 段在 V₁、V₂ 及 V₃R 导联呈斜型抬高,在 V₃ 导联呈马鞍型抬高,均伴有 T 波倒置。

心电图诊断　①窦性心律;②Brugada 综合征(Ⅰ型)。

讨论　QRS 波群终末部的 J 点抬高及 ST 段抬高构成 Brugada 波,这种心电图表现常出现在 V₁、V₂ 及 V₃ 导联。当这种患者伴有致命性心律失常出现及猝死发生时即为 Brugada 综合征。本例有反复晕厥发作史,故考虑是 Brugada 综合征。Brugada 综合征患者通常见于中青年男性,无心脏结构异常,可以发生夜间猝死,应引起临床重视。

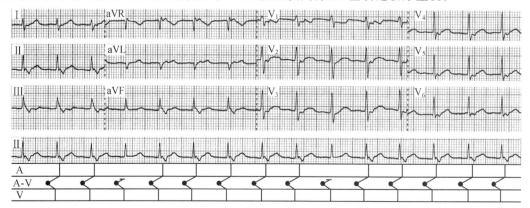

图 25-10　女性,25 岁

　　心电图特征　窦性 P 波消失，QRS 波群时间及形态正常，在大部分 QRS 波群后可见一个 P⁻ 波，RP⁻ 间期 0.08s，R₄ 及 R₁₀ 之后的 P⁻ 波消失。P⁻ 波在 Ⅱ、Ⅲ、aVF 导联倒置，在 I 导联低平呈等电位线，为中心型 P⁻ 波。RR 间期规则为 0.57s，频率 105 次/min。ST 段及 T 波正常。

　　心电图诊断　房室交接性心动过速伴间断性逆传阻滞。

　　讨论　窄 QRS 波群心动过速发作时通常为室上性心动过速，当所伴随的 P⁻ 波间断消失时考虑发生了逆传阻滞。逆传阻滞出现时没有终止心动过速，可以排除房室折返性心动过速。本例室上性心动过速发作时频率较慢，P⁻ 波位于 QRS 波群之后，符合房室交接区自律性心动过速的特征。

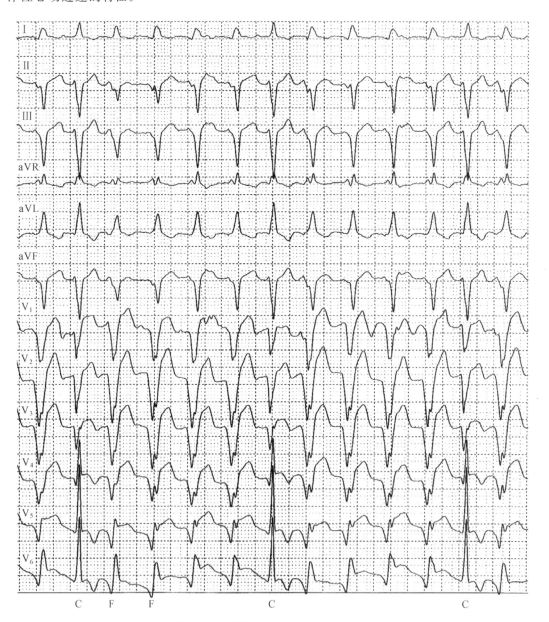

图 25-11　男性，79 岁。胸痛胸闷 3 天

心电图特征　窦性 PP 间期 0.47s,频率 128 次/min。大部分 P 波重叠于 QRS 波群的起始部,重叠程度不同,导致 QRS 波群的起始部变异。PR 间期不固定,大部分没有下传心室,为房室分离。QRS 波群时间有三种,分别为 0.16、0.15 及 0.11s。0.16s 的 QRS 波群(R')在 $V_1 \sim V_4$ 导联呈 QS 型、V_5 导联呈 Qrs 型、V_6 导联呈 QR 型,$R'R'$ 间期规则,为 0.48s,频率 125 次/min。其 ST-T 方向与 QRS 波群主波方向相反。R_2、R_7、R_{12} 为 0.11s 的 QRS 波群(R),为心室夺获(C);在 $V_1 \sim V_3$ 导联 QRS 波群形态呈 QS 型、V_4 导联 QRS 波群形态呈 qR 型,ST 段呈弓背型抬高为 0.5 及 0.15mV,$V_2 \sim V_6$ 导联的 T 波倒置呈冠状 T 波。R_3 及 R_4 为 0.15s 的 QRS 波群,形态介于上述两种 QRS 波群之间,为室性融合波(F)。

心电图诊断　①窦性心动过速;②单形性室性心动过速;③房室分离;④心室夺获;⑤室性融合波;⑥符合急性前间壁及前壁心肌梗死的心电图表现。

讨论　本例的宽 QRS 波群心动过速发作时胸导联无 RS 型的宽 QRS 波群出现,并可见房室分离、室性融合波及心室夺获,因此符合室性心动过速的诊断。本例夺获的 QRS 波群表现为急性心肌梗死的特征,室性的 QRS 波群也在 V_5 及 V_6 导联出现了 Q 波,故提示心肌梗死,结合临床符合急性前间壁及前壁心肌梗死的心电图改变。

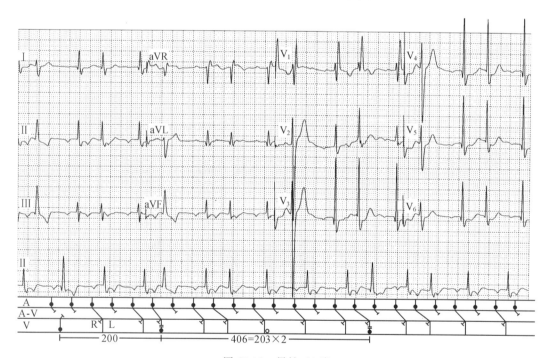

图 25-12　男性,84 岁

心电图特征　窦性 P 波消失,出现倒置的 P' 波,$P'P'$ 间期规则,为 0.40s,频率 150 次/min。P' 波呈 2∶1 及 3∶2 的房室传导,当呈 3∶2 房室传导时,$P'R$ 间期逐渐延长,分别为 0.24 及 0.30s,最后传导中断,使 QRS 波群脱落。P' 波下传的 QRS 波群时间 0.13s,QRS 波群形态改变,在 V_1 导联呈 rsR' 型;Ⅰ、aVL、V_5 及 V_6 导联出现终末增宽的 S 波;T 波与 QRS 波群终末增宽的方向相反。图中可见其他形态的 QRS 波群,时间 0.10 ~ 0.12s,在长 Ⅱ 导联呈 qRs、R 及 qR 型,其 T 波与 QRS 波群主波方向相反,偶联间期不等,它们之间有倍数关系。

心电图诊断　①房性心动过速(2∶1 ~ 3∶2 房室传导);②一度及二度一型房室阻滞;

③完全性右束支阻滞;④室性并行心律。

　　讨论　本例发生房性心动过速时呈现 3∶2 的文氏型房室传导,考虑为二度一型房室阻滞,但下传的 P′R 间期均大于 0.20s,考虑存在一度房室阻滞。这种房率较快时出现的房室阻滞还应考虑是生理性阻滞,即房室交接区的干扰现象。当出现室性搏动时,表现为偶联间期不等,室性搏动之间有倍数关系,并有室性融合波出现,符合室性并行心律的诊断。

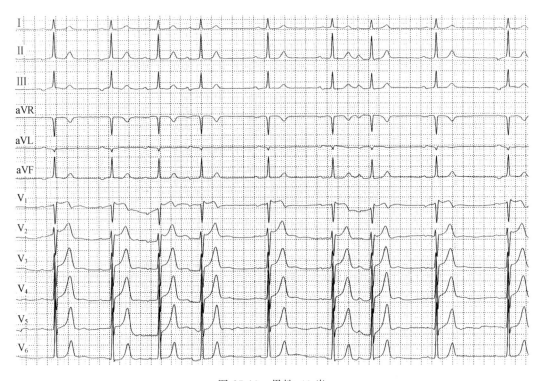

图 25-13　男性,40 岁

　　心电图特征　窦性 PP 间期不等,最大互差 0.44s,平均心率 55 次/min。PR 间期 0.24s。图中可见倒置的 P′波,均为延迟出现,如 P_1、P_2、P_9,P′R 间期 0.21s,为房性逸搏。P_7 为提前出现的直立的 P′波。QRS 波群时间均正常,在 V_1 及 V_2 导联出现 QRS 波群终末部 J 点抬高伴 ST 段抬高。V_1 导联 ST 段抬高呈马鞍型伴 T 波倒置。

　　心电图诊断　①窦性心动过缓伴不齐;②房性逸搏;③房性期前收缩;④一度房室阻滞;⑤提示 Brugada 波(Ⅱ型)。

　　讨论　由于房性逸搏及房性期前收缩在心房内起源的位置不同,下传心室时所引起的 P′R 间期与窦性的 PR 间期也会出现一定的差异。在房性逸搏后出现了窦性搏动,形成了较短的 P′P 间期,为窦性夺获性搏动。Brugada 波可以类似于右束支阻滞,但通常无 V_5 及 V_6 导联终末增宽的 S 波出现。伴有 Brugada 波的患者若出现恶性心律失常或猝死即形成 Brugada 综合征。

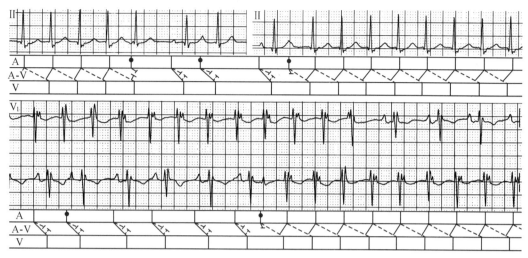

图 25-14　男性,80 岁。V_1 导联两条为连续记录

心电图特征　窦性 P 波规律出现,V_1 导联 P 波电压为 0.20～0.25mV,PR 间期 0.18s。可见提前出现的 P′波,当 P′R 间期达 0.34s 时即诱发出心动过速发作。QRS 波群时间正常,为 0.10s,QRS 波群形态在 Ⅱ 导联呈 qRs 型,在 V_1 导联呈 rSr′型。当心动过速发作时,在 QRS 波群终末部出现 P⁻波,使得 Ⅱ 导联呈现假性 s 波,V_1 导联呈现假性 r 波(r″)。此时 RR 间期 0.46s,频率 130 次/min。Ⅱ 导联 R_5 及 V_1 导联 R_{12} 之前各出现一次未下传的房性期前收缩,由此而终止了心动过速的发作。

心电图诊断　①窦性心律;②由房性期前收缩诱发及终止的慢快型房室结折返性心动过速;③顺向性房室结双径路;④右心房扩大。

讨论　本例可见频发的房性期前收缩及由此而引起的 P′R 间期跳跃性延长,并诱发了室上性心动过速的发作,使 QRS 波群终末部出现了假性 s 波或假性 r 波,这是顺向性房室结双径路的特征性表现。由于这种心动过速是折返性的,故房性期前收缩可以诱发及终止其发作。

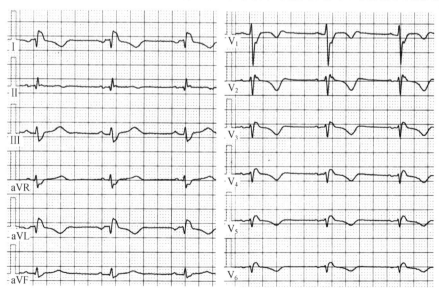

图 25-15A　女性,48 岁

心电图特征 P波规律出现,PP间期1.06s,频率57次/min。P波在 I 及 aVL 导联倒置,在 II 、V_2~V_6 导联正负双向。PR 间期 0.18s。QRS 波群时限增宽为 0.14s,QRS 波群形态畸形,在 I 、aVL、V_2~V_6 导联出现终末增宽的 R(R')波,在 III 、aVR、aVF、V_1 导联出现终末增宽的 S 波。在 V_2~V_6 导联 QRS 波群呈 rsR'型,V_1~V_6 导联 r 波及 S 波均呈逐渐减小。T 波在 I 、aVL、V_1~V_6 导联呈倒置。

心电图诊断 ①窦性心动过缓;②提示镜像右位心合并完全性右束支阻滞。

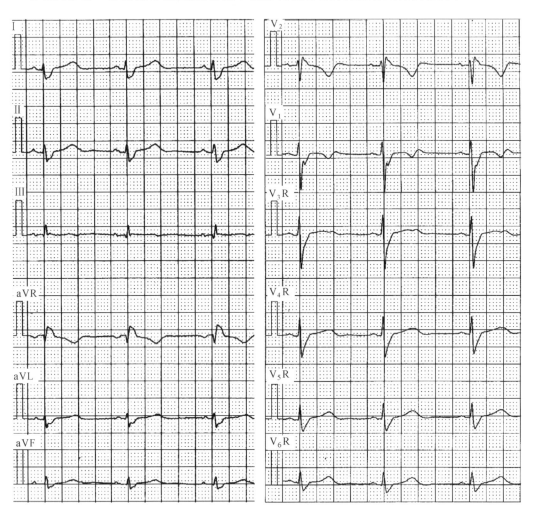

图 25-15B 女性,48 岁。与图 25-15A 为同一人。左右上肢电极反接及加做右胸导联心电图

心电图特征 I 导联 P 及 T 波均直立,出现增宽的 S 波。与图 25-15A 比较显示 II 与 III 导联图形互换,aVR 与 aVL 导联图形互换,aVF 导联图形不变。在胸导联以 V_2、V_1、V_3R~V_6R 导联排列后,可见典型的完全性右束支阻滞图形。

心电图诊断 ①窦性心动过缓;②镜像右位心合并完全性右束支阻滞。

讨论 PR 间期正常伴 QRS 波群时间增宽说明存在心室内传导阻滞。本例常规心电图与左右上肢电极反接及右胸导联心电图对比分析符合镜像右位心及完全性右束支阻滞的心电图特征,若仅有常规导联,则给心电图分析诊断造成困难。

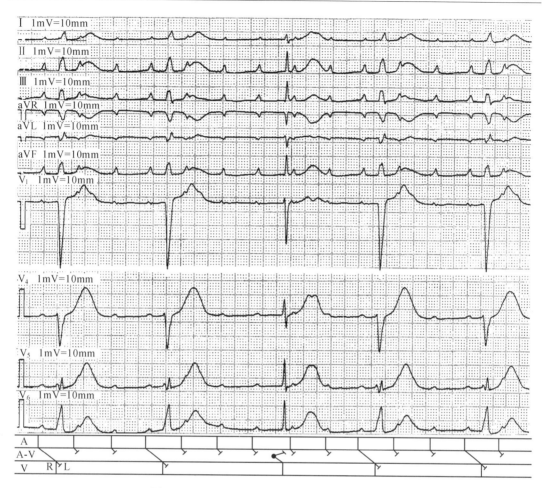

图 25-16 女性,34 岁。临床诊断:病毒性心肌炎

心电图特征 窦性 PP 间期平均为 0.52s(互差 0.04s),频率 115 次/min。PR 间期 0.28s 及 0.42s。PR 间期为 0.28s 时的 QRS 波群宽大畸形,时间为 0.14s,在 I、V_6 导联呈 R 型,在 V_1 导联呈 QS 型,RR 间期 1.56s。PR 间期为 0.42s 时的 QRS 波群正常(R'),RR' 间期 1.72s。ST 段正常,T 波(除 aVR 导联)均直立。QT 间期 0.66s。

心电图诊断 ①窦性心动过速;②一度房室阻滞;③二度房室阻滞(3:1 及 6:1 房室传导);④3 相完全性左束支阻滞;⑤房室交接性逸搏;⑥QT 间期延长。

讨论 本例 PP 间期互差为 0.04s,但有 4 个 PR 间期相等,为 0.28s。这种 PP 间期轻度差异而 PR 间期绝对相等的现象是 P 波下传心室的特征。图中有一个 PR 间期为 0.42s,其后的 QRS 波群正常,该次正常的 QRS 波群是在长于基本的 RR 间期时出现的,故 0.42s 的 PR 间期应为未下传心室。本例在长间期时出现的正常 QRS 波群符合房室交接性逸搏,稍短的 RR 间期 QRS 波群宽大畸形,呈完全性左束支阻滞图形,提示为 3 相左束支阻滞。出现这种左束支阻滞时的 RR 间期为 1.56s,说明左束支的有效不应期已显著延长,为病理现象。本例心电图记录时间较短,使一些特征未能充分表现出来。

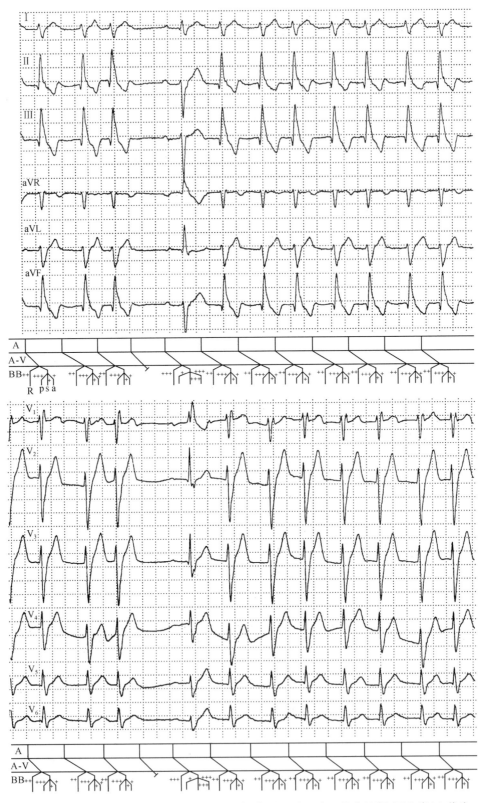

图 25-17　患者男性,87 岁。反复晕厥 3 年,加重 1 月入院。临床诊断:冠心病(心律失常)。入院后植入 DDD 型起搏器,症状缓解,无晕厥发作

心电图特征 窦性 P 波规律出现,PP 间期为 0.56s,频率 107 次/min,为窦性心动过速。PR 间期延长,由于延长程度不同,呈现长 RR 与短 RR 交替现象,故为不典型文氏现象,最终造成 P 波下传阻而引起 QRS 波群的脱落。文氏周期开始的第一个 PR 间期仍有延长,为 0.28s。由于存在文氏现象,造成了 RR 间期不规则,当心室率≥88 次/min 时,Ⅰ、aVL 导联呈 rS 型,Ⅱ、Ⅲ、aVF 导联呈 qR 型,心电轴右偏(+96°),为左后分支阻滞。此时 V_1 导联呈 rSr′ 型,Ⅰ、V_5 及 V_6 导联有一宽 S 波,QRS 波群时限 0.11s,为不完全性右束支阻滞,且伴有二度Ⅰ型房室阻滞。当 P 波下传受阻引起 QRS 波群脱落时,出现一长的 RR 间期,当心室率≤56 次/min 时,QRS 波群在Ⅰ、aVL 导联呈 qRs 型,Ⅱ、Ⅲ、aVF 导联呈 rS 型,心电轴左偏(-85°),为左前分支阻滞;胸导联 V_1 的 S 波消失,V_2 及 V_3 的 S 波明显减小,V_1 的 R′ 增高,V_2~V_4 出现 q 波,V_2 及 V_3 的 R 波明显增高,V_5 及 V_6 的 q 波消失,R_{V_2}>R_{V_6},QRS 时限 0.14s,为完全性右束支阻滞及左间隔分支阻滞,此时 PR 间期仍是 0.28s,为一度房室阻滞。

心电图诊断 ①窦性心动过速;②一度房室阻滞;③二度Ⅰ型房室阻滞;④快心率依赖性左后分支阻滞及慢心率依赖性完全性右束支阻滞、左前分支阻滞及左间隔分支阻滞。

讨论 该图在心室率增快时出现了左后分支阻滞图形,心室率减慢时此图形消失,呈间歇性出现,可确诊为左后分支阻滞。此时伴有二度Ⅰ型房室阻滞,考虑阻滞部位在右束支、左前分支及左间隔分支,即右束支、左前分支及左间隔分支的二度Ⅰ型阻滞。当心室率减慢时出现了完全性右束支阻滞、左前分支及左间隔分支阻滞的图形,心室率增快时此阻滞图形减轻或消失,亦为间歇性出现,可确诊为右束支、左前分支及左间隔分支阻滞,此时伴有一度房室阻滞,阻滞部位考虑在左后分支,即左后分支的一度阻滞。该图随心率的快慢而出现了右束支及左束支的三个分支间歇性的不同步的完全阻滞,故可以诊断为心率依赖性心室内四支阻滞。图中出现的右束支阻滞图形有完全性与不完全性的区别,考虑两种可能,其一是右束支传导延迟程度不固定,其二是左束支及其分支的传导延迟程度不固定,但这种传导延迟程度随心率的变化而变化。由于右束支阻滞及左前分支、左间隔分支阻滞,故初始除极由左后分支激动形成向右后下的向量,可形成右心前导联(V_1~V_3)的 Q 波,最大向量应在左前上,出现 V_1、V_2 及Ⅰ、aVL 导联高的 R 波。该图出现了慢心率依赖性右心前导联的 Q 波,而频率依赖性右心前导联 Q 波的出现也是间隔分支阻滞的特征之一。

快心率依赖性束支阻滞(3 相束支阻滞)出现时,如 R 波落在前一心动的 T 波降支以后多认为是病理性的,本例符合病理性阻滞特征。慢心率依赖性束支阻滞(4 相束支阻滞)则均为病理性的。该图既有 3 相也有 4 相束支阻滞,属于罕见的与心率有关的心室内四支阻滞,易发展为完全性房室阻滞,且阻滞部位低(在分支水平),故预后差,为植入永久性心脏起搏器的指征。

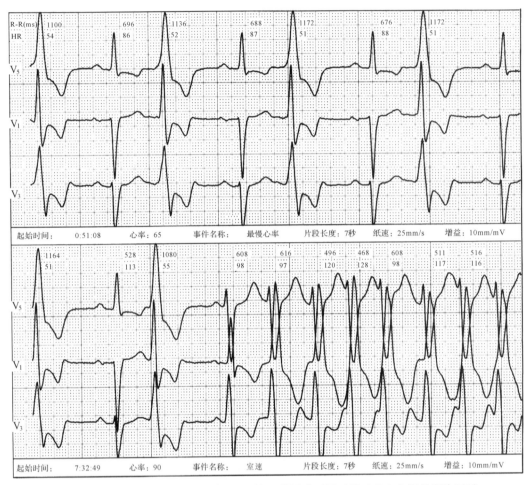

图 25-18　男性,56 岁。临床诊断:心肌病。附图为不同时段动态心电图的两次记录

心电图特征　上图示窦性 PP 间期规则为 0.92s,频率 65 次/min。PR 间期 0.28s。QRS 波群宽大畸形,时间为 0.16 及 0.22s。0.16s 的 QRS 波群为窦性下传,在 V5 导联 ST 段呈水平型压低 0.1mV,T 波倒置。0.22s 的 QRS 波群提前出现,QRS 主波与 T 波方向相反,偶联间期相同,代偿间歇完全,为室性期前收缩。下图室性期前收缩的偶联间期变短,图的后半部分 QRS 波群时间 0.21s,QRS 波群连续出现,形态与室性期前收缩的 QRS 波群形态不同,在 V5 导联呈 rS 型,在 V3 导联呈 RS 型,在 V1 导联呈 R 型,R'R' 间期不规则,互差达 0.16s,平均心室率 108 次/min,为室性心动过速。R4 的 PR 间期为 0.18s,QRS 波群时间为 0.18s,形态介于窦性与室性心动过速的 QRS 波群之间,为室性融合波。

心电图诊断　①窦性心律;②一度房室阻滞;③不定型室内阻滞;④室性期前收缩呈二联律;⑤单形性室性心动过速;⑥室性融合波;⑦ST 段压低及 T 波倒置。

讨论　本例为心肌病患者,窦性下传的 QRS 波群宽大畸形,不符合左及右束支阻滞的诊断,故为不定型室内阻滞。室速发作时 R'R' 间期不等,考虑为自律性室速。本例存在多部位传导阻滞、室性心律失常及 ST-T 改变等,符合心肌病的心电图表现。

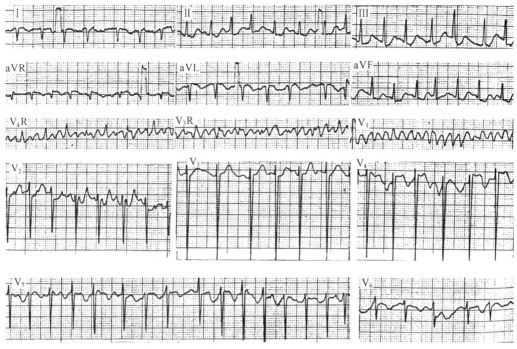

图 25-19　女性，48 岁。临床诊断：风湿性心脏病、心力衰竭、脑栓塞

心电图特征　P 波消失，出现大小不等、间期不一的 f 波，f 波振幅最高达 0.5mV。RR 间期不规则，平均心室率 135 次/min。QRS 波群时间正常。心电轴右偏为＋120°。QRS 波群在Ⅰ、aVL 导联呈 rS 型，在Ⅱ、Ⅲ、aVF 导联呈 qR 型，在 $V_2 \sim V_6$ 导联呈 rS 型（极度顺钟向转位），在 V_1 及 V_3R 导联 QRS 波群不明显，在 V_4R 导联呈 R 型，V_5 及 V_6 导联 R/S＜1，S 波在 V_5 及 V_6 导联分别为 1.5 及 0.8mV。ST 段在Ⅱ、Ⅲ、aVF 导联呈斜型或水平型压低 0.1～0.2 mV。T 波在Ⅰ、aVL、$V_4 \sim V_6$ 导联倒置。

心电图诊断　①快室率心房颤动；②右心室肥大。

讨论　本例房颤发作时 f 波振幅高达 0.5mV，为粗波型房颤。由于在 V_1 及 V_3R 导联 f 波振幅高及 QRS 波群振幅低，使得 QRS 波群不易辨认而似多形性室速或心室颤动。本例具备右心室肥大的诊断依据是心电轴右偏为＋120°，在 $V_2 \sim V_6$ 导联呈 rS 型、V_5 及 V_6 导联 R/S＜1，S 波在 V_5 及 V_6 导联分别为 1.5 及 0.8mV，ST 段压低及 T 波倒置。

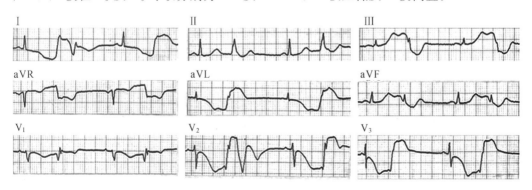

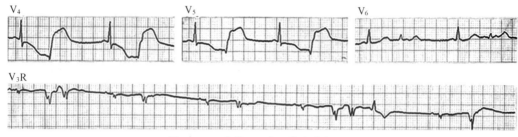

图 25-20　女性,73 岁。胸痛胸闷 3 天

心电图特征　窦性 PP 间期约为 0.86s,频率 70 次/min。PR 间期及窦性 QRS 波群时间及形态正常,ST 段在 Ⅰ、aVL、V_2~V_5 导联压低伴 T 波倒置。在窦性 QRS 波群之后可以见到 1~3 次提前的宽大畸形的 QRS 波群,个别形态不同,偶联间期互差>0.08s,为多源性室性期前收缩及短阵多源性室性心动过速。在 V_1~V_5 导联及 aVF 导联出现的室性期前收缩可见 Q(q)波,在 Ⅰ、aVL、V_2~V_5 导联的室性期前收缩的 ST 段明显抬高呈墓碑型,大部分 T 波直立;在 Ⅱ、Ⅲ、aVF 及 aVR 导联 ST 段压低,T 波直立(aVR 导联 T 波倒置)。

心电图诊断　①窦性心律;②多源性室性期前收缩;③成对的室性期前收缩;④短阵多源性室性心动过速;⑤室性期前收缩揭示急性心肌梗死。

讨论　本例在窦性心律时表现为正常的 QRS 波群,但其 ST 段在一些导联压低及 T 波明显倒置,结合患者存在胸痛胸闷症状故提示心肌缺血。室性期前收缩的 QRS 波群出现了 Q(q)波伴 ST 段显著抬高呈墓碑型,揭示急性心肌梗死的存在。大多数情况下,心肌梗死心电图的诊断是根据窦性心律心电图特征而诊断的,其原因是梗死部位多发生在靠近心内膜下心肌层,因此,心电图特点在窦性心律时表现明显。如果梗死发生在心外膜下心肌、基底部、室间隔下部或束支阻滞等其他原因存在时,窦性心律心电图可以不出现病理性 Q 波。而此时心肌缺血、损伤及坏死的情况可以改变室性期前收缩的 QRS 波群、ST 段及 T 波的形态,据此可协助诊断窦性心律时心电图表现不典型的心肌梗死。当室性期前收缩并发于心肌梗死的慢性稳定期时,室性期前收缩的 QRS 波群起始部可见 q 波(Q 波),而无原发性 ST 段和 T 波的变化。

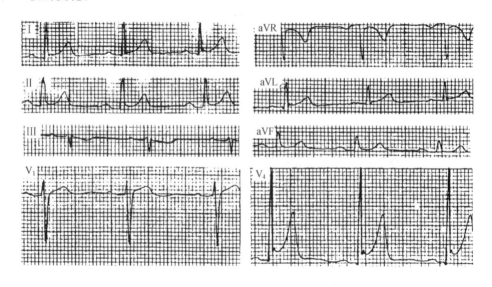

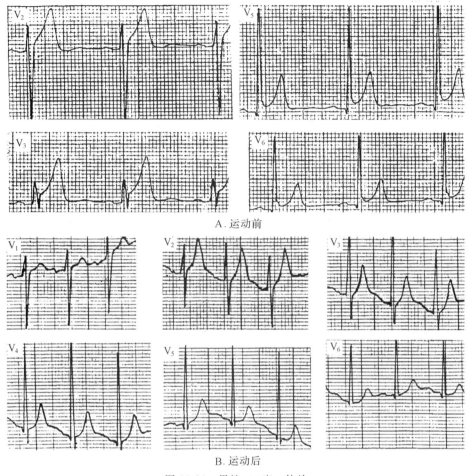

A.运动前

B.运动后

图 25-21　男性,40 岁。体检

心电图特征　图 A 示运动前窦性 PP 间期 0.97s,频率 62 次/min。PR 间期正常。QRS 波群时间正常,R_{V_5} 2.7mV, $V_4 \sim V_6$ 导联 S 波消失。ST 段在 $V_3 \sim V_6$ 导联抬高 0.1～0.2mV,在 $V_4 \sim V_6$ 导联抬高的 ST 段呈凹面型,在 V_4 导联可见到 J 波。T 波在 $V_2 \sim V_6$ 导联高尖。图 B 示运动后 PP 间期 0.56s,频率 107 次/min。R_{V_5} 2.2mV,J 波消失,$V_4 \sim V_5$ 导联出现 S 波,ST 段恢复正常,T 波振幅较前降低。

心电图诊断　①窦性心律;②早期复极。

讨论　本例在心率较慢时出现了 R 波的增高、J 波、ST 段凹面型抬高及 T 波高尖,运动后心率增快时上述表现消失或改善,符合早期复极的心电图表现。这种随着运动使心电图恢复正常的现象,通常不属于病理性改变。早期复极通常发生在健康人,但是近年来也有猝死的案例发生,应该引起临床重视。

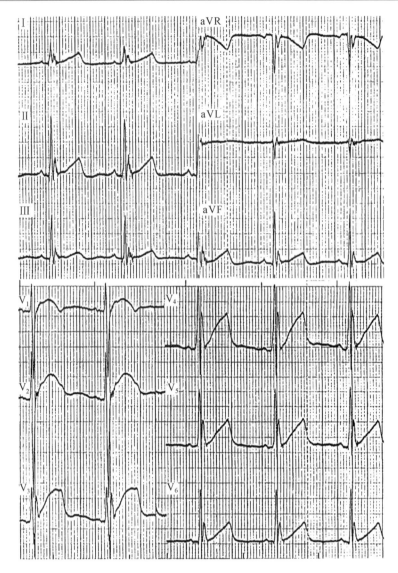

图 25-22　男性,23 岁。临床诊断:急性淋巴细胞白血病合并颅内出血

心电图特征　窦性 PP 间期 0.98s,频率 61 次/min。PR 间期正常。QRS 波群终末部可见 J 波,其振幅最高达 1.1mV。ST 段不明显。T 波除 aVR 导联倒置外,其他导联均直立,T 波在大部分导联呈现底部变宽及顶部变尖。

心电图诊断　①窦性心律;②异常 J 波;③T 波改变。

讨论　颅内出血可出现神经源性 J 波及 T 波的改变。J 波又称为 Osborn 波,可伴发恶性室性心律失常。神经源性 T 波改变常表现为巨大倒置的 T 波改变,T 波呈宽大畸形且两支不对称的倒置,因而不同于缺血性 T 波倒置。本例在颅内出血后出现了直立性的 T 波形态改变,也属于神经源性的 T 波改变。

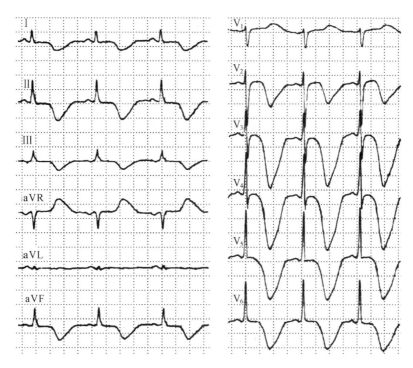

图 25-23 女性,48 岁。阵发性室上性心动过速发作后

心电图特征 窦性 PP 间期平均为 0.86s,频率 70 次/min。PR 间期及 QRS 波群正常。ST 段无明显偏移。T 波在 aVR、V_1 导联直立,在 aVL 导联低平,在其他导联倒置。倒置的 T 波两支不对称且宽大,最深达 1.8mV(V_4)。QT 间期 0.60s。

心电图诊断 ①窦性心律;②Niagara 瀑布样 T 波。

讨论 Niagara(尼亚加拉)瀑布样 T 波的心电图特点为:①巨大倒置的 T 波,多数导联振幅大于 1mV,两支不对称,可出现切迹;②T 波演变迅速,持续数日后可恢复正常;③通常不伴有 ST 段变化及 Q 波;④QT(QTc)间期显著延长。本例心电图 T 波形态改变符合 Niagara 瀑布样 T 波。这种 T 波改变可见于颅内出血及伴发交感神经过度兴奋的其他疾病,如急腹症、心动过速后、肺栓塞等。由于交感神经的过度兴奋,大量的交感胺释放入血,形成体内儿茶酚胺风暴,引起心外膜冠状动脉痉挛,导致心外膜缺血,引起复极程序改变及复极时间延长,出现巨大倒置 T 波及 QT 间期延长。这种改变随着时间的延长可以恢复正常。

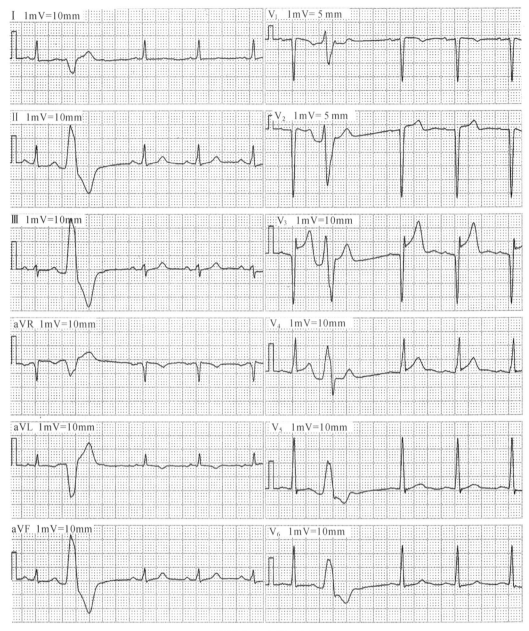

图 25-24　女性,75 岁

心电图特征　窦性 PP 间期 0.80s,频率 75 次/min。PR 间期正常。窦性 QRS 波群在 V₁ 及 V₂ 导联呈 rS 型,r 波递增不良,在 V₃ 导联呈 Qr 型,V₄～V₆ 导联呈 Rs 型。ST 段在 V₃ 导联呈斜型抬高 0.3mV。T 波在 V₂～V₆ 导联直立。图中可见一次提前出现的宽大畸形的 QRS 波群,时间 0.20s,QRS 波群主波与 T 波方向相反,代偿间歇完全,为室性期前收缩。这种期前收缩在 V₄ 导联可见到明显的 ST 段存在。

心电图诊断　①窦性心律;②前间壁异常 Q 波及 ST 段抬高;③特宽型室性期前收缩。

讨论　本例临床资料不详。窦性 QRS 波群在 V₂ 及 V₃ 导联呈现急性心肌梗死样图形,此种情况除提示急性前间壁心肌梗死外,还应结合临床排除心肌病等情况,缺乏临床资料时使诊断出现困难。当室性期前收缩的 QRS 波群时间≥0.16s 时为特宽型室性期前收缩,常在病理情况下出现。若室性期前收缩的 QRS 波群伴有明显的 ST 段出现,也提示为病理性。

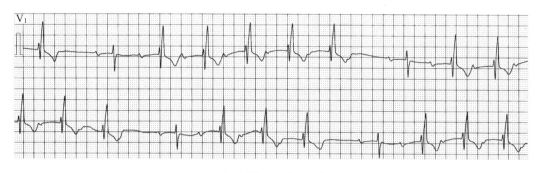

图 25-25　男性,73 岁

心电图特征　窦性 P 波规律出现,PP 间期 0.76s,频率 79 次/min。最短 PR 间期 0.34s,此后逐渐延长,直至 QRS 波群脱落,呈 5：4 及 7：6 的房室传导。在 V₁ 导联的 QRS 波群有窄及宽两种,窄的时间为 0.09s,呈 rS 型;宽的时间为 0.14s,呈 rSR′型。该图在长 RR 间期时 QRS 波群时间及形态正常;在短 RR 间期时 QRS 波群时间及形态呈完全性右束支阻滞型。

心电图诊断　①窦性心律;②一度及二度 I 型房室阻滞;③3 相右束支阻滞。

讨论　房室文氏周期出现时其 PR 间期均延长,说明存在一度房室阻滞。在此基础上出现 PR 间期的进行性延长及 QRS 波群的间断性脱落是存在二度 I 型房室阻滞的特征。本例在长 RR 间期出现正常的 QRS 波群,而在短 RR 间期出现右束支阻滞图形,故为 3 相右束支阻滞。

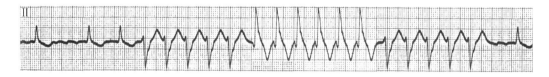

图 25-26　女性,30 岁。临床诊断:心肌病

心电图特征　P 波消失,出现大小不等、间期不一的 f 波,f 波振幅小于 0.1mV。RR 间期不规则。QRS 波群时间有正常(0.08s)及宽大畸形(0.16s)两种。正常时间的 QRS 波群呈 R 型,T 波倒置。宽大畸形的 QRS 波群提前出现,呈 rS 型及 qR 型,其主波与 T 波方向相反;两种形态的 QRS 波群均连续发生且交替出现,平均心室率 150 次/min,可以自行终止。

心电图诊断　①心房颤动;②交替双重双向性室性心动过速;③T 波倒置。

讨论　本例心房颤动发作时 f 波振幅小于 0.1mV,为细波型心房颤动。图中宽大畸形的两种形态 QRS 波群均连续发生且交替出现,平均心室率 150 次/min,形成了两种方向不同的室性心动过速,构成了交替双重双向性室性心动过速。这种双重性的室性心动过速发生时 QRS 波群只表现为两种固定的形态,因此不同于尖端扭转型及多形性室性心动过速。心肌病可以出现多种多样的心律失常,但是这些心律失常在心肌病的诊断中并不具有特异性,还应结合其他检查来明确心肌病的诊断。

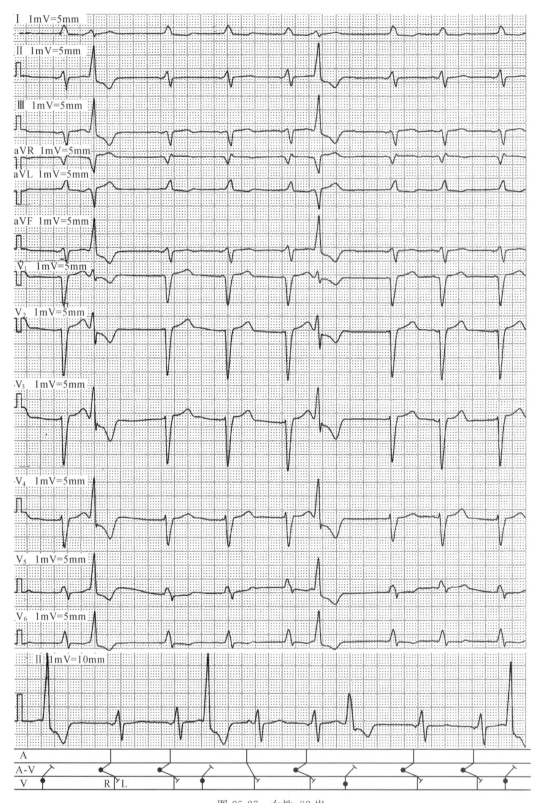

图 25-27　女性,82 岁

心电图特征 图中见 2 次窦性 P 波,PR 间期 0.13s。同步 12 导联的 R_8 及长 Ⅱ 导联的 R_5 为窦性下传的 QRS 波群。窦性的 QRS 波群宽大畸形,时间 0.13s,在 Ⅰ 及 aVL 导联呈 R 型,R 波顶端出现切迹;V_1 导联呈 QS 型;V_5 及 V_6 导联呈 Rs 型。图中大部分为 P^- 波,P^-R 间期 0.10s,其 QRS 波群形态及时间均与窦性的 QRS 波群相同,RR 间期 0.88s,频率 68 次/min。T 波在 V_6 导联倒置。图中见提前出现的宽大畸形的 QRS 波群,时间 0.13s,形态不同,偶联间期不同(互差 0.10s),QRS 波群主波与 T 波方向相反。

心电图诊断 ①窦性搏动;②加速性房室交接性心律;③心室夺获;④多源性室性期前收缩;⑤完全性左束支阻滞。

讨论 本例房室交接性心律发生时频率达 68 次/min,为加速性房室交接性心律,其中可见到窦性激动下传夺获心室。QRS 波群宽大畸形,符合完全性左束支阻滞,V_5 及 V_6 导联的 QRS 波群出现 S 波,考虑是电极或心脏位置轻度移位所致,应加做 V_7、V_8 导联有利于判断。本例出现的室性期前收缩偶联间期不等,形态不同故为多源性。由于室性期前收缩逆向性隐匿地重整了交接区节律点,导致了室性期前收缩代偿间歇不完全。

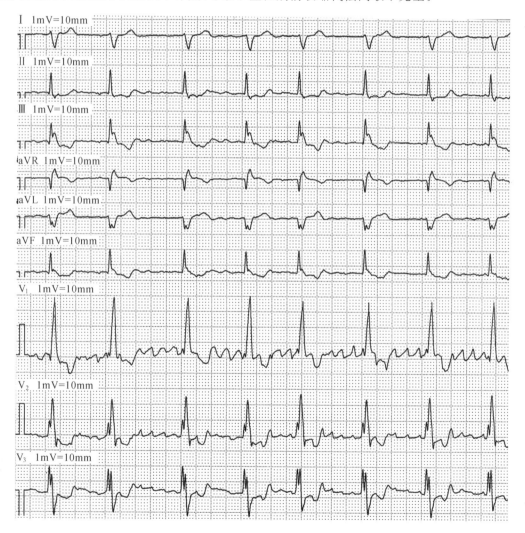

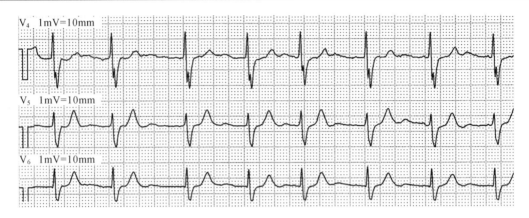

图 25-28　男性,51 岁

心电图特征　P 波消失,出现大小、形态、间期不同的 f 波,f 波最高振幅 0.4mV。QRS 群时间增宽为 0.14s,在 Ⅰ、aVL 导联呈 rS 型,aVR 导联终末 R 波增宽,V₁ 导联呈 rsR′ 型,R′ 波振幅为 1.7mV,V₅ 导联呈 rS 型,S 波振幅 0.7mV,V₆ 导联呈 qRS 型,V₅ 及 V₆ 导联的 S 波增宽。RR 间期绝对不等,平均心室率 72 次/min。心电轴＋125°。ST 段在 Ⅱ、Ⅲ、aVF 导联呈水平型压低 0.05～0.1mV。T 波在 Ⅲ、aVF、V₁、V₂ 导联倒置,在 V₃ 导联负正双向。

心电图诊断　①心房颤动;②完全性右束支阻滞;③右心室肥大。

讨论　本例 P 波消失,出现 f 波,RR 间期绝对不等,符合心房颤动。f 波振幅达 0.4mV,为粗波型心房颤动。QRS 波群增宽大于 0.12s,在 V₁ 导联呈 rsR′ 型,R′ 波大于 1.5mV,V₅ 及 V₆ 导联的 S 波增深增宽,心电轴右偏及 ST-T 改变,符合完全性右束支阻滞合并右心室肥大。

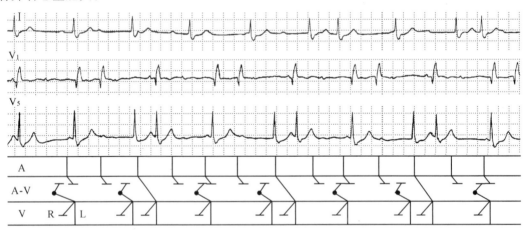

图 25-29　男性,86 岁。曾有晕厥发作史。临床诊断:慢性支气管炎

心电图特征　窦性 PP 间期基本规则,频率 88 次/min。PR 间期不固定,QRS 波群形态在 Ⅰ 及 V₅ 导联呈 Rs 型,S 波增宽,在 V₁ 导联呈 qR 型,QRS 波群时间均为 0.13s。RR 间期有长、短 2 种,短 RR 间期互差最大为 0.12s,长 RR 间期互差最大亦为 0.12s。当 P 波与 QRS 波群终末部重叠或出现在 QRS 波群的终末部时,其后几乎都伴随一个 QRS 波群,形成一个短的 RR 间期。

心电图诊断　①窦性心律;②高度房室阻滞伴韦金斯基易化作用;③房室交接性逸搏心

律伴完全性右束支阻滞。

讨论　图示 PP 间期基本规则，PR 间期不固定，在 I 导联长的 RR 间期为 1.16s，频率 52 次/min，其前无相关 P 波，QRS 波群增宽以终末部为主，V₁ 导联呈 qR 型，V₅ 导联呈 Rs 型，这些特征支持房室交接性心律伴完全性右束支阻滞。由于大部分窦性 P 波未下传心室，故存在高度房室阻滞。本例既有长的 RR 间期也有短的 RR 间期，当 P 波落在 QRS 波群之内者均下传心室，落在 QRS 波群终末部者大部分下传心室。下传心室者 QRS 波群与交接性逸搏的形态相同，考虑房室阻滞的部位在房室结，而逸搏点部位在结希区或希氏束。当 P 波落在 QRS 波群之前或 T 波之后者均不能下传。造成这种现象的机理是当房室结出现高度房室阻滞时，其下部位的逸搏可逆向隐匿地激动房室结，使其不应期发生周期性变化，当处于超常期时如恰好有一窦性激动到达即可下传心室，而早于或晚于这一时期的激动均不能下传心室，这就是韦金斯基现象中的易化作用，造成这一现象的根本原因是房室结的逆向性隐匿传导。

图中可见下传的 QRS 波群与其前的心搏构成短的 RR 间期，短 RR 间期并不规则，考虑是与 P 波落在超常期部位有关。在超常期较早时下传，使 RR 间期较短，在超常期较晚时下传，使 RR 间期较长。下传的 PR 间期基本相等，约为 0.39s。本例在 V₁ 导联呈 qR 型，提示存在前间壁心肌梗死的可能性。

本例由于韦金斯基易化作用使房室传导得以暂时改善，是其有益作用。但患者曾有晕厥发作史，加之存在完全性右束支阻滞，说明其预后不佳，应进一步观察治疗。

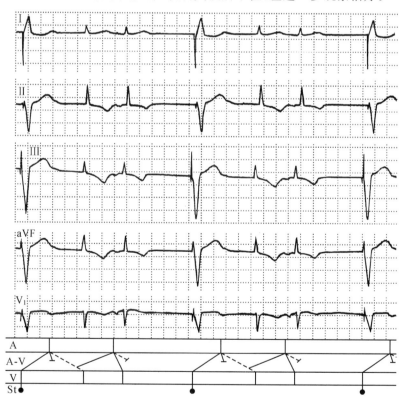

图 25-30　女性，82 岁。阵发性心悸 1 周来诊，10 年前因病窦综合征植入 VVI 型起搏器。从未发现有预激综合征病史。临床诊断：①病窦综合征；②VVI 型起搏器植入术后

心电图特征　窦性 P 波消失,QRS 波群有宽大畸形(0.14s)及正常(0.08s)两种。宽大畸形的 QRS 波群(R')前可见一起搏信号,其后出现 1 个 P^- 波,$R'P^-$ 间期 0.44s。P^- 波后出现 1 个正常的室上性的 QRS 波群(R),P^-R 间期 0.58s,该 QRS 波群后又出现 P^- 波,RP^- 间期 0.48s,其后是室上性的 QRS 波群,P^-R 间期 0.16s,这样构成规律出现的每 3 个一组的 QRS 波群。室上性 QRS 波群的 T 波倒置,在长的 $R'R$ 间期时 T 波倒置更明显。

心电图诊断　①VVI 心室起搏伴起搏源性室性反复搏动;②提示电张调整性 T 波改变;③顺向性房室结双径路。

讨论　本例为植入 VVI 型起搏器的患者,可见起搏心室的宽大畸形的 QRS 波群之后及其后第一个室上性 QRS 波群之后均有一逆行 P^- 波。形成 P^- 波的途径有两种。(1)通过房室结逆传:起搏心室后激动通过房室结逆传入心房,该次激动在房室结上部又沿慢径路下传至房室结下部时激动分为两路,一路继续下传心室形成室上性 QRS 波群,一路经尚未激动的或已恢复应激的房室结纤维逆传至心房,该次激动又在房室结上部沿快、慢径路同时下传,而快径路首先到达心室,掩盖并干扰了慢径路的传导。支持这种传导的是:①P^- 波在 I 导联呈等电位线,在 II、III、aVF 导联为倒置的 P 波,这种 P^- 波称为中心型 P^- 波,是由于激动经房室结逆传至心房时,同时从左、右心房下部开始除极至上部结束,这也是激动经房室结逆传的特征;②R'(R)P^- 间期均大于 0.20s,说明存在一度室房阻滞,这种阻滞的存在为反复搏动的形成提供了条件。(2)通过隐匿性房室旁路逆传:起搏心室后激动经心室逆传至旁路,再经旁路逆传至心房,然后该激动又通过房室结慢径路或快径路到达心室,分别形成长、短两种 P^-R 间期及两个室上性 QRS 波群。但经过旁路逆传的 P^- 波在 I 导联常呈倒置(左侧旁路)或直立(右侧旁路),在 II、III、aVF 导联呈倒置,这种 P^- 波称为偏心型 P^- 波,通常是旁路逆传的特征,而本例不符。同时还存在着一度室房阻滞,也是旁路不易出现的。但要明确逆传途径,往往需要做电生理检查,而体表心电图因其局限性,通常较难准确判断,本例未做电生理检查。图中的 P^-R 间期分别为 0.58s 及 0.16s,差距甚大,为房室结存在顺向性双径路的特征。当 $R'P^-$ 间期为 0.44s 时,激动落在房室结快径路有效不应期,激动则沿慢径路下传,使 P^-R 间期显著延长。当 RP^- 间期为 0.48s 时,激动落在房室结快径路的应激期,激动则沿快径路下传,使 P^-R 间期变为正常。

房室逆向传导形成的 P^- 波应与起源于心房下部的房性搏动相鉴别,两者的鉴别点在于整张图中未出现窦性或房性心律,散在的逆向性房性搏动(尤其是连续两次)的出现,不应与其前的 QRS 波群有固定关系,若有固定关系,则为房室逆向传导而非起源于心房下部的房性搏动。本例室上性 QRS 波群的 T 波方向与心室起搏的 QRS 波群主波方向相同,提示为电张调整性 T 波改变。

房室逆传的存在是 VVI 型起搏器植入术后较常见的现象,可引起起搏器综合征,导致头晕、心悸、心力衰竭等临床症状群。植入 DDD 起搏器,可避免房室逆传的发生。

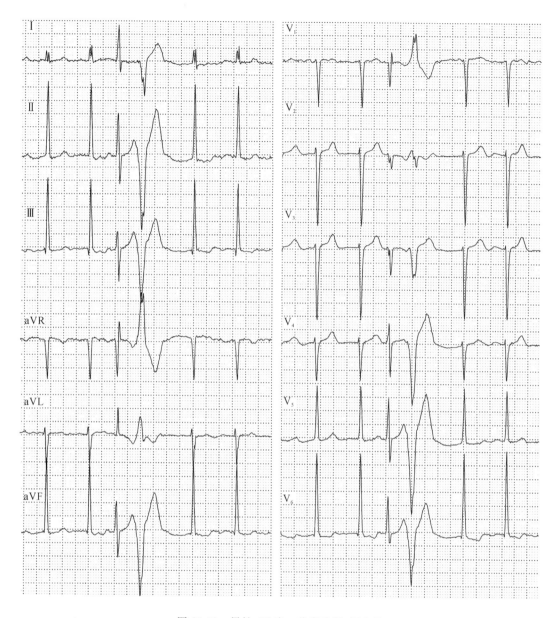

图 25-31 男性,58 岁。临床诊断:冠心病

心电图特征 P 波消失,出现大小不等、间期不一的 f 波,f 波振幅最高为 0.1mV。室上性 RR 间期不规则,长 RR 间期为 0.68s,短 RR 间期为 0.40s。QRS 波群时间有正常(0.09s)及宽大畸形(0.15s)两种。肢体导联及胸导联的 R_3 时间正常,形态与其他室上性 QRS 波群不同,起始向量大部分相同,为心室内差异性传导;R_4 为提前出现的宽大畸形的 QRS 波群,其主波与 T 波方向相反,有类代偿间歇,在 aVR 导联呈 R 型为室性期前收缩。胸导联 $V_3 \sim V_4$ 的 r 波递增不良,即等位性 Q 波。R_{V_6} 为 3.0mV>2.5mV,$R_{V_6} + S_{V_1}$ 为 4.7mV>4.0mV,$R_{aVL} + S_{V_3}$ 为 3.0mV>2.8mV,在 V_6 导联 ST 段水平型压低约 0.1mV 及 T 波倒置,为左心室肥大。

心电图诊断 ①心房颤动;②心室内差异性传导;③室性期前收缩;④左心室肥大;⑤等

位性 Q 波。

　　讨论　本例心房颤动发作时 f 波振幅为 0.1 mV,为细波型房颤。胸导联 $V_3 \sim V_4$ 的 r 波递增不良,考虑为左心室前壁小范围心肌梗死所致,即等位性 Q 波。心肌梗死的这种表现形式由于没有病理性 Q 波出现,故可以导致漏诊或误诊。本例符合左心室肥大的电压标准并伴有 ST 段压低及 T 波倒置,故符合左心室肥大的诊断标准。

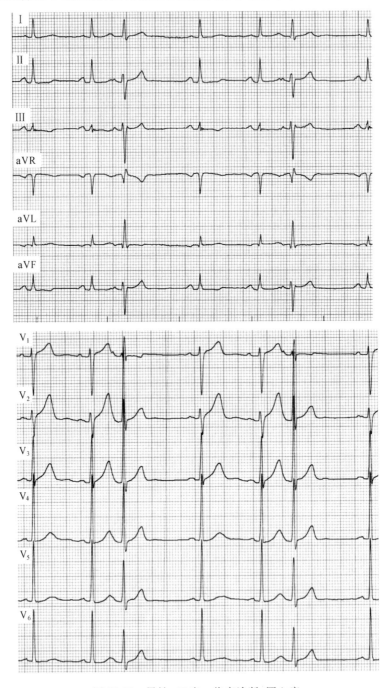

图 25-32　男性,48 岁。临床诊断:冠心病

心电图特征 窦性 PP 间期 0.83s,PR 间期 0.16s。QRS 波群形态及时间正常,T 波在 Ⅱ、V_5、V_6 导联低平,在Ⅲ、aVF 导联倒置,$T_{V_1} > T_{V_5,V_6}$。在每 2 个窦性 P 波之后提前出现 1 次 P′波,其形态与窦性 P 波不同,P′R 间期 0.13s,偶联间期相同,代偿间歇不完全。其后的 QRS 波群时间为 0.11s,QRS 波群形态畸形,在Ⅱ导联呈 rS 型,在Ⅲ、aVF 导联呈 rSr′型,在 V_1 导联呈 rsR′s′型,在 V_5 及 V_6 导联呈 Rs 型;T 波在 aVR、V_1 导联倒置,在 aVL 导联低平,在其他导联直立。

心电图诊断 ①窦性搏动;②下壁 T 波低平及倒置,$T_{V_1} > T_{V_5,V_6}$;③房性期前收缩呈三联律伴心室内差异性传导。

讨论 本例为冠心病患者,在窦性搏动时出现了下壁导联 T 波的低平、倒置及 $T_{V_1} > T_{V_5,V_6}$,提示为心肌缺血表现。在房性期前收缩发生时出现了心室内差异性传导,其 QRS 波群呈左前分支阻滞及不完全性右束支阻滞图形,说明心室内差异性传导的发生部位在左前分支及右束支内。

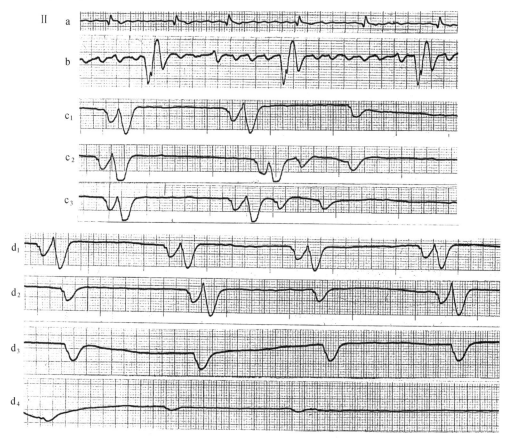

图 25-33 女性,36 岁。因风湿性心脏病伴心房颤动突然发生脑栓塞及中枢性高热而死亡。
心电图为临终时的Ⅱ导联不同时段的顺序记录,记录时间共 46min

心电图特征 图 a 可见 P 波消失,出现形态、间期不一的 f 波。QRS 波群呈 qr 型,时间 0.10s,RR 间期不规则,平均心室率约 60 次/min,T 波倒置,为心房颤动。该图记录后不久患者呼吸、心跳均停止,进入临床死亡期。图 b 出现 F 波,FF 间期不甚规则,其频率约 250 次/min,RR 间期相等,频率 28 次/min,QRS 波群呈 QRS 型,即"W"型,时间

0.40s，为不纯性心房扑动，三度房室阻滞及室性逸搏心律。图 $c_1 \sim c_3$ 为连续记录，F 波消失，QRS 波群呈 QrS 型，时间为 0.52s，间断出现部分的心室除极波，此时只看到 QRS 波群的前半部分，即 Q(QS)波，时间 0.28s，而 QRS 波群的后半部分脱落，形成不完整的 QRS 波群，即心室分离。图 c_1 的 RR 间期相等；图 c_2、c_3 的 RR 间期不等，并出现两次提前激动，均只引起心室的部分除极，形态与室性逸搏的 QRS 波群的前半部分相似，为室性期前收缩。图 $d_1 \sim d_4$ 为连续记录，RR 间期规则，频率 30 次/min，QRS 波群仍呈"W"型，时间 0.54s，图 d_2 出现 QRS 波群后半部分 2：1 脱落。图 d_3 只出现规则的 QRS 波群的前半部分，即 Q(QS)波，频率 29 次/min。图 d_4 出现振幅明显降低的 QRS 波群的前半部分，RR 间期规则，频率 30 次/min，最后为心电活动消失。

心电图诊断　①图 a 心房颤动；②图 b 不纯性心房扑动、三度房室阻滞（房室分离）及室性逸搏心律；③图 c 室性期前收缩及心室分离；④图 d 心室分离及全心停搏。

讨论　本例在呼吸、心跳停止后出现了 QRS 波群时间由 0.40s 逐渐延长为 0.52s 及 0.54s，说明心室内传导时间在延长，为心室内传导阻滞且阻滞程度在逐渐加重，其阻滞部位应该在心室肌。随后出现心室间断性的部分除极，即形成不完整的 QRS 波群，造成 QRS 波群后半部分脱落，形成心室分离现象，最后出现心室持续性的部分除极，造成 QRS 波群后半部分持续性脱落，随着时间的延长 QRS 波群逐渐降低直至心电活动消失。该图展示了房室阻滞和心室内阻滞的逐渐发展阶段并最终出现了房室分离、心室分离及心电活动消失的全过程。这种心电现象 Pick 等曾展示过一例，并认为记录到这种心电图是前所未有的，因为它揭示了导致心脏停搏的独特机理，即房室和心室的分离，这种现象在临终的动物心脏可以直接观察到。但 Pick 所展示的图例并不太容易观察，也未引起广泛关注。国内有关心室分离的文献也均未提及心室部分除极这一独特现象。

从理论上讲，心室分离可出现以下几种情况：

1. 心室持续性的部分除极，心电图上只出现 QRS 波群的一部分，如无连续心电图记录作对照，不易与室性逸搏区别。

2. 由于室内完全阻滞，造成阻滞区两侧心室各自形成起搏点，可出现：①两侧起搏点各自以心室固有频率发放，心电图则表现为双源性室性心律；②两侧起搏点表现为一侧按心室固有频率发放，一侧表现为心室颤动或心室扑动，即通常所称的心室分离，这种心电图最易诊断；③若两侧起搏点均表现为心室颤动，则心电图上只表现为心室颤动；④若两侧起搏点表现为一侧为心室颤动，另一侧为心室扑动，则心电图上表现为不纯性心室颤动或不纯性心室扑动；⑤若两侧起搏点均为心室扑动，则心电图上表现为振幅及间期不等的心室扑动波。

室内传导阻滞随着心肌缺血缺氧的加重，阻滞程度也逐渐加深。当出现心室分离时，通常仅见于临终心脏，往往不可逆转。

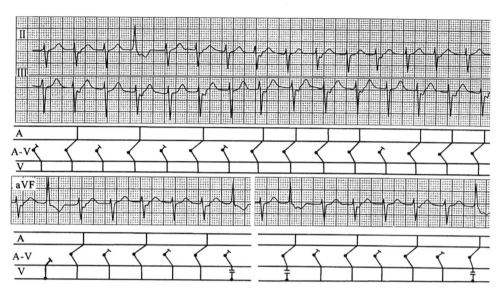

图 25-34　男性,53 岁。因咳嗽、咳痰、气喘 1 周入院,有慢性支气管炎病史 15 年。临床诊断:慢性支气管炎急性发作期、慢性肺源性心脏病、心力衰竭

心电图特征　附图为入院时描记的Ⅱ、Ⅲ、aVF 导联,aVF 导联前后两段为非连续记录。图示窦性 P 波消失,可见逆行 P 波出现在 QRS 波群终末部,RP⁻ 间期 80ms,Ⅱ、aVF 导联及Ⅲ导联的前半部分可见每两个 QRS 波群后有一个逆行 P 波,Ⅲ导联的后半部分见每个 QRS 波群后均有一个逆行 P 波(R_{12} 例外)。QRS 波群在Ⅱ及 aVF 导联有两种形态,一种呈 rS 型,时限 80ms,并与Ⅲ导联相同,RR 间期 0.52～0.58s,互差 0.06s(60ms),频率约 109 次/min。另一种呈 R 型,时限 0.09～0.11s,稍提前出现,其前无相关 P 波,T 波与 QRS 波群主波方向相反。

心电图诊断　①交接性心动过速伴间歇性二度逆传阻滞;②室性期前收缩及室性融合波。

讨论　交接性心动过速属于少见的室上性心律失常,频率常大于 100 次/min,本例符合这种诊断。由于图中室性期前收缩仅稍提前,几乎与下一个交接性搏动同时出现,而此种期前收缩增宽并不明显,且宽度也稍有不同,因此,符合室性期前收缩与交接性搏动形成的室性融合波。本例交接性心动过速发作时,QRS 波群不增宽,属于窄 QRS 波群心动过速。QRS 波群后固定位置的逆行 P 波呈 2:1 或 1:1 出现,符合逆向性二度房室阻滞。

窄 QRS 波群心动过速发作时逆行 P 波的位置在鉴别诊断上甚为重要。RP⁻ <70ms 为慢快型房室结折返性心动过速。RP⁻ >90ms 为顺向型房室折返性心动过速。本例 RP⁻ 为 80ms,上述情况均可出现。但在出现二度室房阻滞及室性期前收缩时心动过速并未终止,故可排除房室折返性心动过速。图中可见心动过速发作时 RR 间期互差达 60ms,而此时的 RP⁻ 间期均固定不变,这种现象不符合房室结折返性心动过速,而符合自律性交接性心动过速。

该患者因诊断为肺心病及心力衰竭曾用毛花苷丙(0.4mg/d)治疗 3 天,出现了自律性增高的交接性心动过速,此时虽无洋地黄中毒的其他临床表现,亦应考虑为洋地黄中毒。本例停用毛花苷丙后恢复窦性心律,也说明这种心律失常的出现与应用洋地黄类药物有关。

肺心病患者应用洋地黄类药物易引起中毒,也可只表现为心律失常而无洋地黄中毒的其他症状及体征,故应注意这种表现。

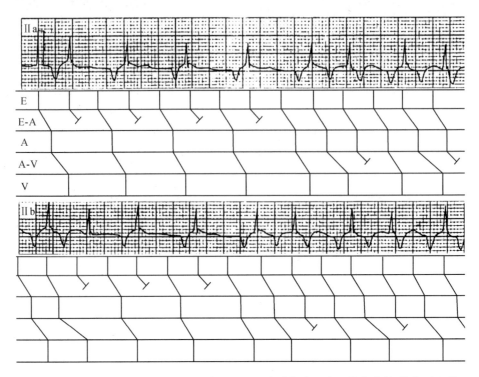

图 25-35　男性,39 岁。以心悸、胸闷再发 1 小时收治入院。临床诊断:扩张型心肌病。入院后经治疗症状缓解

心电图特征　窦性 P 波消失。出现倒置的 P' 波,P'R 间期为 0.16s 或呈文氏型逐渐延长直至一个 QRS 波群脱落而终止文氏周期。P'P' 间期有短及长两种:短 P'P' 间期为 0.36s (167 次/min),长 P'P' 间期为 0.72s,是短 P'P' 间期的两倍。当出现短 P'P' 间期时,房室呈 3:2 的文氏型传导。QRS 波群形态及时间正常,T 波低平。

心电图诊断　①房性心动过速伴间歇性 2:1 传出阻滞;②文氏型房室阻滞。

讨论　本例可见部分 P' 波后 P'R 间期固定,故下传的 RR 间期亦固定。图中长 P'P' 间期是短 P'P' 间期的两倍,故长 P'P' 间期中应有 1 个 P' 波因房内激动点发生传出阻滞而导致 P' 波脱落,使房性心动过速表现为 2:1 传导。当房性心动过速表现为 1:1 传导时,传至房室交接区的激动则呈 3:2 的文氏型传导。本例倒置 P' 波的 P'R 间期大于 0.12s,应为起源于心房下部的房性激动。

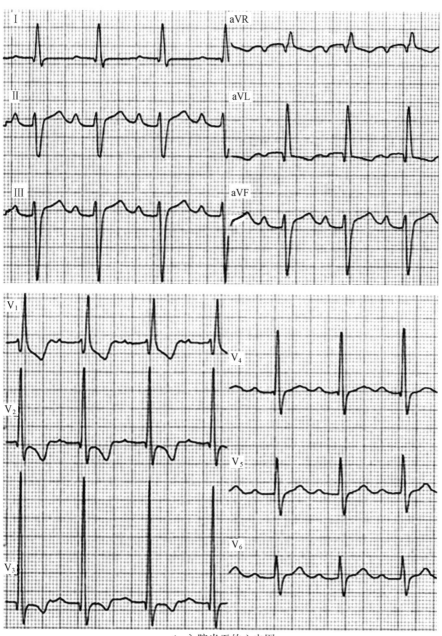

A. 入院当天的心电图

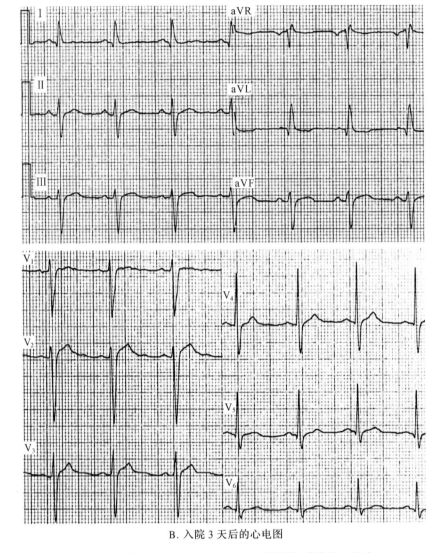

B. 入院 3 天后的心电图

图 25-36　男性,20 岁。发热 4 天。临床诊断:病毒性心肌炎

心电图特征　图 A 示窦性 P 波规律出现,PP 间期为 0.70s,频率 86 次/min。PR 间期 0.26s。心电轴−64°。QRS 波群时间 0.14s,QRS 波群形态在 Ⅰ 导联呈 qRs 型,在 aVL 导联呈 qR 型,在 Ⅱ、Ⅲ、aVF 导联呈 rS 型,$R_{aVL} > R_I$,在 aVR 导联终末 R 波增宽;在 V_1 导联呈 rsR′型,在 $V_2 \sim V_4$ 导联出现 q 波,V_2 及 V_3 导联的 R 波明显增高,V_5、V_6 导联的 q 波消失及终末 S 波增宽,$R_{V_2} > R_{V_6}$。T 波在 Ⅰ 导联低平,在 aVL、$V_1 \sim V_3$ 导联倒置。图 B 示窦性 P 波规律出现,PP 间期为 0.72s,频率 83 次/min。PR 间期 0.16s。心电轴−49°。QRS 波群时间 0.10s,QRS 波群形态在 Ⅰ 及 aVL 导联呈 qR 型,在 Ⅱ、Ⅲ、aVF 导联呈 rS 型,$R_{aVL} > R_I$,在 $V_1 \sim V_3$ 导联呈 rS 型,在 V_5、V_6 导联呈 qRs 型。T 波在 Ⅰ、aVR、aVL、V_1 导联低平,在其他导联直立。

心电图诊断

图 A:①窦性心律;②一度房室阻滞;③完全性右束支阻滞合并左前分支阻滞及左间隔分支阻滞。

图 B:①窦性心律;②左前分支阻滞。

讨论 本例的心电图特征符合完全性右束支阻滞合并左前分支阻滞及左间隔分支阻滞,同时又出现了一度房室阻滞。在上述心室内三支均阻滞的情况下出现的一度房室阻滞其阻滞部位通常在左后分支,即左后分支发生的一度阻滞,因此符合心室内四支阻滞的心电图表现。由于右束支、左前分支及左间隔分支均阻滞,故初始除极由左后分支激动形成向右后下的向量,可形成右心前导联($V_1 \sim V_3$ 导联)的 q 波,最大向量应在左前上,出现 V_1、V_2 及 I、aVL 导联高的 R 波。本例为心肌炎患者,考虑病变累及到了心室内的传导系统,故出现了束支及分支的阻滞。该患者经过治疗后迅速好转,完全性右束支阻滞、左间隔分支阻滞及一度房室阻滞消失,故这些阻滞呈一过性出现,对诊断很有帮助,尤其是对左间隔分支阻滞的诊断。

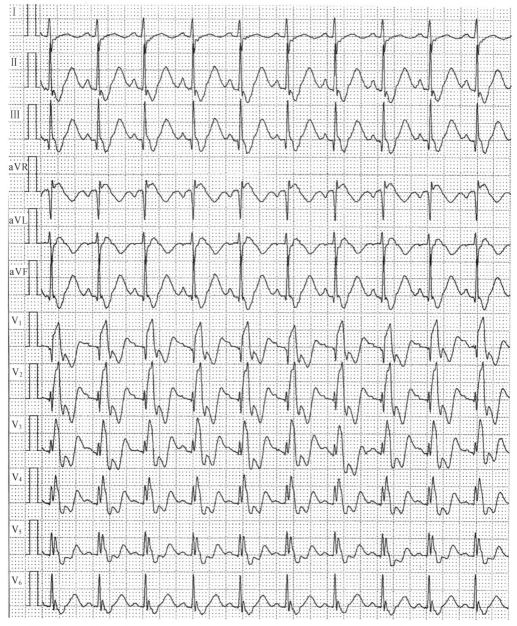

图 25-37 女性,27 岁。法洛四联症术后 21 年。超声心动图检查示:右心室内径增大,右心室壁略增厚,二、三尖瓣轻微返流,左心室内径正常,左心室收缩、舒张功能尚可。附图为剖宫产术前常规心电图检查

心电图特征　窦性 P 波规律出现,频率 107 次/min。PR 间期 0.16s。QRS 波群时间增宽为 0.20s,其终末部可见一明显增宽的异常波形,此波形在胸导联呈正负双向,在下壁导联呈负向,最高达 1.0mV。在 aVL 及 aVF 导联的 QRS 波群终末增宽部分与其前的 QRS 波群有明确的分界点。大部分导联的 T 波与 QRS 波群终末增宽部分的方向相反。

心电图诊断　①窦性心动过速;②巨 Epsilon 波。

讨论　本例心电图各导联 QRS 波群畸形伴时间延长及终末部增宽,在 aVL 及 aVF 导联的 QRS 波群终末增宽部分与其前的 QRS 波群有明显的分界点,符合 Epsilon 波。目前认为,Epsilon 波是右心室部分心肌细胞延迟除极而形成的 QRS 波群终末部增宽的波,参与右心室延迟除极的心肌越多该波越宽大;除极时间越延迟 QRS 波群时间越宽,有时形成两个QRS 波群。Epsilon 波的形成与右束支阻滞有类似之处,两者都引起右心室的延迟除极,因此波形也有类似之处。但是在右束支阻滞时,心室肌往往是正常的,故形成的宽 QRS 波群是完整的;Epsilon 波的形成往往存在心室肌的传导障碍,故可以表现为分裂的 QRS 波群。

本例患者有法洛四联症手术史,而法洛四联症在右心室手术可以导致心脏瘢痕的形成,使右心室肌传导显著延缓,当其除极时左心室及部分右心室心肌已完成除极,失去了对最后除极心肌向量的综合效应,同时由于患者右心室壁增厚,亦可增加右心室除极向量,使Epsilon波显著增大。

QRS 波群终末部或 ST 段起始处异常增高的波还可见于 Brugada 波、宽大的 J 波等情况,但 Brugada 波主要出现于右心胸导联,与本例出现于全胸导联和肢导联不符;宽大的 J 波通常为直立的,且多有明确病因,如意外机体低温、高钙血症、神经系统病变、心肌缺血等,而本例心电图异常波在下壁导联倒置,故不符合。

Epsilon 波是 Fontaine 在致心律失常性右心室发育不良患者的心电图上发现并命名的一个波,该波位于 QRS 波群之后,振幅通常较低,能持续几十毫秒。Santucci 曾报道一例心脏结节病的男性 47 岁患者,该患者持续性出现起源于右心室的单形性室性心动过速,窦性心律时心电图各导联 QRS 波群后可见一巨大 Epsilon 波,电标测证实其本质是整个右心室游离壁延迟激动的结果,病理证实心脏结节病浸润,导致广泛性束带性瘢痕形成和传导减慢。

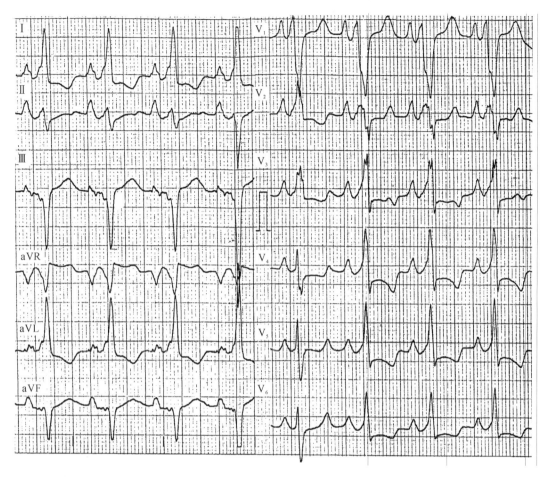

图 25-38　男性,16 岁。出生后即伴有发绀及心脏杂音。近来因心悸气急加重而入院。超声心动图示右心房扩大,三尖瓣下移,房间隔缺损,功能性右心室重度缩小,左心扩大,左心室腔内附壁血栓。曾有顺向型房室折返性心动过速发作史。临床诊断:先天性心脏病、Ebstein 畸形

心电图特征　窦性 P 波增高变尖,肢导联及胸导联振幅最高达 0.4mV,时间 0.12s,Ⅰ及 aVL 导联 P 波双峰,峰距 0.04s,符合双心房扩大。PR 间期 0.12s,QRS 波群宽大畸形,时间 0.20s,起始部粗钝,为 δ 波,δ 波在 Ⅰ、aVL、V_5、V_6 导联正向,在 Ⅲ、aVR 导联负向,为右侧房室旁路。PJ 间期 0.32s。QRS 波群形态在肢导联的最后 1 个及胸导联的第 1 个与众不同,但 δ 波方向却与其他导联相同,PJ 间期亦相同。在 Ⅰ、aVL、V_2～V_6 导联 ST 段压低,T 波直立或倒置。

心电图诊断　①窦性心律;②双心房扩大;③心室预激 B 型(双旁路)

讨论　Ebstein 畸形患者有 25%～30%合并心室预激。根据该患者心电图表现,符合心室预激 B 型的诊断。但肢导联最后一个及胸导联第一个 QRS 波群形态与众不同,在Ⅱ、Ⅲ、aVF 及 V_2～V_6 导联变化明显,但 PP 间期、PR 间期及 PJ 间期相等,δ 波方向一致,这种情况可排除由频率变化而引起的改变,考虑为存在双旁路所致。在 3.5%～15%的心室预激患者中可存在多条旁路,并可交替或间歇出现两种预激的 QRS 波群。本例的 PJ 间期大于 0.27s,提示室内传导阻滞或心室肥大所致。

多旁路存在时,可造成预激波极性多变,导致定位困难。也可出现多条旁路参与的房室

折返性心动过速,室颤发生率亦较高,如同时存在心脏畸形,可使预后更差。

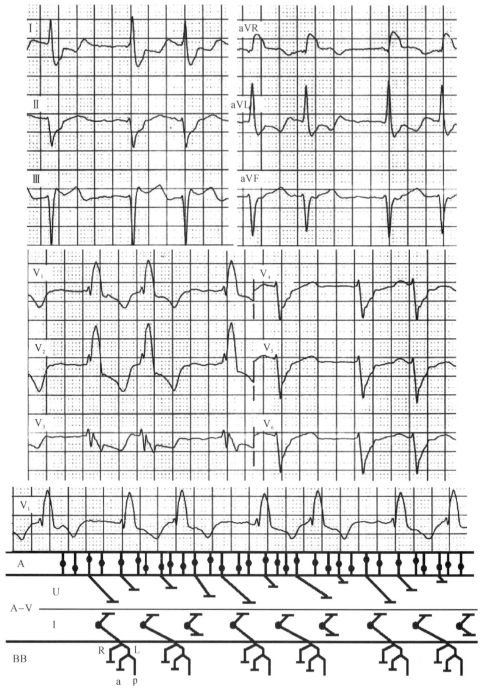

图 25-39A　女性,59 岁。临床诊断:先天性心脏病,房间隔缺损修补术后;原发性高血压病。因心房颤动及心功能不全长期服用地高辛(0.125mg/d)治疗。附图为入院时急诊心电图

心电图特征 图示各导联 P 波消失代之以大小形态不等的 f 波,心室率约 80 次/min,为心房颤动。QRS 波群宽大畸形,电轴−72°,呈完全性右束支阻滞及左前分支阻滞图形,RR 间期长短交替,长者 0.88s,短者 0.60s,周而复始,其基本节律周期为(0.88+0.60)/3=0.49s,心率约 122 次/min,提示三度房室阻滞伴房室交接性心动过速及 3∶2 文氏型下传阻滞。

心电图诊断 ①心房颤动;②三度房室阻滞;③房室交接性心动过速伴 3∶2 文氏型下传阻滞;④完全性右束支阻滞及左前分支阻滞;⑤房室交接区分层阻滞。

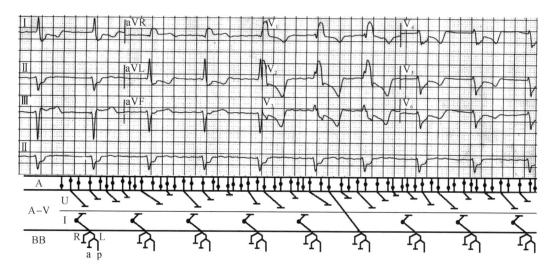

图 25-39B 女性,59 岁。与上图同一个患者。附图为入院及停用地高辛第 9 天复查的心电图

心电图特征 可见心房颤动,心室率约 60 次/min,QRS 波群宽大畸形,电轴−63°,呈完全性右束支阻滞及左前分支阻滞图形,RR 节律基本匀齐,长 II 导联仅见一次短 RR 间期,为 0.89s,其余 RR 间期均为 1.0s。

心电图诊断 ①心房颤动;②房室交接性逸搏心律;③完全性右束支阻滞及左前分支阻滞;④提示高度房室阻滞。

讨论 该患者因心房颤动及心功能不全长期服用地高辛治疗,治疗过程中心室律由绝对不规则变为规则的长短交替。这种心律失常的出现,通常是在心房颤动的房性激动完全不能下传时产生,故存在三度房室阻滞。在三度房室阻滞区下端出现了交接性心动过速伴3∶2文氏型下传阻滞,导致 RR 间期的长短交替,此时若有一次房性激动下传心室也将会打乱规则的 RR 间期长短交替。因此,这种心律失常在房室交接区上层出现了三度阻滞,在房室交接区下层出现了二度一型阻滞,由此构成了房室交接区的双层阻滞即分层阻滞。

复查心电图可见 RR 间期除一次较短外,其余均规则,结合曾出现的三度房室阻滞,考虑此次为高度房室阻滞。患者为服用地高辛后出现的房室交接区分层阻滞,而应用洋地黄类药物引起的二度或三度房室阻滞可以看作是洋地黄中毒的确切证据。该患者虽然没有进行血清地高辛浓度测定,也应该诊断为洋地黄中毒。患者有长期地高辛服用史,在停用地高辛等药物后复查心电图,三度房室阻滞变为高度房室阻滞,房室交接性心动过速伴3∶2文氏型下传阻滞已经消失。心电图出现一次 RR 间期缩短,但是宽大的 QRS 波群形态无改变,说明激动仍然由心房下传,由此可以排除宽大的 QRS 波群为心室起源。应用地高辛的患者出现房室交接区分层阻滞时,说明地高辛对房室交接区抑制范围较广,应该及时停药。该患者一直存在完全性右束支阻滞及左前分支阻滞,这两种组合导致心室除极异常,引起 QRS 波群宽大畸形,而复极也跟着出现异常,可以使洋地黄效应引起的 ST-T 改变表现不典型。由于右束支及左前分支处于不同的层面,故这种传导阻滞的出现说明心室内不同层面存在着分层阻滞,加上房室交接区的分层阻滞,说明患者心脏内阻滞层面较多,预后较差。

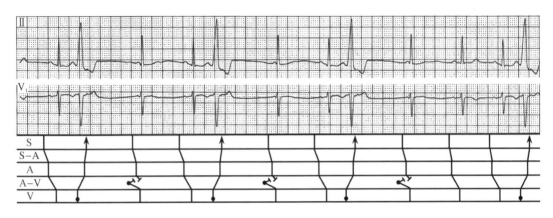

图 25-40　女性,55 岁。临床诊断:心律失常

心电图特征　窦性 PP 间期约 0.87s,频率 69 次/min。PR 间期有 0.08s(未下传)及 0.16s(正常下传)两种。QRS 波群时间有 0.08s(正常)及 0.14s(提前出现且宽大畸形)两种。提前出现的宽大畸形的 QRS 波群偶联间期相等,代偿间歇不完全,其前无 P 波,其后的 ST 段上均有一个逆行 P⁻ 波,该 P⁻ 波在 II 导联倒置,在 V₁ 导联直立,为室性期前收缩伴室房传导。由于室房传导重整了窦房结的激动,导致室性期前收缩的代偿间歇不完全,为窦房结内干扰现象。图中每个室性期前收缩后均见一个窦性 PR 间期缩短及一个延迟出现的正常 QRS 波群,为未下传的窦性 P 波及交接性逸搏。

心电图诊断　①窦性心律;②室性期前收缩伴室房传导及窦房结内干扰;③房室交接性逸搏伴房室交接区绝对干扰;④提示隐匿性房室旁路。

讨论　室性期前收缩的代偿间歇通常是完全的,本例由于室性期前收缩出现了室房传导,使传入心房的激动侵入到窦房结并重整了窦房结的激动,导致了室性期前收缩的代偿间歇不完全。在宽大畸形的 QRS 波群之后的 ST 段起始处不久即出现了 P⁻ 波,并且干扰了窦性激动的形成,因此考虑该室房传导是通过旁路快速逆传到心房,而非通过房室交接区正路逆传到心房。由于窦性下传的激动没有出现预激波,故提示该旁路为隐匿性房室旁路。在室性期前收缩的代偿间歇中形成了房室交接性逸搏,此时窦性激动刚好出现,引起了两者在房室交接区的绝对干扰现象,导致窦性 P 波不能下传及房室交接性逸搏不能逆传。

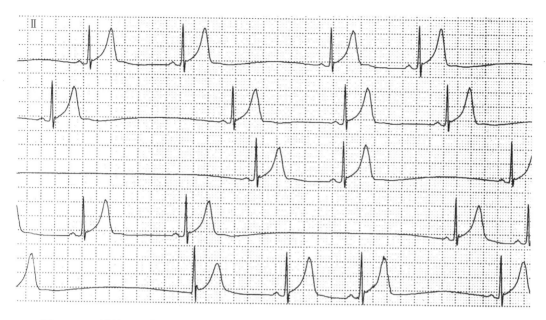

图 25-41 男性,36 岁。因摩托车撞伤头部后头痛呕吐 3 小时入院。平素健康。查体:血压 122/78mmHg,神志清。左侧颞枕部见直径 6cm 头皮肿胀,触痛明显。头部 CT 示:左侧颞叶额叶脑挫裂伤伴相应部位血肿。临床诊断:左侧颞枕部硬膜下血肿、枕骨骨折、创伤性蛛网膜下腔出血。附图为四天后的动态心电图,Ⅱ导联为连续记录。入院后多次查血电解质均正常。无晕厥发作

心电图特征 窦性 P 波不规律出现,导致 PP 间期长短不一,附图最长 PP 间期达 4.72s,平均心率约 46 次/min。每个窦性 P 波后面均有一个室上性的 QRS 波群,时间正常。 R_{16} 为延迟出现的交接性逸搏,其前无 P 波。ST 段斜型抬高约 0.2mV 及 T 波高尖。

心电图诊断 ①窦性心动过缓伴窦性心律不齐;②频发窦性停搏;③交接性逸搏;④ST 段斜型抬高及 T 波高尖。

讨论 患者因脑外伤入院,CT 检查有颅内血肿及蛛网膜下腔出血,甘露醇脱水后头痛好转,故存在颅内高压。患者平素健康,本次脑外伤后出现了反复窦性停搏,最长停搏达 4.72s,随着颅内血肿及蛛网膜下腔出血的吸收而窦性停搏消失,说明窦性停搏的出现与颅内出血有关。住院期间多次测血电解质正常,说明 ST 段斜型抬高及 T 波高尖非电解质紊乱所致,也与颅内出血有关。

颅内病变可以引起心电图的变化,尤其是蛛网膜下腔出血,也见于脑外伤等,因此也称为脑型心电图改变。这种脑型心电图改变主要是心室复极异常,表现为 ST-T 变化,也可以发生心律失常如窦性心动过速及窦性心动过缓等,反复的窦性停搏则较少发生,而出现停搏达 4.72s 者更为少见。本例随着颅内出血的吸收而心电图恢复正常,说明其心脏本身无病变。急性颅脑损伤后随着颅内压升高可影响下丘脑自主神经功能,使交感和副交感神经功能失调,导致心律失常的发生。文献报道这种心电图变化是短暂的电生理改变,通常属于良性心律失常。

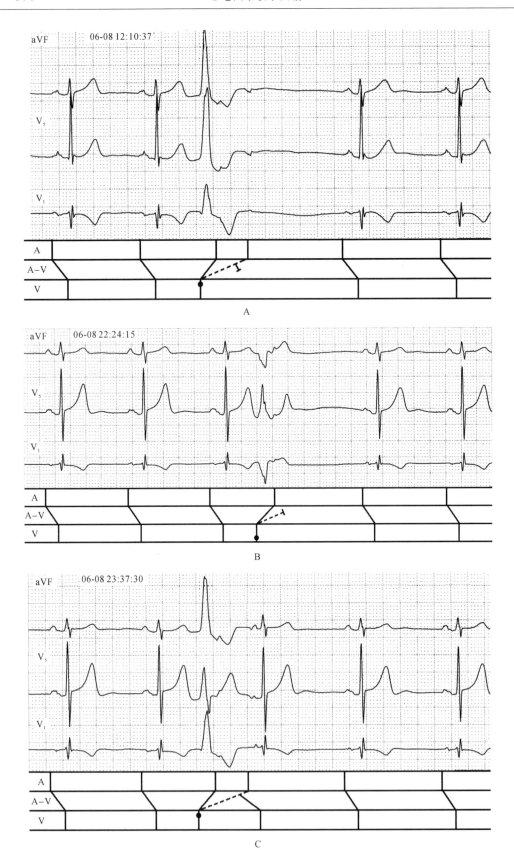

A

B

C

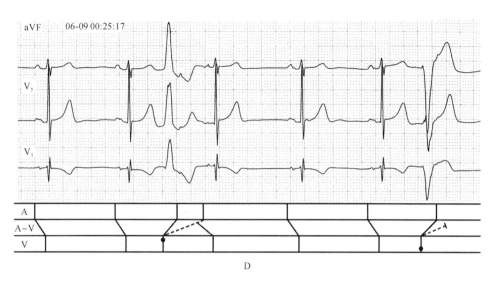

图 25-42 男性,50 岁。临床诊断:心律失常。四份图为同次动态心电图不同时段所记录

心电图特征 窦性 P 波,频率约 55 次/min;QRS 波群时间 0.08s。可见提前出现的形态不一且宽大畸形的 QRS 波群,时间 0.14s,其前无 P 波,偶联间期不等,多数宽大畸形的 QRS 波群主波与 T 波方向相反为多源性室性期前收缩。每个室性期前收缩的 QRS 波群之后可见 1 个或连续 2 个 P⁻ 波或负正双向的 P 波,R'P₁⁻ 间期为 0.18s、R'P₂⁻ 间期为 0.54s,为室性期前收缩形成的 1∶2 室房传导。图 C 及图 D 的室性 QRS 波群之后形成第二个 P⁻波(P₂⁻)时激动又折返至心室,形成室性反复搏动。

心电图诊断 ①窦性心动过缓;②多源性室性期前收缩伴 1∶2 室房传导及室性反复搏动;3.逆向性房室间双径路。

讨论 本例在宽大畸形的 QRS 波群之后的固定部位出现 1 个或连续 2 个 P⁻ 波或负正双向的 P 波,R'P₁⁻ 间期为 0.18s、R'P₂⁻ 间期为 0.54s,它们的 R'P⁻ 间期互差为 0.36s,符合逆向性房室间双径路的特征。由于 R'P₁⁻ 间期为 0.18s,即室性期前收缩宽大畸形的 QRS 波群结束后很快又完成了室房传导,故这种室房传导难以通过房室交接区传入心房,考虑这种传导是通过房室旁路快速完成了室房传导。由于 R'P₂⁻ 间期为 0.54s,故室性期前收缩的激动有充分的时间通过房室交接区逆行传入心房。本例由一次室性期前收缩的激动分别通过旁路(快径路)及房室交接区(慢径路)先后两次激动心房,形成了逆向性房室间双径路传导。

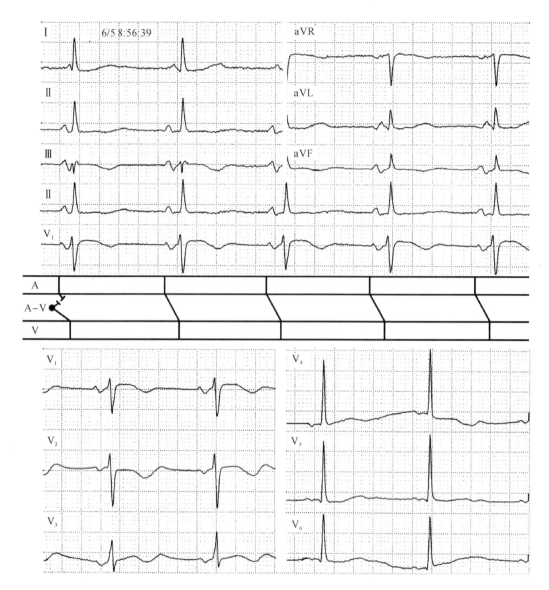

图 25-43A　女性,80 岁。血钾 3.33mmol/L、血钠 133.2mmol/L、血氯 92.7mmol/L、血钙 2.57mmol/L。临床诊断:①慢性肾脏病 4 期;②高血压 3 级;③电解质紊乱(低血钾、低血钠、低血氯)。心电图记录于 6 月 5 日 8 点 56 分 39 秒

心电图特征　窦性 P 波规律出现,心率 56 次/min。P 波时间 0.12s,PtfV$_1$=－0.07mm·s。PR 间期 0.15s。上图第一个 PR 间期缩短至 0.10s,其后 QRS 波群提前出现 0.08s,形态及时间均正常,为房室交接区期前收缩并引起房室交接区绝对干扰,导致窦性 P 波不下传。T 波在 V$_1$~ V$_3$ 导联倒置,U 波在 V$_2$~ V$_3$ 导联增高;V$_4$~ V$_6$ 导联 TU 融合,QU 间期 0.64s。

心电图诊断　①窦性心律;②偶发性交接性期前收缩伴房室交接区绝对干扰;③U 波增高及 TU 融合;④符合低血钾心电图改变。

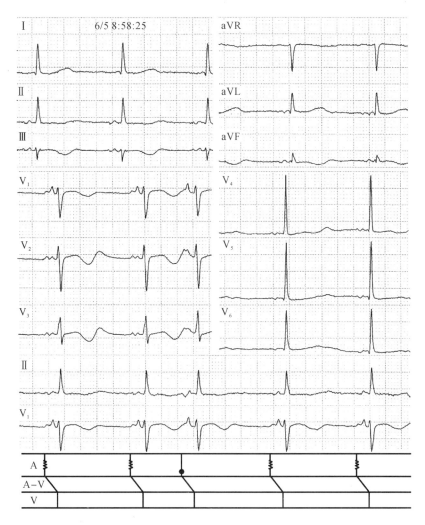

图 25-43B　女性,80 岁。与图 25-43A 为同一患者。心电图记录于 6 月 5
日 8 点 58 分 25 秒

　　心电图特征　窦性心律,心率 56 次/min。P 波时间 0.13s,在多数导联 P 波出现切迹,
呈双峰型,峰距 0.06s。PR 间期 0.15s。图中出现一次房性期前收缩,P′R 间期 0.17s,其后
伴有正常的 QRS 波群。T 波在 V₁~ V₃ 导联倒置、U 波在 V₂~ V₃ 导联增高;V₄~ V₆ 导
联 TU 融合,QU 间期 0.64s。

　　心电图诊断　①窦性心律;②偶发性房性期前收缩;③不完全性左心房内阻滞;④U 波
增高及 TU 融合;⑤符合低血钾心电图改变。

　　讨论　正常窦房结发出的激动是沿结间束传至房室结,同时沿房间束(Bachmann 束)从
右心房传到左心房。当结间束和(或)房间束或心房肌发生传导障碍时则引起心房内阻滞。
心房内阻滞可以发生在左心房及右心房内,可以表现为不完全性及完全性。不完全性心房
内阻滞是指心房内虽然存在传导障碍,但是每次激动均能使整个心房除极,可以导致 P 波形
态的改变。完全性心房内阻滞又称为心房分离或心房脱节,此时心房内任何独立的起搏点
均不能引起整个心房除极。本例两次心电图记录时间间隔不到 2 分钟,第一份心电图的 P

波形态符合窦性 P 波(频率 56 次/min),但是出现了 P 波时间延长及 PtfV$_1$ 负值增大,考虑左心房负荷增大。第二份心电图虽然出现了 P 波时间延长及 P 波形态改变,呈双峰型,峰距 0.06s,似左心房扩大,但其频率没有改变(频率 56 次/min),考虑是激动起源点没有变化,故仍是窦性 P 波。两份心电图短时间内出现的 P 波形态变化首先考虑为不完全性左心房内阻滞而不是左心房扩大。患者临床上具有低血钾,心电图上出现 T 波倒置、U 波增高及 TU 融合,故符合低血钾心电图改变。

（潘大明　潘医歌）

附　　录

附录一　正常 PR 间期的最高限度表

心率(次/min)	70 以下	71～90	91～110	111～130	130 以上
成年人	0.20	0.19	0.18	0.17	0.16
14～17 岁	0.19	0.18	0.17	0.16	0.15
7～13 岁	0.18	0.17	0.16	0.15	0.14
1.5～6 岁	0.17	0.165	0.155	0.145	0.135
0～1.5 岁	0.16	0.15	0.145	0.135	0.125

附录二　自Ⅰ、Ⅲ导联查心电轴表

（单位：度）

Ⅰ / Ⅲ	−10	−9	−8	−7	−6	−5	−4	−3	−2	−1	0	1	2	3	4	5	6	7	8	9	10
−10	240	242	244	246	248	251	254	257	261	265	−90	−84	−78	−72	−66	−60	−53	−47	−41	−35	−30
−9	238	240	242	244	247	249	252	256	260	264	−90	−83	−77	−70	−63	−56	−49	−42	−36	−30	−25
−8	236	238	240	242	245	247	251	255	259	263	−90	−82	−75	−68	−59	−51	−43	−37	−30	−24	−19
−7	234	236	238	240	243	245	249	253	257	262	−90	−81	−73	−64	−55	−45	−37	−30	−23	−17	−13
−6	232	234	235	237	240	243	246	251	256	261	−90	−80	−70	−60	−49	−39	−30	−22	−16	−11	−7
−5	229	231	233	235	237	240	244	248	254	260	−90	−77	−65	−53	−41	−30	−19	−14	−9	−4	0
−4	226	228	230	231	234	236	240	244	251	258	−90	−74	−58	−43	−30	−19	−11	−5	−1	3	6
−3	223	225	226	228	230	232	235	240	246	255	−90	−68	−50	−30	−15	−7	−1	4	8	11	13
−2	220	221	222	223	224	227	230	234	240	250	−90	−54	−30	−10	−1	6	11	13	16	18	19
−1	215	216	217	218	219	220	222	225	230	240	−90	−30	−2	8	14	18	20	21	22	23	24
0	210	210	210	210	210	210	210	210	210	210	0	30	30	30	30	30	30	30	30	30	30
1	206	204	203	202	200	198	194	187	178	150	90	60	50	44	42	40	39	38	37	36	35
2	199	197	195	193	190	185	179	168	150	124	90	70	60	52	50	47	45	43	42	41	40
3	192	190	188	184	180	173	163	150	132	112	90	75	66	60	56	52	50	48	46	44	43
4	186	184	179	175	169	161	150	137	120	103	90	78	70	65	60	56	54	52	50	48	47
5	180	176	172	166	159	150	139	127	114	103	90	80	74	68	64	60	57	55	53	51	49
6	173	169	161	158	150	141	130	120	110	100	90	82	76	71	67	63	60	58	56	54	52
7	167	162	157	150	143	134	125	116	107	99	90	83	77	73	69	66	63	60	58	56	54
8	161	156	150	144	136	129	120	112	105	98	90	83	79	75	71	68	65	62	60	58	56
9	155	150	145	138	131	125	116	110	103	97	90	84	80	76	73	70	67	64	62	60	58
10	150	145	140	135	127	120	114	108	101	96	90	85	81	77	74	71	68	66	64	62	60

注：如Ⅰ、Ⅲ导联电压超过表内数字，则均折半后查表。

附录三　自 RR 间期推算心率及 QT 时限表

RR (s)	每分钟心率 (次/min)	QT 时限最高值（s）		RR (s)	每分钟心率 (次/min)	QT 时限最高值（s）	
		男	女			男	女
0.30	200	0.24	0.25	1.14	53	0.46	0.49
0.32	187	0.25	0.26	1.16	52	0.47	0.49
0.34	176	0.26	0.27	1.18	51	0.47	0.50
0.36	167	0.26	0.27	1.20	50	0.48	0.50
0.38	158	0.27	0.28	1.22	49	0.48	0.51
0.40	150	0.27	0.29	1.24	48	0.48	0.51
0.42	143	0.28	0.30	1.26	48	0.49	0.51
0.44	136	0.29	0.30	1.28	47	0.49	0.51
0.46	130	0.29	0.31	1.30	46	0.49	0.52
0.48	125	0.30	0.32	1.32	45	0.50	0.52
0.50	120	0.31	0.32	1.34	45	0.50	0.53
0.52	115	0.31	0.33	1.36	44	0.51	0.53
0.54	111	0.32	0.34	1.38	43	0.51	0.54
0.56	107	0.32	0.34	1.40	43	0.51	0.54
0.58	103	0.33	0.35	1.42	42	0.52	0.54
0.60	100	0.34	0.35	1.44	41	0.52	0.55
0.62	97	0.34	0.36	1.46	41	0.52	0.55
0.64	94	0.35	0.36	1.48	40	0.53	0.56
0.66	91	0.35	0.37	1.50	40	0.53	0.56
0.68	88	0.36	0.38	1.52	39	0.53	0.56
0.70	86	0.36	0.38	1.54	39	0.54	0.57
0.72	83	0.37	0.39	1.56	38	0.54	0.57
0.74	81	0.37	0.39	1.58	38	0.55	0.57
0.76	79	0.38	0.40	1.60	37	0.55	0.58
0.78	77	0.38	0.40	1.62	37	0.55	0.58
0.80	75	0.39	0.41	1.64	37	0.55	0.58
0.82	73	0.39	0.41	1.66	36	0.56	0.59
0.84	71	0.40	0.42	1.68	36	0.56	0.59
0.86	70	0.40	0.42	1.70	35	0.56	0.59
0.88	68	0.41	0.43	1.72	35	0.57	0.60
0.90	67	0.41	0.43	1.74	34	0.57	0.60
0.92	65	0.42	0.44	1.76	34	0.58	0.61
0.94	64	0.42	0.44	1.78	34	0.58	0.61
0.96	63	0.42	0.45	1.80	33	0.58	0.61
0.98	61	0.43	0.45	1.82	33	0.58	0.62
1.00	60	0.43	0.46	1.84	33	0.58	0.62
1.02	59	0.44	0.46	1.86	32	0.59	0.62
1.04	58	0.44	0.46	1.88	32	0.59	0.62
1.06	57	0.45	0.47	1.90	32	0.60	0.63
1.08	56	0.45	0.47	1.92	31	0.61	0.63
1.10	55	0.45	0.48	1.94	31	0.61	0.63
1.12	54	0.46	0.48	1.96	31	0.61	0.64

附录四　心电图作业格式

姓名：＿＿＿＿＿＿　　　性别：＿＿＿＿＿＿　　　年龄：＿＿＿＿＿

心律：＿＿＿＿　　心率 心房率＿＿＿＿次/min　　PR 间期＿＿＿＿＿＿

心室率＿＿＿＿次/min

QRS 时间：＿＿＿　　QT 间期：＿＿＿　　心电轴：＿＿＿　　钟向转位：＿＿＿

心电图特征

P 波：振幅、形态、方向、时间、PP 间期。

QRS 波群：振幅、形态、RR 间期。

ST 段：有无移位，如有时间延长，应测量时间。

T 波：方向、振幅。

U 波：方向、振幅。

心电图诊断＿＿＿＿＿＿＿＿＿＿＿＿＿＿＿＿＿＿＿＿＿＿＿＿＿＿＿＿＿＿＿

诊断依据（或讨论及参考文献）

签名：＿＿＿＿＿＿

【例 1】（见图 2-1）

姓名：×××　　　　性别：男性　　　　　年龄：46 岁

心律：窦性　　心率 心房率83 次/min　　PR 间期：0.16s

心室率83 次/min

QRS 时间：0.08s　　QT 间期：0.36s　　心电轴：＋41°　　钟向转位：无

心电图特征

P 波：在 Ⅰ、Ⅱ、aVF、$V_4 \sim V_6$ 导联直立，在 aVR 导联倒置。P 波圆钝，振幅在 Ⅱ 导联最高为 0.1mV。P 波时间 0.08s。PP 间期规则，为 0.72s。

QRS 波群：在 Ⅰ 及 aVL 导联呈 R 型，R 波伴有切迹；在 Ⅱ、Ⅲ、aVF、$V_4 \sim V_5$ 导联呈 Rs 型；在 aVR 导联呈 Qr 型；在 V_1 及 V_2 导联呈 rS 型；在 V_3 导联呈 RS 型；在 V_6 导联呈 qRs 型。在肢体导联以 Ⅱ 导联的 R 波最高，为 1.15mV；从 V_1 至 V_5 导联 R 波逐渐增高；从 V_2 至 V_6 导联 S 波逐渐减小；在 V_1 导联的 R 波为 0.2mV，在 V_5 导联的 R 波为 2.1mV。RR 间期规则。

ST 段：无抬高及压低。

T 波：在 Ⅰ、Ⅱ、Ⅲ、aVL、aVF、$V_1 \sim V_6$ 导联直立，在 aVR 导联倒置。$T_{V_1} < T_{V_5, V_6}$。

U 波：在 $V_2 \sim V_5$ 导联可见直立的 U 波，与 T 波方向相同，振幅小于 0.05mV。

心电图诊断　①窦性心律；②正常心电图。

诊断依据

1.窦性心律　P波在Ⅰ、Ⅱ、aVF、V₄~V₆导联直立,在aVR导联倒置。

2.正常心电图　心电图各波、段及间期正常。

　　　　　　　　　　　　　　　　　　　　　　　　签名:×××

【例2】(见图10-6)

姓名:×××　　　性别:男性　　　年龄:70岁

心律:异位　　　心率　$\dfrac{\text{心房率353~500 次/min}}{\text{心室率142 次/min}}$　　　PR间期:

QRS时间:0.09s　　　QT间期:0.32s　　　心电轴:+85°　　　钟向转位:不明显

心电图特征

P波:P波消失,出现形态、振幅及间期不同的f波,ff间期为0.12~0.17s,个别f波振幅达0.3mV。

QRS波群:QRS波群时间及形态正常,R_{V_5}为3.4mV,$S_{V_1}+R_{V_5}$为4.8mV。RR间期绝对不等,平均心室率142次/min。

ST段:ST段无抬高及压低。

T波:T波在Ⅱ、Ⅲ、aVF导联低平。

U波:未见U波。

心电图诊断　①快室率心房颤动;②左心室肥大。

诊断依据

1.快室率心房颤动　①P波消失,出现形态、振幅及间期不同的f波,f波频率为353~500次/min;②RR间期绝对不等,平均心室率142次/min。

2.左心室肥大　①R_{V_5}为3.4mV,$S_{V_1}+R_{V_5}$为4.8mV;②T波在Ⅱ、Ⅲ、aVF导联低平。

　　　　　　　　　　　　　　　　　　　　　　　　签名:×××

【例3】(见图14-2)

姓名:×××　　　性别:男性　　　年龄:50岁

心律:窦性及异位　　　心率　$\dfrac{\text{心房率71 次/min}}{\text{心室率115 次/min}}$　　　PR间期:0.16s

QRS时间:0.08s及0.14s　　　QT间期:0.38s　　　心电轴:　　　钟向转位:

心电图特征

P 波：P 波在 aVF、V_1 及 V_5 导联直立，为窦性 P 波。P 波振幅在 aVF 导联最高为 0.2mV。P 波时间 0.10s。PP 间期规则为 0.84s。

QRS 波群：窦性 QRS 波群在 aVF 导联呈 Rs 型，在 V_1 导联呈 rsr′型，在 V_5 导联呈 R 型。窦性 QRS 波群之后可见提前出现的宽大畸形的 QRS 波群，QRS 波群时间 0.14s，T 波与 QRS 波群主波方向相反，其间可见未下传的窦性 P 波（箭头处）；偶联间期相等，代偿间歇完全。R_4 之后宽大畸形的 QRS 波群连续出现，形态相同，QRS 波群之间可见未下传的窦性 P 波，R′R′间期规则为 0.34s，频率 176 次/min。

ST 段：窦性 QRS 波群的 ST 段无抬高及压低。

T 波：窦性 QRS 波群的 T 波在 aVF、V_1 及 V_5 导联直立，$T_{V_1} < T_{V_5}$。

U 波：未见 U 波。

心电图诊断　　①窦性心律；②室性期前收缩；③单形性室性心动过速；④房室分离。

诊断依据

1. 窦性心律　P 波在 aVF、V_1 及 V_5 导联直立。

2. 室性期前收缩　①窦性 QRS 波群之后可见提前出现的宽大畸形的 QRS 波群，QRS 波群时间 0.14s，T 波与 QRS 波群主波方向相反，其前无 P 波，其后的 T 波上可见未下传的窦性 P 波；②偶联间期相等，代偿间歇完全。

3. 单形性室性心动过速　①宽大畸形的 QRS 波群连续出现，形态相同，频率 176 次/min；②房室分离。

4. 房室分离　在宽大畸形的 QRS-T 波内及连续出现的宽大畸形的 QRS 波群之间可见未下传的窦性 P 波。

签名：×××

附录五　思考心电图答案

【图 3-13】心电图诊断:①窦性搏动;②右心房扩大及右心室肥大;③PtfV$_1$ 负值增大。

【图 3-14】心电图诊断:①窦性搏动;②左心室肥大。

【图 3-15】心电图诊断:①窦性心动过速;②右心房扩大。

【图 4-12】心电图诊断:①窦性心律;②符合急性前间壁及前壁心肌梗死;③提示陈旧性下壁心肌梗死。

【图 4-13】心电图诊断:①窦性心律;②符合亚急性下壁心肌梗死。

【图 5-11】心电图诊断:①窦性心律;②PtfV$_1$ 负值增大;③ST 段压低及冠状 T 波。

【图 5-12】心电图诊断:①窦性心律;②T 波低平及 T$_{V_1}$>T$_{V_5,V_6}$。

【图 6-9】心电图诊断:①窦性心律;②肢体导联 QRS 波群低电压;③右心房扩大及右心室肥大;④符合慢性肺源性心脏病的心电图改变。

【图 6-10】心电图诊断:①窦性心动过速;②镜像右位心。

【图 6-11】心电图诊断:①窦性搏动;②下壁异常 Q 波;③ST 段压低及 T 波倒置;④符合肥厚型心肌病的心电图改变。

【图 7-9】心电图诊断:①窦性心律;②提示低血钾。

【图 7-10】心电图诊断:①心房颤动合并三度房室阻滞;②鱼钩形 ST-T 改变;③房室交接性逸搏心律;④符合洋地黄中毒的心电图改变。

【图 8-10】心电图诊断:①窦性搏动及窦性停搏;②房性期前收缩;③阵发性心房颤动;④符合心动过缓-心动过速综合征的心电图改变。

【图 8-11】心电图诊断:①窦性心律不齐;②窦房结内游走性节律点。

【图 8-12】心电图诊断:①窦性停搏;②二度Ⅱ型窦房阻滞。

【图 9-17】心电图诊断:①窦性心律;②多源性房性期前收缩;短阵性房性心动过速。

【图 9-18】心电图诊断:①窦性心律;②室性期前收缩呈二联律;③符合冠状动脉痉挛心电图改变。

【图 9-19】心电图诊断:①窦性心律;②交接性期前收缩。

【图 10-11】心电图诊断:①Ⅰ型心房扑动(常见型)伴 2∶1～3∶1 房室传导;②提示右心室肥大;③左前分支阻滞。

【图 10-12】心电图诊断:①快室率心房颤动伴心室内差异性传导;②左心室肥大;③冠状 T 波。

【图 10-13】心电图诊断:①窦性心律;②阵发性Ⅰ型心房扑动（少见型）;③房性期前收缩伴心室内差异性传导。

【图 10-14】心电图诊断:①窦性心律;②未下传的房性期前收缩;③阵发性心房颤动。

【图 11-11】心电图诊断:①窦性心律;②心室预激 A 型。

【图 11-12】心电图诊断:①窦性心律;②间歇性心室预激 A 型。

【图 11-13】心电图诊断:①窦性心律;②间歇性心室预激 B 型。

【图 12-11】心电图诊断:①窦性心律;②加速性房室交接性心律;③房性融合波;④心室夺获。

【图 12-12】心电图诊断:①窦性心律;②加速性室性心律;③室性融合波;④心室夺获。

【图 13-11】心电图诊断:①窦性心律;②成对的房性期前收缩诱发出慢-快型房室结折返性心动过速;③顺向性房室结双径路。

【图 13-12】心电图诊断:①顺向型房室折返性心动过速;②左侧房室旁路。

【图 14-12】心电图诊断:①窦性心律;②短阵性室性心动过速;③间歇性室房传导;④房室分离。

【图 14-13】心电图诊断:①窦性心律;②单形性室性心动过速;③房室分离;④室性融合波。

【图 15-12】心电图诊断:①窦性心律;②一度房室阻滞;③二度Ⅰ型房室阻滞;④顺向性房室结双径路。

【图 15-13】心电图诊断:①窦性心律不齐;②三度房室阻滞;③交接性逸搏心律;④交接区逆传(3 次)。

【图 16-16】心电图诊断:①窦性心动过速;②一度房室阻滞;③房室交接区绝对干扰现象(2:1 房室传导);④完全性左束支阻滞。

【图 16-17】心电图诊断:①心房扑动(2:1 房室传导);②完全性左束支阻滞。

【图 17-12】心电图诊断:①窦性心律;②不典型房室交接区文氏现象。

【图 17-13】心电图诊断:①窦性心律;②文氏型窦房阻滞。

【图 18-10】心电图诊断:①窦性心动过缓;②房室交接性逸搏心律;③干扰性房室脱节。

【图 18-11】心电图诊断:①窦性心动过缓;②室性期前收缩伴房室交接区绝对干扰;③室性融合波(心室内绝对干扰)。

【图 18-12】心电图诊断:①窦性搏动;②频发性房性期前收缩伴心室内差异性传导(心室内相对干扰);③未下传的房性期前收缩(房室交接区绝对干扰);④窦房结内干扰。

【图 19-11】心电图诊断:①窦性心律;②隐匿性室性期前收缩二联律。

【图 19-12】心电图诊断:①窦性心动过缓;②一度房室阻滞;③自律性房性心动过速(1:1 及 2:1 房室传导);④房室交接区顺向性隐匿性传导。

【图 20-9】心电图诊断:①窦性搏动;②房性期前收缩伴右束支差异性传导;③未下传的房性期前收缩;④房性心动过速。

【图 20-10】心电图诊断:①窦性心律不齐;②多源性房性期前收缩伴右束支差异性传导;③插入性房性期前收缩。

【图 21-8】心电图诊断:①窦性心律;②一度及二度Ⅰ型房室阻滞(房室结分层阻滞);③ST 段压低及冠状 T 波。

【图 21-9】心电图诊断:①Ⅰ型心房扑动伴房室结交替性文氏周期 A 型;②完全性右束支阻滞。

【图 21-10】心电图诊断:房性心动过速伴房室结交替性文氏周期 B 型。

【图 22-11】心电图诊断:①窦性心律;②窦性停搏;③房室交接性逸搏;④房室交接区反复搏动;⑤逆向性房室结双径路。

【图 22-12】心电图诊断:①窦性心动过缓;②室性期前收缩;③室性反复搏动;④逆向性房室结双径路;⑤房性融合波。

【图 22-13】心电图诊断:①慢-快型房室结折返性心动过速;②顺向性房室结双径路。

【图 23-9】心电图诊断：①窦性心动过速；②一度房室阻滞；③多形性室性期前收缩；④多形性室性心动过速；⑤短阵双向性室性心动过速。

【图 23-10】心电图诊断：心室预激伴心房颤动。

【图 24-15】心电图诊断：①窦性心律；②起搏源性室性融合波；③起搏源性假性室性融合波；④提示电张调整性 T 波改变；⑤VVI 起搏器功能正常。

【图 24-16】心电图诊断：①窦性心律；②房性期前收缩；③干扰性房室脱节；④提示电张调整性 T 波改变；⑤VVI 起搏器功能正常。

【图 24-17】心电图诊断：①心房颤动；②起搏源性假性室性融合波；③VVI 起搏器功能正常。

【图 24-18】心电图诊断：①窦性搏动；②短阵性房性心动过速；③ST 段压低及 T 波负正双向；④起搏源性室性融合波；⑤起搏源性假性室性融合波；⑥DDD 起搏器以 DVI 及 VDD 模式工作；⑦DDD 起搏器间歇性心房失感知、心房起搏功能正常、心室起搏及感知功能均正常，频率滞后功能已开启。

附录六　立体心电向量环模具在心电教学中的应用 *

　　心电图的产生基于立体心电向量环的两次投影学说。立体心电向量环能解释心电图产生原理及一些心电现象，是学习心电图的基础。现在心电向量图的教学是基于额面、右（左）侧面及水平面三个平面的向量环，在头脑里想象成立体的图形，因而比较抽象，历届学生均感觉这一课程难学难记。为解决这一难题我们开发出了立体心电向量环这一教学模具，该作品能清晰、直观地显示各立体向量环，学生便于理解及掌握（附录图 1）。

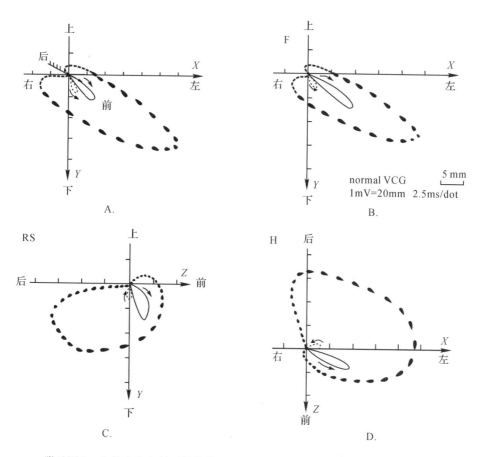

附录图 1　立体心电向量环教学模具立体图（A）及三个平面的向量图（B、C、D）

一、作品简介

　　在透明的水晶立方体内用激光雕刻出立体的 P-QRS-T 向量环，并用泪点或箭头标出环体的运转方向，可分别从额面、右（左）侧面及水平面观察出平面向量环。该作品有两种：①50mm×50mm×50mm（学生用）；②80mm×80mm×80mm（教师用）。

　　＊　该作品于 2005 年 3 月获国家外观设计专利，专利号 ZL2004 30035569.9。

作品首次在水晶体内采用激光雕刻法直观清晰地显示出了立体的 P-QRS-T 向量环及三环的相互关系。X、Y、Z 三个导联轴相互垂直,其上标以刻度,可以测出各环的大小和方位,并且不仅能观察到三个立体的环,还能从不同平面观察到该面的平面向量环。

二、教学应用

正常心脏类似于圆锥体,位于胸腔偏左。就整个心脏而言,右心壁薄位于右前下,左心壁厚位于左后下,形成了不对称的圆锥体。心脏除极形成的电量是左心明显大于右心,因此产生了以向左、后、下为主的向量。以心脏为中心在额面、水平面及右(左)侧面分别画两条互相垂直的十字交叉线(坐标轴),可以见到在不同平面形成的综合向量不尽相同,但需遵循以向左、后、下为主的原则,并有其正常值。正常心电向量环的方位及大小与左心的解剖位置大致相似,否则,通常属于异常心电向量图。正常立体心电向量环的方位应该是向左、后、下的,投影在额面形成的平面向量环大部分应位于左下,投影在水平面形成的平面向量环大部分应位于左后,投影在右(左)侧面形成的平面向量环大部分应位于后下。该模具是基于上述原则而设计的,因此是正常立体心电向量环。

1. 图中文字及字母的意义

F 面(额面):由 X 及 Y 轴构成,表示向量环的左右及上下,箭头表示导联轴的正侧。前排"normal VCG"指正常心电向量图,"5mm"指坐标轴上每个单位代表 5mm,"1mV=20mm"指坐标轴上 20mm(4 单位)代表 1mV,"2.5ms/dot"指每个泪点代表 2.5ms。泪点的大头表示环体的运转方向,P 及 T 环较小,泪点密集,分不清大小头,故以小箭头表示运转方向。运转方向的起点部分为起始向量,终点部分为终末向量。

H 面(水平面):由 X、Z 轴构成,表示向量环的前后及左右。

RS 面(右侧面):由 Y、Z 轴构成,表示向量环的前后及上下。

2. 立体的 P-QRS-T 环在不同平面上的投影形成的平面向量环

P 环:心房除极形成 P 环,P 环最小。在 F 面左右心房大部分重叠,由于右心房先除极,左心房后除极,所以形成了 F 面上的 P 环自右向左呈逆钟向运转,并位于左下象限,最大向量 0.18mV。在 H 面右房在前,左房在后,形成了由前向后呈逆钟向运转的 P 环,且以向后的向量为主,最大向量 0.13mV。在 RS 面右房在前,左房在后,形成了由前向后呈顺钟向运转的 P 环,以向后的向量为主,最大向量 0.16mV。

QRS 环:左右心室的除极形成了 QRS 向量环,QRS 环最大。室间隔中部由左后(下)向右前(上)除极形成了指向右前上的起始向量。接着是左右心室的同时除极,由于右心室壁薄,除极又较左心室提前结束,故使它们的综合向量指向左后下。整个环体运行时间 85ms(34 个泪点)。在 F 面起始向量指向右上,最大向量指向左下,终末向量指向右下,环体顺钟向运行,最大向量 1.3mV。H 面起始向量指向右前,最大向量在左后,终末向量在右后,左前约占 1/3,左后约占 2/3,环体呈逆钟向运行,最大向量 1.2mV。RS 面起始向量指向前上,约 1/3 环体在前下,2/3 环体在后下,环体呈顺钟向运转,最大向量 0.9mV。

T 环:心室肌复极形成 T 环,T 环大小介于 P 环与 QRS 环之间。T 环较 QRS 环时间明显延长,使得泪点密集,分不清大小头,也使得 T 环方位与 QRS 环方位不尽相同,位于左前下。T 环运转方向与 QRS 环一致,离心支泪点密,回心支泪点稀(这样形成了体表心电图上不对称的正常 T 波,使 T 波升支缓,降支快)。F 面 T 环长圆形,位于左下,环体呈顺钟向运转,长/宽比值6.5,最大向量0.6mV,QRS-T夹角+10°。H面T环长圆形,位于左前,环体呈逆钟向运行,长/宽比值6,最大向量0.5mV,QRS-T夹角40°。RS面T环长圆形,位于前下,环体呈顺钟向运转,长/宽比值3,最大向量0.38mV,QRS-T夹角-85°。

该作品的研发成功,解决了心电向量图在教学中的难题,清晰地表现出了心房、心室的除极及心室的复极而形成的三个立体心电向量环,即P环、QRS环及T环,以及这三个立体向量环之间的关系,还可以通过不同的平面看到该平面的心电向量图。作品外观别致,便于保存,能重复使用,且永不变形,适合于心电教学之用。

该论文发表在《浙江医学教育》,2008,7(3):6-8.

（潘大明　潘医歌）

参考文献

［1］Brugada P，Brugada J. Right bundle branch block，persistent ST segment elevation and sudden cardiac death：a distinct clinical and electrocardiographic syndrome. a multicenter report［J］. J Am Coll Cardiol，1992，20(6)：1391-1396.

［2］Fraticelli A，Saccomanno G，Pappone C，et al. Paroxysmal supraventricular tachycardia caused by 1：2 atrioventricular conduction in the presence of dual atrioventricular nodal pathways［J］. J Electrocardiology，1999，32(4)347-354.

［3］Gambetta M，Childers RW. Rate-dependent right precordial Q waves："septal focal block"［J］. Am J Cardiol，1973，32：196-201.

［4］Vereckei A，Duray G，Szénási G，et al. Application of a new algorithm in the differential diagnosis of wide QRS complex tachycardia［J］. European Heart Journal，2007，28(5)：589-600

［5］Wagner GS，Strauss DG. Marriott's practical electrocardiography［M］. 12th ed. Philadelphia：Lippincott Williams & Wilkins，2014.

［6］Wahl JM，Hakki AH，Iskandrian AS，et al. Limitations of premature ventricular complex morphology in the diagnosis of myocardial infarction［J］. J Electroardiology，1986，19(2)：131-136.

［7］陈新. 黄宛临床心电图学［M］. 6 版. 北京：人民卫生出版社，2008.

［8］格青. 心电图诊断：速览及详解［M］. 王吉云，主译. 北京：人民卫生出版社，2008.

［9］何方田. 危急重症心电图学［M］. 杭州：浙江大学出版社，2021.

［10］鲁端. 碎裂 QRS 波群与临床［J］. 心电与循环，2017，36(4)：217-223＋227.

［11］倪红林，潘大明，张国强. 心房颤动伴室性期前收缩及心室内差异性传导的特征：aVR 导联法与传统方法的比较［J］. 心电与循环，2014，33(3)：247-248.

［12］潘医歌. Brugada 波心电图表现形式及与右束支传导阻滞的鉴别诊断［J］. 心电与循环，2016，35(4)：273-275.

［13］苏拉维茨，尼兰斯. 周氏实用心电图学：第 6 版［M］. 郭继鸿，洪江，主译. 北京：北京大学医学出版社，2011.

［14］吴祥. 心律失常梯形图解法［M］. 杭州：浙江大学出版社，2006.